陈广垠◎编著

ZHONGYAO YANGSHENG DAGONGXIAO

# 中药养生大功效

养得好，身体强，活到老

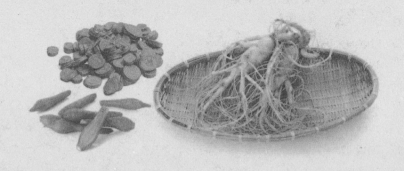

陕西新华出版传媒集团
陕西科学技术出版社

图书在版编目（CIP）数据

中药养生大功效：养得好，身体强，活到老/陈广垠编著.
—西安：陕西科学技术出版社，2015.6
ISBN 978-7-5369-6470-9

Ⅰ.①中… Ⅱ.①陈… Ⅲ.①中草药-养生（中医）Ⅳ.①R212②R243

中国版本图书馆 CIP 数据核字（2015）第 133214 号

中药养生大功效：养得好，身体强，活到老

| | |
|---|---|
| 出 版 者 | 陕西新华出版传媒集团　陕西科学技术出版社 |
| | 西安北大街 131 号　邮编　710003 |
| | 电话（029）87211894　传真（029）87218236 |
| | http://www.snstp.com |
| 发 行 者 | 陕西新华出版传媒集团　陕西科学技术出版社 |
| | 电话（029）87212206　87260001 |
| 印　　刷 | 北京建泰印刷有限公司 |
| 规　　格 | 710mm×1000mm　16 开本 |
| 印　　张 | 19 |
| 字　　数 | 300 千字 |
| 版　　次 | 2015 年 9 月第 1 版 |
| | 2015 年 9 月第 1 次印刷 |
| 书　　号 | ISBN 978-7-5369-6470-9 |
| 定　　价 | 26.80 元 |

版权所有　翻印必究

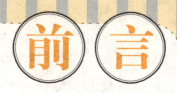

# F/O/R/E/W/O/R/D 前言

  中医药养生作为中华民族优秀文化的重要组成部分之一，历史悠久，源远流长。自"神农氏尝百草"伊始，中药已走过了四五千年的历史。历经上千年的洗濯，沉淀了一代又一代人的集体智慧，成为了民族中最闪亮的瑰宝之一。在漫长的历史过程中，在中医理论指导下，古人提出了一系列弥足珍贵的养生原则和中草药养生方法。如饮食养生强调食养、食节、食忌、食禁等；药物保健则注重药养、药治、药忌、药禁。作为人类丰富的物质宝库和智慧源泉，"药食同源，药食同功"理论影响了无数炎黄子孙。

  随着现代临床医学的发展，随着中医在全世界的传播，中医的疗效也越来越被人们认可，许多外国人对中国的医学竖起大拇指，中药的种种效用也越来越多地被证实，人们对中药的认识和关注度也在大大提高。中药开始逐渐进入寻常百姓家，被普通人们所熟知、运用，除了被用于对症治病，还常被用到日常饮食中，煲汤、煮粥、泡茶、泡酒……用对中药，对于增强体质、提高免疫力、改善亚健康、防治疾病和养生保健都能发挥极好的功效。

  如今，人们的生活节奏日益加快，生病、去医院成为了一件麻烦事。排队挂号、候诊等，让很多人不愿意去医院看病，有些健康上的小问题就自己去药房买药，或者是利用一些常用偏方来解决，这就需要人们多了解一些中药的知识。中药主要来源于天然药物及其加工品，包括植物药、动物药、矿物药等，其中以植物药居多，所以才有"诸药以草为本"的说法。相对西药来说，疗效更持久，对身体的副作用也较小，这也成为人们选择中药的一个重要原因。

  《神农本草经》中将中药分为三品："上药一百二十种为君，主养命以应天，无毒，多服、久服不伤人。欲轻身益气、不老延年者，本上经。中药一百二十种为臣，主养性以应人，无毒有毒，斟酌其宜。欲遏病补虚羸者，本中经。下药一百二十五种为佐使，主治病以应地，多毒，不可久服。欲除寒热邪气，破积聚愈疾者，本下经。"由此可见，中药更宜谨慎地选择，明明白白地吃，才能祛病强身。

# 前言

为了更好地继承和发扬祖国医学之精华，也为了满足现代人养生保健的需求，发挥中草药在防治疾病、养生保健方面的重要作用，编者参考了数十本中医典籍，精心编著了这本《中药养生大功效——养的好，身体强，活到老》。首先介绍了中药的基本知识和养生进补法则，然后根据中药的不同药效选取了几种典型的中药材进行详细介绍，接着从"不同体质用药不同"的角度出发，选取了适合9种体质的人们选用的中药材，供人们参考选用。最后，本书还贴心地为爱美人士选取了一些关于美容养颜的中药材。书中所选的每一种中药材，都详细而科学地介绍了它们的来源、性味归经、地域分布、本草成分、养生功效、选购储存的方法以及食用禁忌，并为您推荐最实用的药方和养生秘方。

中药对人体的调理讲究细调慢养和药食同源，在选择上强调"君臣佐使"、"阴阳配合"，见效或许不如西药块，但是只要对症，就能将慢性病和一些疑难杂症彻底根治。

读者在阅读本书的时候应根据中医辨证施治的原则，在充分了解自己身体状况的前提下，谨慎选用。

中药是一种文化，更是一门学科，只有科学地传承，才能让其服务于人体健康。只要用对了中药，一碗粥，一勺汤，一道菜，就可以成为滋补身体、调养健康的灵丹妙药。

中医博大精深，笔者在编写本书的时候难免有失严谨之处，希望读者在阅读本书时能够批评指正。

编　者

# 目录 CONTENTS

## 第一章　寻找源头，了解中药本来面目

中药的起源与类别 … 002
中药的性能、配伍和服用 … 004
中药的四气和五味 … 007
掌握中药升降浮沉的性能 … 009
了解中药用药常识 … 010
中草药命名方法 … 013

## 第二章　谨慎进补，解密中药健康密码

要进补，不要乱补 … 018
进补要兼顾"归经"与药性 … 019
中药配伍需讲究"门当户对" … 020
不同体质的进补法则 … 022
顺应节气，进补更有效 … 024
良药不苦口的小妙招 … 027

## 第三章　效用不同，认清功效强身健体

### 散热解表类 … 030

紫苏叶——散寒解表，理气宽中 … 030
桑叶——疏散风热，清肝明目 … 033
葛根——解肌退热，升阳止泻 … 036
白芷——解表散寒，通窍止痛 … 039

# 目录 CONTENTS

## 清热解毒类 ………… 042
蒲公英——清热润肺,利咽解毒 ………… 042
金银花——清热解毒,疏风散热 ………… 045
知母——清热泻火,生津止渴 ………… 048

## 芳香化湿类 ………… 051
厚朴——化湿除满,行气消积 ………… 051
苍术——祛风散寒,养肝明目 ………… 054
砂仁——化湿行气,温中止泻 ………… 057

## 行气止痛类 ………… 060
香附——调经止痛,行气解郁 ………… 060
薤白——通阳止痛,行气导滞 ………… 063

## 消食化积类 ………… 066
山楂——健脾开胃,行气散淤 ………… 066
鸡内金——消食健胃,涩精止遗 ………… 069
莱菔子——化痰平喘,行气消食 ………… 072
神曲——健脾养胃,消食化积 ………… 075

## 收敛固涩类 ………… 078
五味子——收敛固涩,益气生津 ………… 078
山茱萸——滋补肝肾,壮腰固精 ………… 081
乌梅——益气生津,敛肺安蛔 ………… 084

## 平喘止咳类 ………… 087
白果——敛肺定喘,止带缩尿 ………… 087
胖大海——清热润肺,利咽解毒 ………… 090
半夏——燥湿化痰,降逆止呕 ………… 093

## 平肝熄风类 ········································· 096

天麻——平肝潜阳，熄风止痉 ········· 096
僵蚕——祛风止痛，化痰散结 ········· 099
钩藤——清热平肝，熄风定惊 ········· 102
地龙——清热定惊，平喘利尿 ········· 105

## 第四章　体质不同，分清体质进补得当

### 血虚体质 ········································· 110

当归——补血保肝，调经止痛 ········· 110
阿胶——补血止血，滋阴润燥 ········· 113
白芍——养血调经，平肝止痛 ········· 116
熟地——益气养阴，补血益精 ········· 119
龙眼肉——补养气血，安神健脾 ····· 122

### 气虚体质 ········································· 125

人参——补中益气，温肾安神 ········· 125
党参——补中益气，健脾益肺 ········· 129
甘草——补气生肌，延年益寿 ········· 132
黄芪——益气固表，敛疮生肌 ········· 135
灵芝——补肝益气，安神平喘 ········· 138
白术——补气健脾，燥湿利水 ········· 141
山药——补脾益胃，生津益肺 ········· 144

### 阴虚体质 ········································· 147

百合——清心安神，养阴润肺 ········· 147
车前草——利尿通淋，清热利湿 ····· 150

桑寄生——补肾益肝，祛风除湿 ... 153
枸杞子——补益肝肾，益精明目 ... 156
麦冬——久服轻身，不老不饥 ... 159
石斛——清热养阴，益胃益肾 ... 162
黄精——补脾润肺，养阴生津 ... 165
女贞子——滋阴补肾，养肝明目 ... 168

## 阳虚体质 ... 171

鹿茸——补肾壮阳，强筋壮骨 ... 171
锁阳——补益精血，温阳强肾 ... 174
牛膝——壮骨益智，补虚强筋 ... 177
仙茅——温肾壮阳，祛寒除湿 ... 180
覆盆子——补阴壮阳，益肾固精 ... 183
淫羊藿——祛风除湿，温肾壮阳 ... 186
肉苁蓉——养肾补阳，益精润肠 ... 189
杜仲——补肾健骨，填精开窍 ... 192

## 湿热体质 ... 195

槐花——清肝泻火，抗癌止血 ... 195
鱼腥草——清热解毒，消肿排脓 ... 198
马齿苋——清热解毒，凉血止痢 ... 201
白头翁——清热凉血，明目消赘 ... 204

## 痰湿体质 ... 207

薏米——健脾渗湿，除痹止泻 ... 207
红豆——健脾祛湿，利水消肿 ... 210
藿香——化湿和胃，祛暑解表 ... 213
茯苓——利水渗湿，健脾宁心 ... 216

## 血淤体质 ... 219

丹参——活血祛淤，活血通经 ... 219

三七——散瘀止血，消肿止痛 ............................... **222**
　　川芎——行气活血，祛风止痛 ............................... **225**
　　红花——活血通经，祛瘀止痛 ............................... **228**
　　益母草——活血调经，利尿消肿 ............................ **231**
　　延胡索——活血散瘀，行气止痛 ............................ **234**

## 气郁体质 ............................................................ **237**

　　沉香——暖胃和脾，调中止痛 ............................... **237**
　　乌药——行气解郁，温中止痛 ............................... **240**
　　柴胡——和解退热，疏肝解郁 ............................... **243**
　　佛手——舒肝理气，和胃止痛 ............................... **246**

## 特禀体质 ............................................................ **249**

　　防风——祛风解表，除湿止痛 ............................... **249**
　　升麻——清热解毒，发表透疹 ............................... **252**
　　荆芥——发表散风，透疹消疮 ............................... **255**
　　桔梗——开宣肺气，祛痰止咳 ............................... **258**
　　连翘——清热解毒，消肿散结 ............................... **261**
　　板蓝根——清热解毒，凉血利咽 ............................ **264**

# 第五章　选对中药，永葆青春活出美丽

## 乌发秀发 ............................................................ **268**

　　何首乌——补血益精，固肾乌须 ............................ **268**
　　桑葚——补肝益肾，明目乌发 ............................... **271**

## 美容养颜 ............................................................ **274**

　　玉竹——滋阴润颜，养胃生津 ............................... **274**

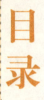

菟丝子——暖胃止痛，养肌乌发 ········· 277

### 健身美体 ········· 280

补骨脂——补肾温脾、平喘固精 ········· 280
红枣——益血止血，养心安神 ········· 283

### 附录 ········· 280

家庭必备中成药清单 ········· 286
中药的食用禁忌 ········· 292

# 第一章

寻找源头，了解中药本来面目

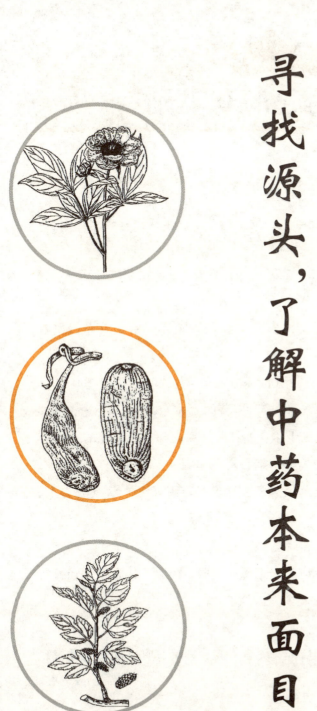

# 中药的起源与类别

## 中药的起源

中药的起源可追溯至原始社会人类的生产劳动、生活经验和医疗经验，至今已有数千年的悠久历史。

《淮南子·修务训》中云："神农乃教民播种五谷……百草之滋味……当此之时，一日而遇七十毒。"

《史记·补三皇本纪》有："神农氏以赭鞭鞭草木，始尝百草，始有医药。"

中药现存最早专著当推东汉末期的《神农本草经》（约公元200年），该书记载中药365种，之后明代李时珍所编著的《本草纲目》（公元1578年）已增至1892种，而清乾隆三十年，浙江医学家赵学敏所编著的《本草纲目拾遗》（公元1765年）在《本草纲目》的基础上，增加新药716种，故中药种类非常丰富。《神农本草经》根据中药性能和功效，将其分为上、中、下品。

### 1. 上品：120种

上药120种为君，主养性以应天，无毒，多服、久服不伤人，欲轻身益气、不老延年者，本上经。

### 2. 中品：120种

中药120种为臣，主养性以应人，无毒有毒，斟酌其宜，欲遏病补虚羸者，本中经。

## 第一章 寻找源头，了解中药本来面目

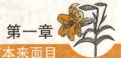

### 3. 下品：125种

下药125种为佐使，主治病以应地，多毒，不可久服，欲除寒热邪气，破积聚愈疾者，本下经。

## 中药的类别

中药学将能够补益人体正气、改善脏腑功能、提高机体抗病能力、增强体质、治疗虚证的药物称为补虚药或补益药，即通常所说的滋补中药，并将其分为补气药、补血药、补阴药及补阳药四大类。

### 1. 补气药

可增强人体的功能活动能力，尤其对脾、肺两脏的生理功能具有显著的滋补强壮功效，因此多用于治疗脾气虚弱或肺气虚弱等证。

对于脾、肺虚弱者，可选用人参、西洋参、党参、太子参、黄芪、白术、灵芝、甘草、大枣、山药、白扁豆、蜂蜜等进行滋补。

### 2. 补血药

可滋补阴血，促进心、肝、脾、肾诸脏功能以滋生血液。

中医认为，心主血脉，肝藏血，脾统血，肾藏精，精血同源，因此，心、肝、脾、肾诸脏的功能均与血液能否正常生成有关。

### 3. 补阴药

阴虚者多表现为虚火妄动、手足心热、口燥咽干、阴液不足、大便干燥等，可选用补阴药进行滋养，如沙参、天冬、麦冬、百合、枸杞子、玉竹、石斛、黄精、桑葚、女贞子、墨旱莲、龟板、鳖甲、黑芝麻等。

### 4. 补阳药

能扶助人体阳气，促进机体气化功能，尤其对肾阳不足有显著的增强效果。肾阳是人体阳气的根本，全身各脏腑器官的阳气均有赖于肾阳的温煦和鼓舞。肾阳虚，则会出现畏寒怕冷、四肢不温及性功能减退等，可选用补阳药进行滋补，如鹿茸、冬虫夏草、巴戟天、淫羊藿、紫河车、肉苁蓉、锁阳、黄狗肾、仙茅、杜仲、续断、狗脊、骨碎补、沙苑子、菟丝子、韭菜子、补骨脂、益智仁、葫芦巴、阳起石、蛤蚧、核桃仁等。

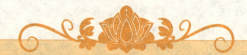

# 中药的性能、配伍和服用

## 中药的性能

中药的性能是指药物的性味和功能，也就是中药的药性，包括药物的四气五味、归经、升降浮沉、毒性等方面。它是我国劳动人民在长期与疾病作斗争的实践中总结出来的宝贵经验。

### 1. 四气

四气又称四性，指药物的寒、热、温、凉四种药性。另有一类药物，药性为平，是指既不偏于寒凉，也不偏于温热。但是，绝对的"平"并不存在，故仍归于四气范围内。四性是根据药物作用于机体所产生的反应得出的，与病症的寒热性质相对。以阴阳来分，寒凉属阴，温热属阳。一般而言，能够减轻或消除热证的药物多属寒凉性质。寒、凉其性相同、程度不等。凉者甚之为寒，寒者渐之为凉。同理，能够减轻或治疗寒证的药物多属温热性质，温者渐之，热者甚之。

### 2. 五味

五味是指药物的酸、苦、辛、甘、咸五种不同的味道。五味是由味觉器官直接辨别出来的，或是在医疗实践中，认识到药物的味和药理作用有近乎规律性的联系，从而加以分析归纳，上升为理论而得出的。因此，五味不仅表明药物的实际味道，而且从另一角度来表明药物的性能。

### 3. 归经

归经是指某种药物对某些脏腑经络的病变能起主要治疗作用。如麻黄发汗平喘，能治咳嗽气喘的肺经病，故归入肺经；芒硝泻下软坚，能治燥结便秘的大肠经病，故归入大肠经；天麻祛风止痉，可治手足抽搐的肝经病，故归入肝经。

### 4. 升降浮沉

升降浮沉是指药物在体内发生作用的趋向，基本可概括为"升浮"和"沉降"两个方面。一般的规律是，升浮药的作用趋向为向上、向外，具发表、散寒、升阳、催吐等功效，能治疗病位在表（如外感发热）、在上（如呕吐），病势下陷（如脱肛、内脏下垂）的病症；沉降药的作用趋向为向下、向里，具有潜阳、平逆、收敛、渗利、泻下等功效。能治疗病位在里（如热结便秘）、病势上逆（如肝阳上亢的眩晕）的病症。

### 5. 毒性

古代常将"毒药"作为一切药物的总称，而把药物的毒性看做是药物的偏性。中药的毒性值得引起注意，虽然中药大都直接来源于大自然，但切不可错误地认为其毒性小，安全系数大。"是药三分毒"，对于中药，也不例外。人们在生活中，大毒、剧毒的固然有致死者；而小毒、微毒甚至无毒的药物，同样也有中毒病例发生，例如人参、艾叶、知母等也会产生中毒反应，这与剂量过大或服用时间过长等有密切关系。

## 中药的配伍

中药的相互作用是通过药物配伍实现的。中药的配伍，就是有选择地将2种或2种以上的药物配合应用。药物的配伍应用是中医用药的主要形式，方剂则是药物配伍应用的较高形式。中药配伍有"相宜""禁忌"的不同。除了单行（指单用一味药，亦即一种药独自发挥治疗作用，例如参汤只用人参一味）之外，中药的相互作用包括相须、相使、相畏、相杀、相恶、相反等6种情况。

### 1. 相须

即性能功效相类似的药物配合使用，互相协同，能明显提高原有疗效。如人参配黄芪，增加补气作用；麻黄配桂枝，增加发汗解表功效；金银花配连翘，明显增强清热解毒的治疗效果等。

### 2. 相使

即在性能功效方面有某种共性的药物配合应用，而以一味药为主，另一味药为辅，辅药能提高主药的疗效。如清热燥湿药黄芩与攻下药大黄，都能清热泻火止血，两药配合治疗肺热衄血时，以黄芩为主，大黄则提高黄芩清肺止血的治疗效应；补气药黄芪与利水渗湿药茯苓，都能益气健脾利水，两药配合治疗气虚水肿时，以黄芪为主，茯苓则提高黄芪补气利水的治疗效应。

### 3. 相畏

相畏指药物之间的互相抑制作用，药物毒性或副作用能被另一种药物消减。如半夏畏生姜。

### 4. 相杀

即一种药物能减轻或消除另一种药物的毒性或副作用。如生姜能减轻或消除生半夏和生南星的毒性或副作用，所以说生姜杀生半夏和生南星的毒。相畏与相杀是同一配伍关系从不同角度的两种提法。

### 5. 相恶

即两种药物合用，一种药物与另一药物相作用而致原有功效降低，甚至丧失药效。如人参恶莱菔子，因莱菔子能削弱人参的补气作用。

### 6. 相反

即两种药物合用，能产生或增强毒性反应或副作用的配伍关系。如乌头反半夏。

## 中药的服用

中药一般须早、晚或者早、中、晚分别服用。

将煎煮2次或3次的中药液体合并，搅拌均匀后分为2～3份，早、晚或早、中、晚分别服用。

中老年人用于滋补身体的补益中药，最好是在饭前服用。早晨空腹服用，有利于吸收滋补的营养成分。

### 1. 用温水送服中药

服用中药时，最好用温水送服。不宜用茶水、牛奶以及果汁。茶叶中含有的成分，会使药物失去疗效，而且也会刺激肠胃；牛奶中的蛋白质等成分，

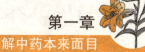

## 第一章 寻找源头，了解中药本来面目

容易破坏药效。

### 2. 服药期间忌生、冷、油腻

生、冷类食物刺激肠胃，会影响药物的吸收；油腻食物不宜消化，会降低药物的疗效。

### 3. 服药期间，要慎吃发物

服用中药时，最好不要吃发物，因为这些食物很容易诱发疾患。如韭菜、羊肉、狗肉、虾、蟹、糯米、梨、辣椒、土豆等。

### 4. 不同体质的忌口

如果是阳虚体质，要忌食凉性食物，如西瓜、雪梨、香蕉等；如果是热性体质，要忌食热性食物，如姜、胡椒、白酒、大蒜等。

### 5. 不同疾病，忌口不同

如果患有荨麻疹，各种皮炎、湿疹，要忌食刺激性的食物；如果患哮喘，蛋、牛奶、鱼虾等高蛋白食物要忌食。

# 中药的四气和五味

我们常说食物有四气、五味，其实，四气、五味原指中药的药性和味道。在养生保健时我们要学着搭配中药的四气和五味，才能吃出强壮身体。

## 四气

"气"就是药物的性质。四气，就是寒、热、温、凉四种药性。其中寒和凉药性是相近的，温和热药性是相接近的。所以综合来看，四种药性可以分为寒凉性质和温热性质两个相对的部分。

温热性药物，一般具有散寒、温里、助阳等作用；寒凉性的药物，一般具有清热、泻火、解毒等作用。药物的寒凉性或温热性，是与所治病症的性

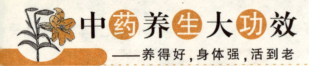

质相对而言的。寒性的病症，应用温热性的药物来治疗；热性的病症，应该用寒凉性的药物治疗。

除寒、热、温、凉四种药性之外，还有一部分性质平和即"平性"的药物。由于平性药物的作用没有寒凉药或温热药来得显著，所以实际上虽有寒、热、温、凉、平五气，在习惯上仍叫做四气。平性的药物，因为其作用缓和，一般说来，不论是寒性的或热性的病症都可配合应用。

## 五味

"五味"指酸、苦、甘、辛、咸。另外，有淡和涩两种味道，古人认为"淡味从甘，涩味从酸"，所以没有单独列出来，统以"五味"称之。饮食的味道不同，其作用自有区别。

辛味口尝有麻辣或清凉感，有的具香气，能发散解表、行气活血、温肾壮阳，适用于外感表证、气滞血瘀、风寒痹证、肾阳虚等。如荆芥、紫苏、陈皮、木香、当归、郁金、韭菜子、蛇床子、菟丝子等都是辛味药物。

甘味口尝味甜，能调和脾胃、补益气血、缓急止痛，适用于机体虚弱、功能不足之症以及某些拘急挛痛，并能调和药性，如甘草、党参、熟地、饴糖、黄精、枸杞子等。

酸（涩）味具收敛、固涩作用，适用于自汗、盗汗、久泻脱肛、尿频失禁、遗精带下、崩漏下血等症。如龙骨、牡蛎、山茱萸、禹余粮、罂粟壳、桑螵蛸、覆盆子、金樱子、陈棕炭、仙鹤草等都属于酸味药物。

苦味能清热解毒、燥湿、泻火、降气、通便，适用于热证、湿热、痈肿疮疡、喘咳、呕恶等症，如山栀、大黄、黄连、苦参、杏仁、厚朴等。

咸味能软坚散结、泻下通便、平肝潜阳，适用于大便秘结、瘰疬痰核、瘿瘤、肝阳头痛眩晕，如海藻、昆布、芒硝、肉苁蓉、羚羊角、石决明等。

总而言之，我们要根据人体阴阳偏盛、偏衰的情况，有针对性地进补，以调整脏腑功能的平衡。比如热性体质、热性病者适当多食寒凉性药物；而寒性体质、寒性病者就要适当多食温热性药物。只有这样的进补才能相宜，才能达到预期的效果。

# 第一章
寻找源头,了解中药本来面目

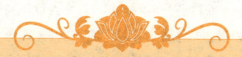

# 掌握中药升降浮沉的性能

"升降浮沉"反映了药物作用的趋向性,是说明药物作用性质的概念之一。"升"是上升,"降"是下降,"浮"表示发散,"沉"表示收敛、固藏和泻利二便(包含着向内和向下两种作用趋向)。

气机升降出入是人体生命活动的基础。气机升降出入发生障碍,机体便处于疾病状态,产生不同的病势趋向。病势趋向常表现为向上(如呕吐、喘咳)、向下(如泻痢、脱肛)、向外(如自汗、盗汗)、向内(如表证不解)。能够针对病情,改善或消除这些病症的药物,相对说来也就分别具有向下、向上、向内、向外的作用趋向。

升降浮沉之中,升浮属阳,沉降属阴。一般具有升阳发表、祛风散寒、涌吐、开窍等功效的药物,都能上行向外,药性都是升浮的;具有泻下、清热、利水渗湿、重镇安神、潜阳熄风、消导积滞、降逆止呕、收敛固涩、止咳平喘等功效的药物,则能下行向内,药性都是沉降的。有的药物升降浮沉的特性不明显,如南瓜子的杀虫功效。有的药物则存在二向性,如麻黄既能发汗解表,又能利水消肿。

掌握药物升降浮沉性能,可以更好地指导临床用药,以纠正机体功能的失调,使之恢复正常;或因势利导,有助于祛邪外出。一般说来,治病应根据"顺其病位,逆其病势"的原则,如病变在上、在表宜用升浮而不宜用沉降,如外感风寒,用麻黄、桂枝发表;在下、在里宜用沉降,而不宜用升浮,如里实便秘之证,用大黄、芒硝攻下。病势逆上者,宜降不宜升,如肝阳上亢之头痛,当用牡蛎、石决明潜降;病势陷下者,宜升而不宜降,如久泻、脱肛,当用人参、黄芪、升麻、柴胡等益气升阳。

药物升降浮沉的性能,还常受到加工炮制的影响。在复方中,一种药的作用趋向还可能受到其他药物的制约,这在我们用药时应加以注意。例如,

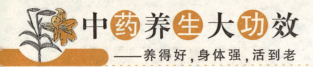

酒炒则升,姜汁炒则散,醋炒则收敛,盐水炒则下行。而在复方配伍中,性属升浮的药物在同较多沉降药配伍时,其升浮之性可受到一定的制约。反之,性属沉降的药物同较多的升浮药同用,其沉降之性亦能受到一定程度的制约。可见各种药物所具的升降沉浮的性质,在一定的条件下是可以加以人为控制而转化的。

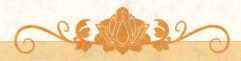

## 了解中药用药常识

### 中药材的存放

如何存放中药对其药效发挥十分重要,如果储存不当,就有可能导致药物变质、失效,这对中药的治疗效果不利,有时还会产生副作用而影响使用者的身体健康。因此,存放中药应注意以下几个方面:

**1. 尽早丢掉变质药物**

变质中药应尽早丢弃,因为变质药物是不能服用的。

**2. 分类存放**

常用药物与不常用药物要分开储存。易受潮、生虫、变质的药物应单独储存:如核桃肉、松仁肉等容易出油的种子类药物;阿胶、白术、熟地等容易受潮变质的药物;当归、人参、冬虫夏草、山药、黄芪等容易生虫的药物等。

**3. 储存环境**

储存环境对中药的保存很重要。通常药物应避免与光、湿接触,放在阴凉、干燥处,并且为了防潮最好用塑料袋或者防潮纸将药物密封保存。尤其是参类(如西洋参、人参等)药材,包好后还应放到装有生石灰的密闭容器中,且在容器口喷洒一些高浓度的白酒,这样才有利于保持其干燥、清香。切忌放入冰箱保存,因为冰箱的水汽会使其出现变软、发霉、生虫、泛糖

（白参）等变质现象。另外，在储存动物类药物时，应在容器下面放一些石灰，以确保其干燥。

## 煎药方法

### 1. 器具的选择

中药或药膳煎煮最好是用砂锅或陶瓷锅，现今常用的不锈钢容器也是不错的选择，但是切忌使用铁、铝、锡或其他金属器具，因为金属容易和中药产生化学反应而影响疗效。

### 2. 煎药的用水量

一般水量以盖过药材1~2厘米为准。药膳汤的水量可以多一点，可以是所有材料的2~3倍。

### 3. 煎药前的重要步骤

煮前如果能用冷水浸泡药材约30分钟，可以让药材更充分吸收水分，使其中的有效成分更容易溶于水，以发挥最大的药效。此外，浸泡药材的水不用倒掉，直接和药材一起煮。

### 4. 掌握煎药的火候

煎煮一般药材，应该先用大火加热煮沸，然后用小火煎煮，以免药汁溢出，也可避免药汁煎干。也可以选择电饭锅炖煮，将装有药材与食材的器具放入锅中，外锅放上水即可炖煮，可以不用担心火候的问题。

### 5. 把握煎药的时间

如果使用煤气烹煮，可以先用大火将药材与食材煮沸，再转小火煮约30分钟；如果使用电饭锅烹煮，只要将药材、食材一起放入锅中烹煮30~50分钟即可，但具体时间应视药材与食材而定。药茶的煎煮时间一般为15~20分钟。

### 6. 一般中药煎煮的次数

一般一剂中药煎2次，补益药可煎3次。煎煮1次后应将药液滤出，重新加水煎煮，有效成分才能继续溶出。

### 7. 特殊药物的煎煮方法

先煎。如磁石、牡蛎等矿物，贝壳类药物，因其有效成分不易煎出，应先入煎30分钟左右再纳入其他药同煎；川乌、附子等药因其毒烈性经久煎可以降低，也宜先煎。制川乌、制附片也应先煎半小时再入其他药同煎，以确保用药安全。

后下。如薄荷、白豆蔻、大黄、番泻叶等药因其有效成分煎煮时易挥发或破坏而不耐煎煮者，入药宜后下，待他药煎煮将成时投入，煎沸几分钟即可。大黄、番泻叶等药甚至可以直接用开水泡服。

包煎。如蒲黄、海金沙等药材质地过轻，煎煮时易漂浮在药液面上，或成糊状，不便于煎煮及服用；车前子、葶苈子等药材极细，又含淀粉、黏液质较多的药，煎煮时容易粘锅、糊化、焦化；辛夷、旋覆花等药材有毛，对咽喉有刺激性。这几类药入药时宜用纱布包裹入煎。

另煎。如人参等贵重药物，以免煎出的有效成分被其他渣吸附，造成浪费。

烊化。如阿胶等胶类药，容易黏附于其他药渣及锅底，既浪费药材，又不容易熬煎，宜另行烊化，再与其他药汁对服。

冲服。如芒硝等入水即化的药及竹沥等汁液性药材，宜用煎好的其他药液或开水冲服。

## 服药时间与剂量

### 1. 掌握服药的最佳时间

服药时间的不同，药物在体内产生的药效也有所差别，因此在服药时掌握好用药的时间是很重要的。

### 2. 清晨空腹时服

因胃及十二指肠内均无食物，所服药物可避免与食物混合，能迅速被吸收入肠中，充分发挥药效。驱虫药、攻下药空腹时服药，不仅有利于药物迅速入肠发挥作用，且可避免晚间频频起床影响睡眠。

### 3. 饭前服

饭前胃中亦空虚。滋补药及治疗胃肠道疾病的药物宜饭前服用，有利于药物的消化吸收。

### 4. 饭后服

胃中存有较多食物，药物与食物混合，可减轻其对胃肠的刺激，故对胃肠道有刺激的药宜饭后服。消食药亦宜饭后及时服用，以利充分发挥药效。一般药物，无论饭前或饭后服，服药与进食都应间隔1小时左右，以免影响

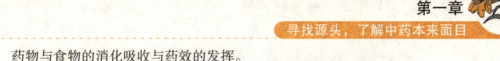

药物与食物的消化吸收与药效的发挥。

### 5. 特定时间服

为了使药物能充分发挥作用,有的药还应在特定的时间服用:如安神药用于治疗失眠,宜在睡前30分钟至1小时服药;缓下剂亦宜睡前服用,以便翌日清晨排便;涩精止遗药也应晚间服1次药;截疟药应在疟疾发作前2小时服药;急性病则不拘时服。

一般疾病服药,多采用每日1剂,每剂分2服或3服。病情急重者,可每隔4小时左右服药1次,昼夜不停,使药力持续,利于顿挫病势。

### 6. 服药剂量

服药的多少常常依病情或体质而定,一般疾病,多采用1日1剂,每剂分2服或3服。病情急重而体不虚者,可以每4小时服药1次,昼夜不停;病缓而体弱者可每日1服或2服;若使用发汗、泻下等祛邪力强的药物,一般以得汗、得下为度,不必尽剂,以免伤正。

顿服:一次性给予较大药量的服药法。取其药量大、药力猛,适用于危、重病症。

分服:将1日的药物总量分为几次的服药法。以每日3服最为普遍,适用于一般病症。

频服:指多次少量给予药物的服药法。每次服药的药量小、药力缓,适用于咽喉疾病、某些消化道疾病(如呕吐等)、小儿不耐药味或虽为重病却不能用药过猛者。

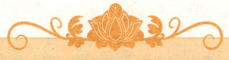

# 中草药命名方法

中草药并非华夏独有,药名文化却富有地道的中国特色,具有深厚的民族文化内涵。中药的命名涉及中国传统文化的各个方面,体现了我国劳动人民的聪明才智,有着许多名堂与别趣。

# 养生大功效
— 养得好，身体强，活到老

## 据药物之治疗作用命名

怀绝技的武林高手的绰号一样，某些中药独特的治疗作用就成了它们的名称。比如益母草，是治疗妇科疾病的良药，故名"益母"；泽泻，因生长于水泽地旁，又有利水泄热之功，故名"泽泻"；淫羊藿，西川北部之羊食藿草后一日内交配百次，因此便被命名为"淫羊藿"；防风，具有防风祛风之功；续断，主接骨，续断骨；石决明，能明目；远志，功在益智强志；王不留行，虽有王命而不能留其行，故可通乳汁，逐瘀闭；大黄又名"将军"，因其可穿肠破肚，荡涤污秽，冲墙倒壁，泻下积滞，风风火火如将军，故名之。

## 根据药物之味命名

不同种类的中药有不同的味道，特殊的味道自然成为命名中药的另一种方法。如麝香是动物麝的香囊，在雄麝脐下部皮内有一个腺囊，其分泌物香气浓烈，又来源于麝，所以叫麝香；鱼腥草，其新鲜茎叶搓碎后有浓烈的鱼腥味，故而得名；还有，诸如细辛之辛，甘草之甘甜，酸枣仁之酸，苦参之苦，淡竹叶之淡，五味子具有五种不同之味等。

## 根据药物之颜色命名

比如因色黄而定名的有黄芩、黄连、黄柏、大黄；因色白而定名的有白芷、白鲜皮、白芍；其他如红花、红藤、紫草、紫荆皮也是如此。又有以双色花而取名者，如金银花初开者，蕊瓣皆为色白，经23天则色变黄，新旧相参，黄白相映，所以金银花又称双花；红蓝花是红花的古名，因其花红叶深蓝而命名之。

## 根据药物之形态命名

如山栀为茜草科常绿灌木植物栀子的果实，形状很像古代的酒器，而古代酒器称为"卮"，所以将此药称之为"山栀"；白芷一药，"芷"为初生的根干，此药形态如初生的根干，且色白气香，故称"白芷"；海马多为淡褐色，头与躯干成直角，形似马头，故而得名；牛膝，其茎节膨大似牛之膝关

# 第一章
## 寻找源头，了解中药本来面目

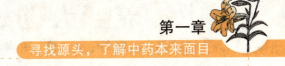

节；乌头，形似乌鸦之头故而得名。

### 根据药物生长环境命名

这种命名前多冠以山、水、陵、田之类的词。如山楂以生长在山上者为佳；水仙以水为本，得水而生，有水则茂；沙参宜种于沙壤之地；车前子则必生长于道边、车辙之间；怀牛膝产于河南；川牛膝产于四川；藏红花产于西藏；款冬花因在冬天开花而得名；夏枯草因其果穗在夏天枯萎，故名"夏枯草"。另外，还有一些根据药物的生长方位而命名，如东防风、东贝母、西大黄、西河柳、北沙参、南沙参、南桔梗、北五味、北细辛、北豆根、中麻黄等。

### 根据入药部位命名

如桂枝取自桂树的嫩枝；桑叶取自桑树的树叶。还有玉米须、蒲公英、苇茎、芦根、竹叶、菊花、杏仁、苏子、虎骨、犀角等，都是根据入药部分而命名的。

### 根据动物名字命名

如龙胆草、蛇床子、牛蒡子、牛尾蕨、马兜铃、马蹄莲、羊肝菜、羊蹄草、猪苓、狗脊、猴枣、菟丝子、兔耳风、鸡内金、鸡冠花、鸡血藤、鸭跖草、鹅不食草、猫爪草、鼠妇虫、虎杖、虎耳草等，均以动物名字来命名植物的中药名。

### 根据数字命名

如一点红、一支黄花、一支蒿、三七、三棱、四季青、四块瓦、五味子、五谷虫、五倍子、六月雪、七里麻、七叶莲、七叶一枝花、八角茴香、九节菖蒲、九香虫、九里明、十大功劳、百草霜、千金子、万年青等。

### 根据加工后形成的性质命名

如炙甘草、炮姜、焦白术、熟大黄、建曲、六神丸、阿胶、黄明胶、鹿角胶等。

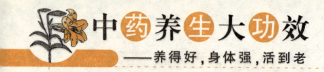

## 根据外来药物及译音命名

国外或少数民族地区输入之药材,常加"番""胡",如番泻叶、胡黄连、胡椒等。还有译名如诃黎勒、曼陀罗、阿芙蓉、荜澄茄等。

## 根据传说或故事而命名

如使君子,相传潘州有一个姓郭名使君的医生,善用该药治疗小儿疳积,因而出了名;何首乌,相传古时有一姓何名田的老者,身体虚弱,头发皆白,不曾有子。他在夜间看见一种藤本植物自行缠绕,非常好奇,于是挖根煮食,久而久之,身体好转,头发乌黑,寿长而百余岁,故有何首乌之名;徐长卿,相传古时有一个姓徐名长卿的人专以此药治疗邪病;杜仲,李时珍在《本草纲目》中写道:"昔有杜仲服此得道,因以名之";刘寄奴,为宋武帝刘裕所发明,以他乳名寄奴而命名。

## 因为避讳而命名

在封建时代,为了避帝王的名讳,药物也常改换名称。如延胡索,原名玄胡草,简称玄胡,后因避宋真宗讳,改名为延,称延胡索、延胡,至清代避康熙(玄烨)讳,又改玄为元,故又称元胡索、元胡。

## 根据其他方式命名

还有以大、小命名的药材,如大枣、大蓟、大戟、大茴香、小茴香、小蓟等;有因贮久而命名的,如陈皮、陈仓米等;有因药材珍贵难得而命名的,如马宝、狗宝,这类药材常加一个"宝"字;有因药材高效而命名的,如千年健、威灵仙等;还有以矿物类名称命名的药材,如石膏、滑石、磁石等。

# 第二章

## 谨慎进补,解密中药健康密码

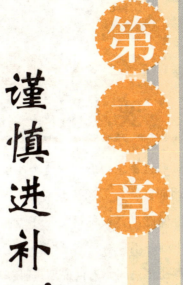
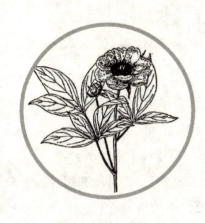
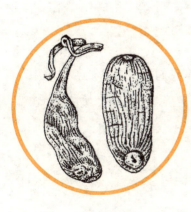
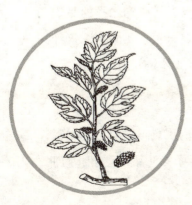

## 要进补，不要乱补

很多人做事总是急功近利，这个态度如果放在养生上，往往会产生很恶劣的后果。例如，一些人听说食补好处多，于是狂吃膏粱厚味、肥腻荤腥，或者买一大堆保健品，恨不得一下子就把身体补好。殊不知，极端的进补方式都是不科学的，不仅对身体没好处，还会伤害身体。所以说，重补不会补，等于没事吃毒药。民间谚语也说"进补如用兵，乱补会伤身"，进补就和用兵一样，要用得巧、用得准，才能击溃敌人，否则就是给对方可乘之机。下面我们就来谈谈进补的几个误区。

### 胡乱进补

并不是每个人都需要进补，所以在决定进补之前我们应该先了解一下自己属于何种体质，到底需不需要进补。若需要进补，究竟要补哪里，如何补。这样才能做到有的放矢，真正起到进补的作用，否则不仅浪费钱财，还会扰乱机体原有的平衡状态而导致疾病。

### 补药越贵越好

有人认为，越贵的东西就越好，补身体就喜欢人参、鹿茸之类的昂贵药材，却不把日常多见的山药、山楂等廉价的东西放在眼里。实际上，每种药物都有一定的对象和适应证，并非越贵越好，实用有效才是好的。

### 进补多多益善

关于进补，"多吃补药，有病治病，无病强身"的观点很流行，其实不管多好的补药服用过量都会成为毒药，如过量服用参茸类补品，可引起腹胀、不思饮食等症状。

## 第二章
谨慎进补，解密中药健康密码

### 带病进补

有人认为在患病的时候要加大进补力度，但实际上在患有感冒、发热、咳嗽等外感病症及急性病发作期时，要暂缓进补。否则，病情迟迟得不到改善，甚至有恶化的危险。

### 以药代食

对于营养不足而致虚损的人来说，不能完全以补药代替食物，应追根溯源，增加营养，平衡膳食与进补适当相结合，才能恢复健康。

### 盲目忌口

吃滋补药时，一般会有一些食物禁忌。但是，有的人在服用补药期间，因为怕犯忌，只吃白饭青菜，严格忌口，其实这是完全没必要的。

# 进补要兼顾"归经"与药性

说起中药，我们不得不介绍其"归经"了。所谓的"归经"就是指药物对于机体某部分的选择性作用——主要对某经（脏腑及其经络）或某几经发生明显的作用，而对其他经则作用较小，或没有作用。比如属寒性药物，虽然都具有清热作用，但其作用范围或偏于清肺热，或偏于清肝热，各有所长。再如同属补药，也有补肺、补脾、补肾等不同。因此，将各种药物对机体各部分的治疗作用进一步归纳，使之系统化，便形成了归经理论。

归经是以脏腑、经络理论为基础，以所治具体病症为依据的。在病变时，体表的疾病可以影响到内脏，内脏的病变也可以反映到体表。经络能沟通人体内外表里，因此人体各部分发生病变时所出现的证候，可以通过经络而获得系统的认识。如肺经病变，每见喘、咳等证；肝经病变，每见胁痛、抽搐等证；心经病变，每见神昏、心悸等证。根据药物的疗效，与病机和脏腑、

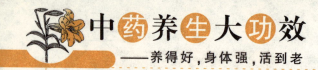

经络密切结合起来,可以说明某药对某些脏腑、经络的病变起着主要治疗作用。如桔梗、杏仁归肺经,能治胸闷、喘咳;全蝎归肝经,能定抽搐;朱砂归心经,能安神等。这说明归经的理论,是具体指出药效的所在,是从疗效观察中总结出来的。

但是,在应用药物的时候,如果只掌握药物的归经,而忽略了四性、五味、升降浮沉等性能,是不够全面的。因为某一脏腑、经络发生病变,可能有的属寒,有的属热,有的属虚,有的属实。所以,不可只注意归经,而将归该经的药物不加区别就应用。

同归一经的药物,其作用有温、清、补、泻的不同,如肺病咳嗽,虽然黄芩、干姜、百合、葶苈子都能归肺经,可是在应用时却不一样,黄芩主要清肺热,干姜则能温肺寒,百合补肺虚,而葶苈子则泻肺实,等等。归其他脏腑、经络的药物也是这样。可见,将中药的多种性能结合起来,以之指导中药的应用,才会收到预期的效果。

此外,我们还必须了解,由于脏腑经络的病变可以相互影响,在临床用药时,并不单纯地使用某一经的药物。如肺病而见脾虚者,每兼用补脾的药物,使肺有所养而逐渐向愈;肝阳上亢由肾阴不足引起的,每加用滋补肾阴的药物,使肝有所涵而虚阳自潜。总之,既要了解每一药物的归经,又要掌握脏腑、经络之间的相互关系,才能更好地指导临床用药。

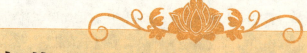

# 中药配伍需讲究"门当户对"

中草药大多数都是配伍后使用的,单用一种中药不可能全面治愈疾病。我们必须根据疾病的病因、症状的不同表现,对疾病的标和本采取全面综合性治疗,这样才能达到全面治疗疾病的目的。因此,医生在开中药方剂时总要按病患的病情需要和药性特点,有选择地将两种或两种以上药物配合应用。

药物有防治疾病、对人体有利的一面,也有不良反应、对人体产生不利

## 第二章
### 谨慎进补，解密中药健康密码

的一面，尤其是在一些药物的配伍过程中，药效降低或失效，甚至药物配伍后产生毒性反应，应避免合用。前人在临床实践中，把各种药物的配伍关系概括为相须、相使、相畏、相杀、相恶、相反。因此，人们在使用中药时，要熟知配伍禁忌。

"相须"即两种以上性能功效相似的药物配合应用，可以增强其原有的功效；"相使"即在性能功效方面有某种共性的药物配合应用，以一种药物为主，另一种药物为辅，能提高主药的疗效；"相畏"即一种药物的毒性反应或副作用能被另一种药物减轻或消除；"相杀"即一种药物能减轻或消除另一种药物的毒性或副作用；"相恶"即两种药物合用后相互牵制，使原有疗效降低甚至丧失；"相反"即两种药物合用后，能产生或增强毒副作用。

上述六个方面，其变化关系可以概括为四项：相须、相使因产生的协同作用而增进疗效，是临床用药时要充分利用的；相畏、相杀属减低或消除原有的毒性或副作用，在应用毒性药或烈性药时必须考虑选用；相恶可能互相拮抗而抵消、削弱原有功效，用药时应加以避免；相反因相互作用而产生或增强毒副作用，属于配伍禁忌，原则上应禁止使用。

配伍禁忌是指药物之间有相反的关系，不能相互配伍，否则就会降低药效或产生毒性反应。历代关于配伍禁忌的认识并不一致。影响较大的为金元时期所概括的"十八反"和"十九畏"。

中草药的"十八反"是指18种中草药相互之间有相反的作用，它们如果相互配伍，则容易发生中毒或产生严重的不良反应。"十八反"，即乌头反半夏、栝楼、贝母、白蔹、白及；甘草反海藻、大戟、甘遂、芫花；藜芦反人参、沙参、丹参、玄参、细辛、芍药。

中草药的"十九畏"是指19种中草药相互配伍后会使药物的效力减弱或失效。"十九畏"，即硫磺畏朴硝；水银畏砒霜；狼毒畏密陀僧；巴豆畏牵牛；丁香畏牵牛；牙硝畏三棱；川草乌畏犀角；人参畏五灵脂；官桂畏赤石脂。

在配伍中药时，我们应采取慎重的态度。本着用药有效安全的原则，凡十八反、十九畏所包含的相反药物，若无充分根据和应用经验，应避免盲目配合使用。

# 不同体质的进补法则

俗话说，"冬天进补，来年打虎"。但怎么补却非常有讲究，特别是不同体质的人更是补法有别，不能乱补一通，否则适得其反。真正高明的养生者，首先要弄清自己是何种体质，这样才能因人施养，达到养生的目的。

中医将人的体质分为9种：平和体质、阳虚体质、阴虚体质、气虚体质、血淤体质、痰湿体质、湿热体质、气郁体质、特禀体质。针对不同的体质，有不同的进补方式。

## 平和体质

平和体质是一种健康的体质。这种体质的人精力充沛、不易疲劳、耐受寒热、情绪稳定、生活规律，对于环境和气候的变化适应能力也比较强，即使生病了，也很容易治愈。平和体质者一般无须调理，但如果夏季气候炎热、干燥少雨、汗出较多时，可适当选用一些益气养阴的药膳，如沙参山药粥；如果逢夏季梅雨季节，气候潮湿多雨，则可适当选用一些芳香祛湿的药膳，如薏米绿豆汤。

## 阳虚体质

阳虚体质的人多形体白胖，肌肉松软，因为体内的阳气不足，所以常出现一系列怕冷的症状，尤其是背部和腹部特别怕冷，一到冬天就手冷过肘，足冷过膝。很多女性一些常见的妇科病就是肾阳虚的表现。阳虚体质者应多吃温补脾肾阳气为主的食物，如核桃、栗子、韭菜、茴香等；少食生冷、寒凉的食物，如黄瓜、莲藕、梨等。可选用的中药有杜仲、冬虫夏草、肉苁蓉、淫羊藿、锁阳等。

# 第二章
## 谨慎进补，解密中药健康密码

### 阴虚体质

阴虚体质是容易罹患阴虚证的体质。这类体质的人容易导致体内的津液、血、精等阴液亏虚，无以制阳，从而出现一系列的虚热证。其常见症状有形体消瘦，口燥咽干，颧赤盗汗，潮热骨蒸，五心烦热，小便短黄，大便干结，脉细数，舌红少津，少苔等。阴虚体质者平时应多食绿豆、冬瓜等甘凉滋润之品，代表中药有银耳、石斛、百合、玉竹等。少食狗肉、羊肉、韭菜等燥烈食物。

### 气虚体质

气虚体质和阳虚体质比较相近，从性质上来说，属于虚性体质。气虚体质也有热量不够、阳气虚、缺乏温煦、畏寒怕冷等阳虚体质的倾向，但其最主要是反映在脏腑功能的低下，如体倦乏力、面色苍白、气短懒言、咳喘无力、食少腹胀、大便溏泄等。气虚体质者平时应多食用具有益气健脾的食物，如黄豆、白扁豆等，少食用生萝卜、空心菜等食物，可选用的中药有人参、党参、西洋参、黄芪、山药等。

### 血淤体质

血淤体质的主要证候是血行迟缓不畅，多半是因为情绪意志长期抑郁，或久居寒冷地区，以及脏腑功能失调所造成，以身体较瘦的人为主。其临床表现为，当血淤滞于脏腑、经络某一局部时，则发为疼痛，痛有定处，得温而不减，甚至形成肿块。此类型的人，有些明明年纪未到就已出现老人斑，有些常有身上某部位疼痛的困扰，比如，女性生理期容易痛经，男性身上多有淤青，身上的疼痛症在夜晚加重等。血淤体质者应多食山楂、醋、玫瑰花等，少食肥肉等滋腻之品。另外，平时还可用丹参、三七、川芎、桃仁等活血化淤的中药进行调理。

### 痰湿体质

痰湿体质的人多数体形肥胖，腹部肥满而松软，四肢水肿，性格比较温和，面部皮肤油脂较多，面色淡黄而暗，眼泡微浮，容易困倦，面少血色，白中常

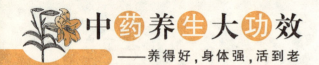

发青,且懒动,嗜睡,身重如裹。痰湿体质者应多食海带、冬瓜、山楂等食物,少食油腻之品。可多吃红豆、山药、薏米等具有健脾利湿功效的食物,也可选择有健脾益气化痰功效的中药,如生黄芪、茯苓、陈皮、白术等。

### 湿热体质

湿热体质者一般表现为肢体沉重,发热多在午后明显,舌苔黄腻。具体表现因湿热所在不同的部位而有差别:在皮肉则为湿疹或疔疮;在关节筋脉则局部肿痛。湿热体质者可多食绿豆、芹菜、黄瓜、莲藕等甘寒食物,中药方面可选用茯苓、薏米、红豆、玄参、决明子、金银花等清热之物。

### 气郁体质

气郁体质的人经常表情郁闷,不开心,无故叹气,体形多数偏瘦,面色发黄、无光泽;郁结厉害的人面色发青,容易心慌、失眠。气郁体质者宜多食黄花菜、海带、山楂、玫瑰花等具有行气解郁作用的食物,中药方面可选用陈皮、菊花、香附、酸枣仁等。

### 特禀体质

特禀体质的人适应能力差,易致过敏反应,常见哮喘、风团、咽痒、鼻塞、喷嚏等症,易患哮喘、荨麻疹、花粉症及药物过敏等,遗传性疾病如血友病、先天愚型等,胎传性疾病如五迟、五软、解颅、胎惊等。特禀体质者宜多吃蜂蜜、红枣、金针菇、胡萝卜等防过敏的食物,少食荞麦、蚕豆等,在中药方面可选择黄芪、白术等。

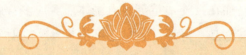

## 顺应节气,进补更有效

二十四节气是我国古代劳动人民为适应"天时""地利"取得良好的收成,在长期的农耕实践中,综合了天文与物候、农业气象的经验所创设。

## 第二章
### 谨慎进补，解密中药健康密码

每个节气的专名均含有气候变化、物候特点和农作物生长情况等意义，我们在进补时完全可以随着节气走。下面是几个比较重要的节气进补原则。

### 立春（2月3~5日）

立春养生要注意保护阳气，保持心境愉悦。饮食调养方面宜食辛甘发散之品，不宜食酸收之味，有目的地选择红枣、豆豉、葱、香菜、花生等进食，因为这些食物能够助升发之气。《本草纲目》记载："元旦立春以葱、蒜、韭、蓼、芥等辛嫩之菜，杂合食之，取迎新之意。"

### 雨水（2月18~20日）

雨水节气着重强调"调养脾胃"。多吃新鲜蔬菜、多汁水果以补充人体水分。少食油腻之物，以免助阳外泄。应少酸多甜，以养脾脏之气。可选择韭菜、百合、豌豆苗、荠菜、春笋、山药、莲藕等。

### 惊蛰（3月5~7日）

惊蛰节气的养生要根据自然物候现象、自身体质差异进行合理的调养。那些形体消瘦、手足心热、便干尿黄、不耐春夏、多喜冷饮的人，饮食要保阴潜阳，多吃清淡食物，比如糯米、芝麻、蜂蜜、乳品、豆腐、鱼等；而形体白胖、手足欠温、小便清长、大便时稀、怕寒喜暖的人，宜多食温养食物。

### 春分（3月20~21日）

由于春分节气平分了昼夜、寒暑，人们在保健养生时应注意保持人体的阴阳平衡状态。此时人体血液和激素水平也处于相对高峰期，此时易发常见的非感染性疾病，如高血压、月经失调、痔疮及过敏性疾病等。饮食调养禁忌偏热、偏寒、偏升、偏降的饮食误区，如在烹调鱼、虾、螃蟹等寒性食物时，必须佐以葱、姜、酒等温性调料，以达到阴阳互补的目的。

### 立夏（5月5~7日）

立夏代表着春天已过，是夏天的开始。人们习惯上都把立夏当做是炎暑将临、雷雨增多、农作物进入旺季生长的一个重要节气。立夏宜采取"增酸

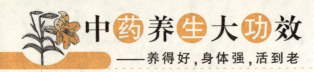

减苦、补肾助肝、调养胃气"的原则,饮食应清淡,以易消化、富含维生素的食物为主,大鱼大肉和油腻辛辣的食物要少吃。

## 小满（5月20~22日）

在小满节气的养生中,我们要特别提出"未病先防"的养生观点。小满节气是皮肤病的高发期,饮食调养宜以清爽、清淡的素食为主,常吃具有清热、利湿作用的食物,如红豆、绿豆、冬瓜、丝瓜、黄瓜、莲藕等。忌食膏粱厚味、甘肥滋腻、生湿助湿的食物,如动物脂肪、海腥鱼类等。

## 白露（9月7~9日）

白露节气中要避免鼻腔疾病、哮喘病和支气管病的发生,特别是因体质过敏而引发上述疾病的,在饮食调节上更要慎重。凡是因过敏引发支气管哮喘的病人,平时应少吃或不吃鱼虾海鲜、生冷炙烩腌菜、辛辣酸咸甘肥的食物,如带鱼、螃蟹、虾类、韭菜花、黄花菜、胡椒等,宜食清淡、易消化且富含维生素的食物。

## 寒露（10月8~9日）

"金秋之时,燥气当令",如果调养不当,人体会出现咽干、鼻燥、皮肤干燥等一系列的秋燥症状。所以暮秋时节的饮食调养应以滋阴润燥为宜,应多食芝麻、糯米、粳米、乳制品、蜂蜜等柔润的食物,少食辛辣之品。

## 立冬（11月7~8日）

冬季养生应顺应自然界闭藏之归来,以敛阴护阳为根本。立冬进补时,要使肠胃有个适应过程。首先,应以汤类进补为宜,比如生姜红枣牛肉汤,就能很好地调理肠胃,增加肠胃消化吸收功能。其次是喝粥进补。腊八粥既美味又营养,是很不错的进补粥类。它能补充人体的热量,还能增加各种营养。此外,萝卜粥可消食化痰,红枣粥可益气养阴,等等。

## 冬至（12月21~23日）

冬至是一年中白天最短的时节。冬至进补应少食生冷,但也不宜燥热,宜食用一些滋阴潜阳、热量较高的膳食，同时也要多吃新鲜蔬菜以避免维生素的缺乏。多饮豆浆、牛奶，多吃萝卜、青菜、豆腐、木耳、牛羊肉、乌鸡、鲫鱼等。

### 小寒（1月5～7日）

人们在经过春、夏、秋近1年的消耗后，脏腑的阴阳气血会有所偏衰，合理进补既可以及时补充气血津液，抵御严寒的侵袭，又能使来年少生疾病，从而达到事半功倍的养生目的。在冬令进补时应食补、药补相结合，以温补为宜。

### 大寒（1月20～21日）

大寒是一年中的最后一个节气。古有"大寒大寒，防风御寒，早喝人参黄芪酒，晚服杞菊地黄丸"的说法。最寒冷的季节是阴邪最盛之时，我们要特别注意从日常饮食中多摄取一些温热食物，以此抗寒、保养阳气。常见的热性食物有辣椒、肉桂、花椒等，温性食物有糯米、高粱、刀豆、荠菜、芦笋、生姜、葱、大蒜、红枣、龙眼、荔枝、木瓜、樱桃、杏仁等。

# 良药不苦口的小妙招

良药苦口利于病，人人皆知。问题是，有的药实在是苦不堪言，难以喝下。这里为大家总结出中药祛苦的几个小秘诀，可以让中药比较容易入口。

### 掌握药液温度

中药的服用讲究"寒者热之，热者寒之"。但苦味中药的服用可不拘泥此道。有关研究证实，舌头对37℃以上的温度更为敏感，因此，苦味中药汤液的温度应控制在15～37℃。

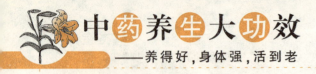

### 掌握含、咽部位

研究表明，人的苦味感受器主要集中在舌头的前半部，以舌尖最为突出。因此，药液入口后，最好迅速含于舌根部，自然咽下，也可用汤匙直接将药液送至舌根顺势咽下。

### 掌握服药速度

药液在口中停留的时间越长，感觉味道越苦，因此，苦味中药的服用力求干净利落，转瞬即逝。

### 服药后喝适量温开水

这样既有利于胃肠道对药液的吸收，又可在一定程度上缓解药液的苦味。

### 添加调味品

在苦味药液中加入蜂蜜、蔗糖等，但对黄连、胆草之类尽量少用或不用调味品。若有必要可酌情搭配甘草、红枣之类的药材进行调和。

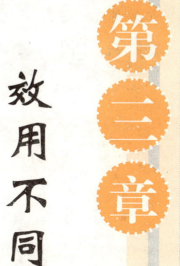

# 第三章

## 效用不同，认清功效强身健体

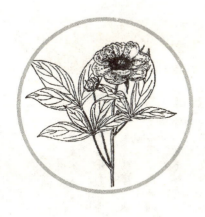

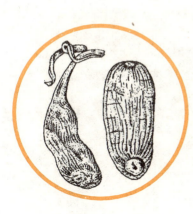

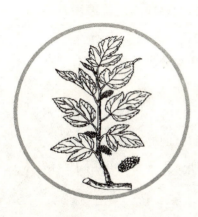

## 散热解表类

## 紫苏叶——散寒解表，理气宽中

紫苏又称赤苏、红苏，为唇形科一年生植物紫苏的带叶嫩枝，是居家常用的调味食物。紫苏入药分苏叶、苏梗两种，二者功能各有偏重。凡解表散寒宜选用苏叶，顺气安胎宜选用苏梗。《本草化义》中说："紫苏叶，为发生之物，辛温能散，气薄能通，味薄发泄，专解肌发表，疗伤风伤寒……凡属表证，放邪气出路之要药也。"

【性味归经】

性温，味辛。归脾、肺经。

【地域分布】

全国各地广泛栽培。

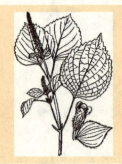

【本草成分】

紫苏主要含有挥发油，如紫苏醛、左旋柠檬烯等成分。

### 中药功效

紫苏有解毒的作用，可解鱼虾之毒，当鱼虾等因为存放不良等原因，导致人食用后中毒时，用紫苏叶泡水喝，就可解掉这些毒。

紫苏的水煎剂具有解热、扩张皮肤血管、刺激汗腺分泌等效果，对于金黄色葡萄球菌、真菌有抑菌作用。

研究表明，紫苏叶中含有丰富的维生素C、钾、铁等，还含有丰富的不饱和脂肪酸，具有缓和过敏性皮炎、花粉症等过敏反应的功效。

紫苏具有发汗功效，可用于治疗感冒风寒、恶寒、无汗，也可用于缓解脾胃气滞、胸闷、呕吐等症状。

## 食用禁忌

温病者忌食。

紫苏有耗气之弊,气虚者慎用。

紫苏属芳香类药,入药时不宜久煎。

## 选购与存储

紫苏以粒大饱满、色黑、香气浓郁者为佳。将紫苏晒干后用保鲜袋装好,置于冰箱内保存;或将紫苏放于阴凉干燥处,密封保存,注意防止香气散失。

## 名医偏方

**呕吐** 紫苏叶15克,黄连6克。水煎服。每日1剂,分2次服。

**风寒感冒** 紫苏叶9克,姜3片,葱白2根。加水煎汤热服。每日1剂,顿服。

**流行性腮腺炎** 紫苏叶5克,碾末,用醋调敷腮腺处。每日换药1次,敷至痊愈。

**下肢水肿** 紫苏梗25克,老姜皮15克,冬瓜皮30克,大蒜10克。水煎,分2次服,每日1剂,连服3~5日。

## 养生药膳

### 紫苏汤

**原料** 紫苏叶10克。

**制用法** 将其放入砂锅中,水煎20分钟,取汁,1日内分2~3次温服。

**功效** 主治风寒感冒、发热恶寒以及脾胃气滞所致的各种病症。

### 山楂紫苏米粥

**原料** 紫苏叶、山楂、粳米各适量。

**制用法** 山楂、粳米、紫苏叶同洗净放锅内,加水800毫升,置大火上烧沸,再用小火煮35分钟即成。

**功效** 纳食开胃,美容养颜。

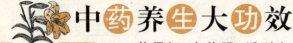

# 中药养生大功效
——养得好，身体强，活到老

## ▼ 姜苏红糖饮

**原料** 生姜、紫苏叶各3克，红糖15克。

**制用法** 生姜洗净切丝，紫苏叶洗净，合并装入茶杯内。加沸水冲泡，盖上杯盖浸泡5～10分钟后，放入红糖搅匀即成。每日1～2次。

**功效** 发汗解表，祛寒健胃。

## ▼ 紫苏茄子

**原料** 茄子300克，鲜紫苏叶10克，葱、蒜、精盐、辣椒、植物油、酱油各适量。

**制用法** 茄子洗净，切为3～4厘米的条，加入适量盐拌匀；葱、蒜洗净切碎；紫苏叶洗干净；辣椒洗净剁碎备用。将腌好的茄子条放入锅中大火蒸制。锅中放入适量油烧热，下入蒜末爆香，放入辣椒、紫苏叶、葱末和适量精盐翻炒入味，然后加入少许水煮沸，淋入少许酱油调味。茄子蒸熟后装盘，将煮好的汤汁浇在菜上即可。

**功效** 本菜可有效改善便秘、皮肤松弛、腰痛等症，还有减肥的作用，肥胖者可适量多食。

## ▼ 紫苏葱白饮

**原料** 葱白100克，紫苏叶9克，红糖适量。

**制用法** 将紫苏叶与葱白一起用水煎，调入红糖温服。每日1剂，代茶饮。

**功效** 适用于产后身痛。

## 中药典故

一天，华佗带着徒弟在河边采药。忽然，看见一只水獭逮住了一条大鱼。水獭把大鱼连鳞带骨吞进肚里，肚皮撑得像鼓一样，看起来难受极了。水獭一会儿躺着不动，一会儿翻滚折腾，最后爬到一块草地上，吃了些紫草叶，便舒坦自如地游走了。于是，华佗发现了这种紫草的药效，并用它为百姓治病。因为这种药草是紫色的，吃到腹中很舒适，所以，华佗称其为"紫舒"，久而久之，人们就把它传为"紫苏"了。

# 第三章
## 效用不同，认清功效强身健体

## 桑叶——疏散风热，清肝明目

桑叶又叫铁扇子、蚕叶，为桑科植物桑树的干燥叶，是蚕的"粮食"。从出土的三千多年前的商代甲骨文上，就有了"桑"与"蚕"的字样，可见"桑"的历史悠久。桑叶味道可口，无副作用，我国古代养蚕生家曾用桑叶代替茶叶作饮料，借以长葆青春。

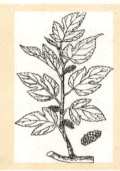

【性味归经】

性寒，味甘、苦。归肺、肝经。

【地域分布】

分布于安徽、浙江、江苏、四川、湖南等地。

【本草成分】

桑叶主要含有脱皮固酮、桑苷、槲皮素、芦丁、异槲皮素、东莨菪素、东莨菪苷等成分。

### 中药功效

桑叶所含的蜕皮甾酮有降低血糖的作用，可以促进葡萄糖转化为糖元。

药理研究表明，桑叶中含有脱皮固酮、牛膝固酮、谷甾醇、芸香苷以及多种氨基酸和维生素，能排出体内胆固醇，显著降低血脂。

桑叶可使人体肠内外环境呈酸性，并改善便秘、腹胀等症状。

桑叶有抗病原微生物作用。桑叶煎剂在体外试验中对金黄色葡萄球菌、乙型溶血性链球菌、白喉杆菌和大肠杆菌等均有一定抑制作用。另外，还可杀灭钩端螺旋体。

### 食用禁忌

桑叶不宜过量食用。

阳虚体质者慎用。

风寒感冒、咳嗽痰稀白者不宜服用。

肝燥者忌用。

# 中药养生大功效
## ——养得好，身体强，活到老

### 选购与存储

春季鲜桑以叶大而肥，色碧绿者为佳；冬桑叶以叶大而肥，色黄橙者为佳。

鲜品桑叶最好及时食用；干品可置于密闭容器内保存，注意防潮。

### 名医偏方

**高血压眩晕** 桑叶30克，黄菊茶10克。洗净入砂锅，加水适量，小火煎煮，去渣取汁。口服，每日2次。

**盗汗不止** 桑叶10克。碾末，开水冲服。

**咽喉肿痛** 桑叶10~15克。水煎服。

**黄褐斑** 采冬桑叶500克，干燥备用。每日取15克，沸水浸泡，代茶饮。

**神经衰弱** 桑叶、核桃仁、黑芝麻各30克。一起捣泥为丸，每丸重9克，每次服1丸，每日2次。

## 养生药膳

### ▼ 桑菊饮

**原料** 桑叶、菊花各6克，白糖20克。

**制用法** 将桑叶、菊花去杂质，洗净。将桑叶、菊花放入大杯内，加入白糖，冲入沸水250毫升，浸泡5分钟即成。

**功效** 疏风清热，清肝明目，降血压。

### ▼ 桑叶芦荟黄豆浆

**原料** 黄豆、绿豆各50克，桑叶、芦荟各10克。

**制用法** 黄豆、绿豆用清水淘洗，并浸泡8小时。芦荟、桑叶提前煎水备用。把黄豆、绿豆放进豆浆机，倒入芦荟桑叶水后搅打成浆。

**功效** 桑叶有降血糖、降血脂、利尿排毒、保护肝脏的作用；芦荟含有多种植物活性成分，尤其是芦荟素，能刺激小肠蠕动，帮助肠道排毒。这款豆浆的主要功效是利尿通便、促进肝肾排毒、消脂瘦身。

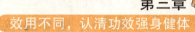

第三章
效用不同，认清功效强身健体

## 桑叶丝瓜花汤

**原料** 桑叶20克，丝瓜花10克。

**制用法** 将桑叶、丝瓜花洗净，放入茶盅内，加沸水冲泡，盖上盅盖，浸泡数分钟即可。服用时，拣去桑叶、丝瓜花不用，趁热饮用，每日3次。

**功效** 清肺平喘，降血糖。适用于肺热型支气管炎（咳吐黄痰、喘息、胸痛、口燥）、糖尿病等症。

## 桑叶枸杞炖母鸡

**原料** 干桑根300克，干桑叶30克，老母鸡1只，枸杞子20克，当归10克，米酒适量。

**制用法** 干桑根、干桑叶分别洗净放入砂锅中，加入适量水后大火煎煮1小时。鸡肉洗净，剁块，在沸水中汆烫10分钟后，与枸杞子、当归、米酒同放入桑根汤中炖煮约50分钟即可。

**功效** 本品有补虚、健脾、养胃之功效，尤其适宜于久病体虚、头晕目眩、感冒咳嗽等患者服用。

## 桑叶枇杷汤

**原料** 鲜桑叶、百部各15克，枇杷叶9克。

**制用法** 水煎服，每日1剂。

**功效** 适用于百日咳。

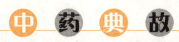

### 中药典故

很久以前，在药山东北面的深山老林里住着娘儿俩。儿子叫达木，非常孝顺。有一年，几场秋雨过后，母亲突然病倒了。她躺在炕上，头晕目眩，干咳不止。达木十分着急，他听说药山上青华观里有个老道能治不少病，便去求医问药。老道士给出了一个偏方，用霜打桑叶治疗达木母亲的病。达木回到家里，在自个家前台子的桑树上摘下霜打的叶子，精心地熬起药汤来。就这样，没过几天，他便把母亲的病治好了。

# 葛根——解肌退热，升阳止泻

葛根，又名干葛、甘葛、粉葛、葛麻茹，为豆科植物野葛或甘葛藤的干燥根。葛根的药用价值极高，素有"亚洲人参"之美誉。秋冬两季采挖，生用、煨用或研粉用。葛粉被称为"长寿粉"，在日本被誉为"皇室特供食品"。早在汉代张仲景的《伤寒论》中就有"葛根汤"这一著名方剂，至今仍是重要的解表方。

【性味归经】

性平，味甘、辛。归脾、胃经。

【地域分布】

主产于浙江、四川、湖南、河南等地。

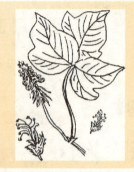

【本草成分】

含葛根素、大豆黄酮甙、甾醇花生酸、淀粉等成分。

## 中药功效

葛根含有葛根黄酮，可以改善心肌代谢、微循环，扩张血管，减少血管阻力，增加血流量，能够预防和治疗心肌缺血、心肌梗死、心律失常、高血压和动脉硬化。

葛根中的葛根素能显著降低血糖、血脂、血清胆固醇和三酰甘油，对于糖尿病和高血脂有治疗作用。

葛根可以治疗学习记忆障碍、老年性痴呆、智力障碍和记忆力差。

现代医学研究，葛根黄酮具有防癌抗癌和雌激素样作用，可促进女性丰胸、养颜，尤其对中年妇女和绝经期妇女养颜保健作用明显。

## 食用禁忌

葛根性凉，脾虚泄泻者慎用。

葛根不可和杏仁搭配食用。

## 选购与存储

葛根以块肥大、质坚实、色白、粉性足、纤维性少者为佳；质松、色黄、无粉性、纤维性多者质次。将葛根置于通风阴凉处保存。

## 名医偏方

**小儿风热呕吐** 葛根30克，加水1500毫升，煎取汁，去渣，下粳米100克，煮粥食之。

**烦躁热渴** 水浸粟米，1夜后取水100毫升，拌入葛根粉120克，煮熟，加米汤同服。

**心热吐血** 生葛根捣汁100毫升，1次服完。

**热毒下血** 生葛根480克，捣汁200毫升，加入藕汁200毫升，调匀服用。

## 养生药膳

### 葛根汤

**原料** 葛根10~15克。

**制用法** 水煎服。

**功效** 适用于糖尿病。

**功效** 发表解肌，清热除烦，生津止渴，透疹止泻，降低血压，适用于高血压、冠心病、心绞痛、老年性糖尿病、慢性脾虚泻痢、夏令口渴多饮等。脾胃虚寒者忌食。

### 葛根粉粥

**原料** 葛根粉（将葛根切片，水磨澄清取淀粉）30克，粳米50克。

**制用法** 粳米浸泡1夜，与葛根粉同入砂锅内。加水500毫升，用文火煮至米开粥稠。当半流质食物，不定时温服。

### 葛根桂枝酒

**原料** 葛根、炒白芍各50克，桂枝、丹参各30克，甘草10克，白酒500毫升。

**制用法** 将前5味药捣碎，置容器中，加入白酒，密封。浸泡5~7日后，过滤去渣即成。

## 功效

祛风通络，舒筋缓急。

### ▽ |解肌汤|

**原料** 葛根12克，黄芩、芍药、甘草各6克，麻黄、红枣各3克。

**制用法** 将上述药物放入药锅中，加水煎煮30分钟，取汁即可。每日1剂，分2次温服。

**功效** 此药具有散寒解表的作用。主治伤寒、温病初起所致的发热、畏寒、头痛等症。

### ▽ |葛根饮|

**原料** 葛根、麦冬各9克，牛奶5克。

**制用法** 把葛根、麦冬洗净，用100毫升水煎煮25分钟，滗出汁液，再加入50毫升水煎煮25分钟，除去葛根和麦冬。把药液与牛奶搅匀，用中火烧沸即成。

**功效** 滋阴补肾，生津止渴。适合下消型糖尿病患者饮用。

### ▽ 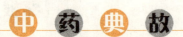|葛根山楂炖牛肉|

**原料** 葛根、料酒各10克，山楂、精盐、姜各5克，牛肉100克，白萝卜200克。

**制用法** 葛根洗净，切片；山楂切片；牛肉洗净，切3厘米见方的块；白萝卜洗净，切3厘米见方的块；姜拍松。把葛根、山楂、牛肉、料酒、白萝卜、精盐放入炖锅内，加水800毫升，用大火烧沸，再用小火炖1小时即成。

**功效** 固养脾胃，清肺热。

## 中药典故

传说，古时湘西某土司的女儿与一个汉族小伙子相爱。由于双方父母坚决反对，这对恋人相约遁入深山老林之中。入山不久，小伙子身染重病，神志不清，面色赤红，疙瘩遍身。姑娘急得失声痛哭，哭声惊动了一个仙须鹤发的道士，他马上给小伙子服用一种仙草根，不多久小伙子便痊愈了。后来他们才知道，这种仙草叫葛根。长期服食后，两人都身轻体健、皮肤细腻、容颜不老，双双活过百岁，被人传为美谈。

# 第三章
## 效用不同，认清功效强身健体

## 白芷——解表散寒，通窍止痛

白芷，又名香白芷、泽芬等。为伞形科植物兴安白芷、川白芷、杭白芷的根。白芷辛香温散，升浮透达，为散风寒而解表，开头窍而止痛之良药。《本草纲目》言其"治鼻渊鼻衄，齿痛，眉棱骨痛"。《本草求真》言其"气温力厚，通窍行表，为足阳明经祛风湿主药，故能治阳明一切头面诸疾"。

【性味归经】

性温，味辛。归肺、胃经。

【地域分布】

东北和华北各省区有产，四川、湖北、湖南、河南、河北、山西、安徽等地有栽培。

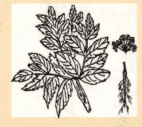

【本草成分】

白芷根主要含异欧芹属素乙、欧芹属素乙、珊瑚菜素、氧化前胡素、水化氧化前胡素6种呋喃香豆素。

### 中药功效

现代药理研究证明白芷还具有消炎、解热镇痛、活络散结的作用，与其他中药结合可用于治疗乳腺结块等。

白芷能改善局部血液循环，消除色素在组织中的过度堆积，促进皮肤细胞新陈代谢，进而达到美容的作用。

白芷水煎剂对大肠杆菌、采氏痢疾杆菌、伤寒杆菌、副伤寒杆菌、绿脓杆菌、变形杆菌、霍乱弧菌、人体结核杆菌等有抑制作用。

白芷可以抑制由胰岛素诱导葡萄糖转化为脂肪的作用，而发挥间接促进脂肪分解和抑制脂肪合成的作用。

### 食用禁忌

阴虚血热者忌服。

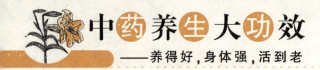

# 中药养生大功效
——养得好，身体强，活到老

## 选购与存储

白芷以独支、条粗壮、质硬、体重、粉性足、香气浓者为佳。将白芷放置在阴凉避光的地方储存，也可以将白芷放置于冰箱的冷藏室保存，但是要注意密封，以免受潮。

## 名医偏方

**感冒** 白芷100克碾细粉，制成小丸，每次服6克。

**下肢溃疡** 白芷、白及、硫黄、枯矾、炉甘石各15克，月石10克，共碾细粉，桐油调匀涂患处，涂药前用葛根煎水洗。

**颜面神经麻痹** 白芷、白僵蚕、白附子、荆芥穗各10克，川芎、全蝎各6克。水煎服。

**黄褐斑** 滑石、白附子、白芷各等份碾细末，早晚洗面后涂擦面部。

**异位性皮炎** 黄柏、煅石膏、白芷各30克，黄连、五倍子各15克，炉甘石24克。碾细末，香油调擦。

## 养生药膳

### ▼ 金银花白芷汤

**原料** 金银花15克，白芷6克。

**制用法** 将金银花、白芷2味药物同入砂锅加水煎煮。每日1剂，温服。

**功效** 缓解和改善牙龈炎、红肿疼痛等。

### ▼ 白芷枸杞鲤鱼汤

**原料** 鲤鱼1条，白芷5克，枸杞子10克，料酒、精盐各适量。

**制用法** 鲤鱼剖洗干净，白芷、枸杞子分别洗净。砂锅置火上，加适量清水，放入鲤鱼，大火煮沸，加料酒、白芷，用小火煮40分钟。放入枸杞子，续煮5分钟，用精盐调味即可。吃肉喝汤，每周1~2次。

**功效** 鲤鱼可健脾开胃，止咳平喘，安胎通乳。

### ▼ 龟板佛手炖兔肉

**原料** 龟板30克，大枣50克，五加

# 第三章
效用不同，认清功效强身健体

皮10克，佛手片20克，白芷15克，兔肉250克，黄酒、精盐、糖、味精、桂皮各适量。

**制用法** 龟板、五加皮、佛手片、白芷用纱布包好；兔肉切小块。一起放入瓦煲内，加入其余调料，并加水适量，隔水小火炖熟即可，佐餐食用。

**功效** 补虚祛湿。

## 白芷薄荷酒

**原料** 白芷、薄荷各50克，白酒500毫升。

**制用法** 将前2味捣碎，置容器中，加入白酒，密封。浸泡5～7天后，过滤去渣，即成。

**功效** 祛风，通窍，止痛。

## 六曲茶

**原料** 藿香、白芷、香附、陈皮、槟榔、砂仁、苍术、六曲、山楂、桔梗、厚朴、甘草、法半夏、蔻壳、紫苏、麦芽、茯苓各适量。

**制用法** 上药研磨成末，每包6克，每次1包，沸水浸泡或用生姜1～2片同煎待用。小儿酌减，代茶饮用。

**功效** 解表散寒，止呕，止泻。适用于伤风感冒、头痛、咳嗽、伤食腹痛、泄泻、呕吐。

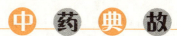

## 中药典故

传说，南方一富商的掌上明珠患有痛经，每逢行经即腹部剧痛，有时昏厥过去不省人事。为了治好千金之疾，富商携爱女赶往京都寻找名医。路至汴梁，适逢女儿经期，腹痛发作。正巧，一位采药的老翁路过，闻之，从药篓里取出白芷一束相赠，嘱咐富商以沸水洗净，水煎饮用。富翁将信将疑，就地炮制，几剂过后，爱女果然不再腹痛，来月行经也恢复了正常。从此，白芷一药便在庶民百姓中广为流传。

# 清热解毒类

## 蒲公英——清热润肺，利咽解毒

蒲公英，别名仆公英、兔公英、婆婆丁、黄花地丁、狗乳草。为菊科植物蒲公英及同属植物的干燥全草。蒲公英是一种传统的清热解毒药物，可以说是一种天然的抗生素。蒲公英在很早的医书中就有记载。《新修本草》："主妇人乳痈肿，水煮汁饮之及封之，立消。"《本草备要》："专治乳痈，疗毒，变为通淋妙品。"

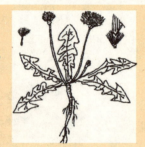

【性味归经】

性平，味甘、微苦。归肝、肾、胃经。

【地域分布】

产于全国各地。

【本草成分】

蒲公英中含蒲公英甾醇、胆碱、菊糖、果胶、多种维生素等。

### 中药功效

蒲公英对金黄色葡萄球菌耐药菌株、溶血性链球菌有较强的杀菌作用，对肺炎双球菌、脑膜炎球菌、白喉杆菌、绿脓杆菌、变形杆菌、痢疾杆菌、伤寒杆菌等及卡他球菌也有一定的杀菌作用。

国外研究证明，蒲公英在动物身上有利胆作用，临床上蒲公英对慢性胆囊痉挛及结石有效。

蒲公英的叶子有改善湿疹、舒缓皮肤炎的功效，根则具有消炎作用，花朵煎成药汁可以去除雀斑。

### 食用禁忌

阳虚外寒、脾胃虚弱者忌用。

# 第三章
效用不同，认清功效强身健体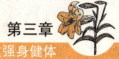

## 选购与存储

蒲公英以叶多、色灰绿、根完整、无杂质者为佳。将蒲公英置于通风干燥处。注意防潮、防蛀。

## 名医偏方

**丹毒** 鲜蒲公英30克（干品20克）。将药材洗净加水适量，煎汤代茶。

**乳痈红肿** 蒲公英30克，捣烂，加水2碗，煎取1碗。饭前饮服。

**流行性腮腺炎** 鲜蒲公英30克，捣碎，加入1个鸡蛋清，搅匀，加冰糖适量，捣成糊状，外敷患处。每日换药1次。

**小儿便秘** 蒲公英80克，加水150毫升，煎至80毫升，加白糖或蜂蜜。每日1剂，顿服。

**赘疣** 鲜蒲公英1000克，洗净晾干，揉成团状，在患处反复擦拭，每次5分钟，每日数次。

## 养生药膳

### ▼ 蒲公英煨猪脚

**原料** 蒲公英（根）120克，花生仁100克，花椒、当归各30克，八角5个，猪蹄4只，龙须菜150克，小胡萝卜250克，葱、姜、蒜、酒、糖、醋、酱油各适量。

**制用法** 把龙须菜切成一半，煮到发绿，捞出，备用；猪蹄洗净，放入开水烫一下，捞出。然后将猪蹄放入锅内，加上炒焦的葱段、拍碎的姜块和蒜各少量，放入八角5个，还有花椒、当归，加水适量煮沸，煮到猪蹄软时取出，在双蹄之间用刀纵方向切开。把猪脚放回到锅中，把洗好的花生仁、蒲公英加进去，加酱油、老酒和糖继续煮，使煮汤浓缩，大约要用小火煮上3～4小时。等快煮熟时，加上削圆两端的小胡萝卜，以及煮好的龙须菜即可。趁热食用。

**功效** 清热解毒，健脾生血。

### ▼ 蒲公英拌羊肚

**原料** 蒲公英幼苗100克，鲜羊肚1只，蒜泥50克，姜末、葱花、料酒、

# 中药养生大功效
## ——养得好,身体强,活到老

精盐、味精、花椒面、胡椒粉、湿淀粉、花生油各适量。

**制用法** 将蒲公英幼苗择洗干净,在沸水中氽一下,沥干;羊肚洗净,在沸水中氽去血水,切成长小条,放入容器内,加料酒、精盐,腌浸入味,用湿淀粉上浆。上炒锅,放植物油,放羊肚爆炒熟,出锅后放于大盘内,与蒲公英、蒜泥和其余辅料拌匀即成。空腹佐餐。

**功效**

清热解毒,消炎止痛,温胃和中。适用于细菌性痢疾、中毒、胃肠炎、腹泻患者。

### ▼ 蒲公英芦根米粥

**原料** 蒲公英30克,芦根40克,杏仁10克,粳米60克,冰糖适量。

**制用法** 前3味药加水煎取药汁,去渣。粳米加入药汁煮成稀粥,入冰糖调味。每日1剂,可作小儿饭食,连用7日。

**功效**

清热解毒,肃肺止咳。

### ▼ 蒲公英大枣汤

**原料** 蒲公英、茵陈各50克,大枣10枚,白糖适量。

**制用法** 将蒲公英、茵陈、大枣均洗净。锅置火上,加入适量清水,烧沸后,放蒲公英、茵陈、大枣,用小火慢煎成汤,饮用时加入适量白糖即可。

**功效**

清热解毒,消肿散结。

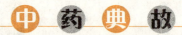

中 药 典 故

在很久以前,有一个十六岁姑娘患了乳痈。她的母亲很封建,以为女儿一定做了见不得人的事才会患上这种病。姑娘见母亲怀疑自己,便投河自尽,以示清白。事后,她被一个姓蒲的老者和其女儿救起。老者问清原因,便叫女儿小英上山采回一种药草。老者将药草洗净,捣烂成泥,为姑娘敷好。几天后,姑娘就痊愈了。以后,姑娘将这草带回家园栽种。为了纪念蒲家父女,便叫这种野草为"蒲公英"。

# 金银花——清热解毒，疏风散热

金银花学名忍冬，又名银花、双花、二花、二宝花、忍冬花、苏花，是忍冬科的一种植物。金银花一名出自《本草纲目》，由于忍冬花初开为白色，后转为黄色，因此得名金银花。由于它性甘寒，气芳香，清热而不伤胃，芳香透达又可祛邪，既能宣散风热，还善清解血毒，所以自古就被誉为清热解毒的良药。

【性味归经】

性寒、味甘。归肺、心、胃经。

【地域分布】

除内蒙古、宁夏、新疆、西藏、黑龙江、海南外，其余各省均有出产。

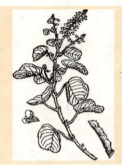

【本草成分】

金银花主要含有挥发油、木犀草素、绿原酸、黄酮类、肌醇、皂苷、鞣质等。

## 中药功效

金银花的解毒作用很强，在外科中为常用之品，一般用于有红肿热痛的疮痈肿毒。

金银花有很好的杀菌作用，常食金银花能预防和治疗感冒，缓解发热、咳嗽等症状，同时对肠炎、菌痢等有很好的预防和缓解功效。

金银花中的有效成分能清新口气，对牙龈肿痛有很好的缓解效果。

金银花能清热去痘，促进肌肤细胞更新，提供肌肤所需的营养成分，并能排除肌肤中的毒素，促进面部皮肤血液循环。

## 食用禁忌

脾胃虚寒、气虚疮疡脓清者忌服。

## 选购与存储

金银花以花蕾未开放、色黄白、肥大者为佳。将金银花置于阴凉干燥处

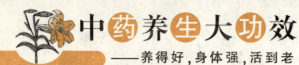

保存，注意防潮、防蛀。

### 名医偏方

**风热感冒** 金银花15克，连翘12克，荆芥、薄荷、甘草各6克。水煎服。

**流行性腮腺炎** 金银花60克，蒲公英30克，玄参15克，甘草6克。水煎服。

**初期急性乳腺炎** 金银花24克，蒲公英15克，连翘、陈皮各9克，青皮、甘草各6克。每日1剂，水煎服。

**痈疮** 金银花50克，甘草10克。2味药用水2碗，煎取半碗，再入黄酒半碗，略煎，分3份。早、午、晚各服1份，重者1日2剂。

**病毒性肝炎** 金银花30克，人工犀角2克（或水牛角12克）。先将金银花煎汁去渣，放凉。将人工犀角或水牛角锉成末，每日分2~3次服用，用金银花汁冲服。适用于重症肝炎患者。

**泌尿道感染** 金银花15克，车前草、旱莲草、益母草各30克。每日1剂，水煎服。

**小儿便秘** 金银花、菊花各18克，甘草8克。3味药经煎2次，取汁为茶。2岁以下100~200毫升，大于2岁300毫升。每日1剂，频饮。

### 养生药膳

#### 金银花外用方

**原料** 野菊花、蒲公英、紫花地丁、金银花各15克。

**制用法** 加适量白酒，炒热后装入纱布袋，热熨患处。每次15分钟，每日3次。

**功效** 对痈肿未破溃者有效。

#### 金银花薏米粥

**原料** 金银花12克，鳖甲15克，柴胡9克，薏米18克，红糖适量。

**制用法** 前3味煎汤，去渣后入薏

# 第三章
## 效用不同，认清功效强身健体

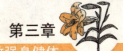

米、红糖煮粥。每日1剂，连续服食5剂。

**功效**
适用于肝胆郁热所致的中耳炎。

### ▼ 金银花苦瓜汤

**原料** 苦瓜200克，金银花15克。

**制用法** 苦瓜去瓤、子，洗净，与金银花一同放入加有适量清水的锅中。将苦瓜、金银花煎煮的汁，晾凉入杯中饮用即可。

**功效**
清心祛火，利尿通淋，明目解毒。

### ▼ 金银花酒

**原料** 金银花50克，甘草10克，黄酒半碗。

**制用法** 金银花、甘草用水2碗，煎至半碗，再入黄酒略煎，分3份，早、中、晚各服1份。

**功效**
清热解毒。用于温热证初起，疮痈肿疖等外科疾病。

### ▼ 金银花薄荷茶

**原料** 金银花15克，薄荷5克，蜂蜜10克。

**制用法** 先将金银花、薄荷分别拣杂，洗净，晒干或烘干。将水煮沸，金银花、薄荷同放入大杯中，用沸水冲泡，加盖闷15分钟即可饮用。代茶，频频饮用，一般可冲泡3~5次，蜂蜜可随饮用次数酌量添加，拌匀服用。

**功效**
适用于夏季湿热导致的痱子。

---

## 中药典故

传说，有一对姐妹，姐姐叫金花，妹妹叫银花。她们的感情很好，发誓"生愿同床，死愿同葬"。有一次，金花得了热毒病，村里无药可医。由于这种病传染，所以整日守着姐姐的银花也病倒了。没过多久，她们离开了人世。临终前，两姐妹发誓要变成专治热毒病的药草。果然，在她们死后第二年，坟前长出一种绿叶的小藤，初开白色的花，渐变为黄色。人们采花入药，治热毒病有奇效。从此，大家便称它为"金银花"。

# 知母——清热泻火，生津止渴

知母，又名连母、地参、儿草、苦心，为百合科植物知母的干燥根茎。知母是一味常用的清热药，其性甘寒质润，有清热泻火与滋阴润燥并举的特点。《神农本草经》记载其"主消渴热中，除邪气，肢体浮肿，下水，补不足，益气"。知母可治疗肺胃实热、阴虚燥咳、消渴、肠燥便秘等病症，临床常与石膏、贝母、黄柏、花粉、首乌等同用，其中较为著名的方剂有白虎汤、知柏地黄丸、二母散等。

【性味归经】

性寒，味苦、甘。归肺、胃、肾经。

【地域分布】

陕西、宁夏、东北、华北、甘肃、江苏、山东等地多有分布。

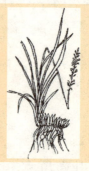

【本草成分】

知母中主要含皂甙类成分。

## 中药功效

知母煎剂对葡萄球菌、伤寒杆菌有较强的抑制作用，对痢疾杆菌、副伤寒杆菌、大肠杆菌、枯草杆菌、霍乱弧菌等也有不同程度的抑制作用。

知母中含有皂苷，该物质具有抑制肿瘤生长的作用，使患者的生存期延长。另外，知母治疗皮肤鳞癌、宫颈癌等也有较好的疗效，且无副作用。

知母具有明显的解热作用，对流行性出血热、流行性乙型脑炎、肺结核潮热均有明显疗效。

## 食用禁忌

知母性寒，质润，有滑肠之弊，故脾虚便溏者应忌用。

忌用铁器煎熬或盛放。

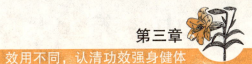

## 第三章
效用不同，认清功效强身健体

### 选购与存储

知母以肥大、滋润、质硬、色黄白、嚼之发黏者为佳。将知母置于通风干燥处保存，注意防潮。

### 名医偏方

**咳嗽、发热、盗汗** 知母12克，贝母10克。水煎服；或碾末分4次服。每日服2次。

**小便不通** 知母、黄柏各10克，肉桂5克。水煎服。

**月经先期** 黄柏、知母（去皮、毛，炒）各等份。碾为末，炼蜜为丸。每服50丸。

**妊娠腹痛** 知母60克。碾为末，制蜜丸如梧桐子般大。随时用粥送服20丸。

**糖尿病** 山药30克，黄芪15克，知母18克，鸡内金6克，葛根4.5克，五味子9克。水煎服。

**便秘** 知母、生首乌、火麻仁各等份，水煎服。适用于阴虚肠燥便秘。

### 养生药膳

#### ▼ 知母炖牛肉

**原料** 牛肉（肥瘦各半）200克，知母50克，精盐4克，料酒3克，姜、葱各5克。

**制用法** 将知母洗净；牛肉切成长2厘米、宽1厘米的条块。将知母、牛肉块放入砂锅内，加水适量，放入葱、姜、盐、精料酒等，隔水炖熟即可。

**功效** 健脾胃，补肝肾，清热滋阴。

#### ▼ 知母龙骨汤

**原料** 母鸡1200克，知母20克，龙骨40克。

**制用法** 将母鸡拔毛，去内脏洗净，取知母、龙骨放入鸡腹腔内，加水适量，以文火炖至熟烂即可食用。

**功效** 滋阴降火。

# 中药养生大功效
## ——养得好，身体强，活到老

### ▽ 二母蒸鳖

**原料** 知母、贝母各6克，柴胡、前胡、杏仁各4克，黄酒适量，元鱼（鳖）1只（约重500克），精盐少许。

**制用法** 将元鱼去头及内脏，洗净，切块，放大碗中。加入5味药及黄酒、精盐，再加水浸过肉，上笼蒸1小时，趁热分顿食用。

**功效** 滋阴退热。适用于妇女长期低热不退者。

### ▽ 知母绿豆粥

**原料** 知母15克，绿豆60克，粳米80克，冰糖适量。

**制用法** 往锅内加入适量清水，加知母熬沸约半小时后，取汁，加水再熬1次，合并药液并浓缩至100毫升。将绿豆、粳米一起加水煎煮至米烂粥成，趁热加入知母汁，搅拌均匀，亦可加入适量冰糖，温服。

**功效** 滋阴降火，清热解毒。

### ▽ 知母玉竹蜜

**原料** 知母、玉竹各60克，蜂蜜1000克。

**制用法** 知母、玉竹放入瓦罐中，加冷水煎煮，滤出头汁，再加冷水煎煮，滤出二汁，弃渣。将头汁、二汁、蜂蜜一起倒入大瓷盆内，加盖，旺火隔水蒸2小时，离火，冷却，装瓶，密盖。每次服15毫升。

**功效** 清热降火。适用于阴虚热盛、气阳两虚型糖尿病。

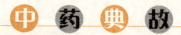

## 中药典故

有个孤寡老人，年轻时靠挖药为生。老人有块心病，就是自己的认药本事无人可传，想来想去，她决定找个可靠的后生，了却自己的心病。两年过去了，老人终于遇到了一个为人厚道的年轻人。老人与他共度了三年的光阴，决定传他认药的本事。一天，老人指着一丛线形叶子的野草对年轻人说："孩子，一直以来，你很懂得我的心思。这种药还没有名字，你就叫它'知母'吧！"这便是知母的由来。

# 第三章

效用不同，认清功效强身健体

# 芳香化湿类

## 厚朴——化湿除满，行气消积

厚朴，又名川朴，为木兰科植物厚朴或凹叶厚朴的干皮、根皮及枝皮。厚朴是行气消积之药，始载于《神农本草经》，将其列入中品。陶弘景评价说："厚朴出建平、宜都，极厚，肉紫色为好，壳薄而白者不佳。"《本草汇言》记载："厚朴，宽中化滞，平胃气之药也。"

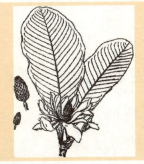

【性味归经】

性温，味苦、辛。归脾、肺、胃、大肠经。

【地域分布】

产于四川、湖北、安徽、福建、湖南、贵州等地。

【本草成分】

厚朴主要含有挥发油（如 β-桉油醇和厚朴酚）、木兰箭毒碱、厚朴碱及鞣质等。

### 中药功效

厚朴对金黄色葡萄球菌、八叠球菌和枯草杆菌有一定的抑制作用，对肺炎双球菌和痢疾杆菌也有抗菌活性。

厚朴提取物有助于清除口腔异味，还能杀死大量导致牙齿损坏的微生物。

厚朴中含有厚朴酚等有效成分，可以促进消化液分泌，进而治疗功能性消化不良。

### 食用禁忌

孕妇应谨慎服用；气虚、津伤血枯者则须禁服。

厚朴与鲫鱼同食容易伤胃，因此，在服用厚朴的同时，不可食用鲫鱼。

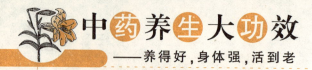

# 中药养生大功效
## ——养得好,身体强,活到老

### 选购与存储

厚朴以肉细油性足,内表面紫棕色,气味浓厚,断面有亮星,嚼时残渣少者为佳。厚朴应置通风干燥处保存。

### 名医偏方

**便秘** 厚朴、枳实各10克,大黄6克。水煎服。

**虫积** 厚朴6克,槟榔15克,乌梅3枚。水煎服。

**感冒热喘** 厚朴6克,地龙、桑白皮各10克。水煎服。

**梅核气** 厚朴9克,半夏、茯苓各12克,生姜15克,紫苏叶6克,水煎服。

**气短** 厚朴、枳实、栝楼各12克,薤白9克,桂枝6克。水煎服。

### 养生药膳

#### 厚朴首乌炖豆腐

**原料** 厚朴15克,何首乌10克,紫菜30克,豆腐100克,鲜虾仁50克,料酒、姜、葱、精盐、植物油、上汤各适量。

**制用法** 将厚朴、何首乌研成细粉;紫菜发透,洗净,撕成小块;豆腐切成块;鲜虾仁洗净;姜切片,葱切段。将炒锅置大火上烧热,加入植物油,烧至六成热时,下入姜、葱爆香,加清水适量。烧沸,加入紫菜、豆腐、厚朴粉、何首乌粉、鲜虾仁、精盐、上汤、料酒,再煮10分钟后即成。

**功效** 温中下气,燥湿消痰,补肝益肾,养血祛风。

#### 鸭肉车前厚朴汤

**原料** 活鸭1只,川厚朴、杜仲各10克,车前子20克,精盐、黄酒、味精各适量。

**制用法** 将活鸭宰杀,去毛及内脏,洗净后切块。再将川厚朴、杜仲、车前子一起放入锅中,加适量清水煎半小时,放入鸭块、精盐、黄酒、味精,用小火炖熟食。

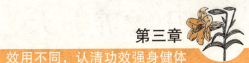

第三章 效用不同，认清功效强身健体

功效

健脾益气。适用于病后体虚、水肿等症。

▼ |厚朴香附炖猪肘|

原料 厚朴、枳壳各15克，香附10克，川芎6克，猪肘500克，料酒、老抽、白糖、精盐、味精各适量。

制用法 将上述中药洗净压碎，装入纱布袋扎好，做成药包；猪肘洗净，去毛。将猪肘和药袋放入砂锅中，加水适量，大火烧沸，撇去浮沫，再用小火煨至熟烂，去除药包，加入料酒、精盐、味精、老抽、白糖，再煮片刻即可。

功效

养血生血，健脾行气。

▼ |藿香苏叶厚朴粥|

原料 藿香10克，苏叶、白芷、茯苓、大腹皮各3克，白术、半夏曲、陈皮、厚朴、桔梗、炙甘草各6克，粳米60克，红糖适量。

制用法 所有药材共碾末。每次取药末10克，装入布袋中与水同煎，滤渣取汁。粳米洗净，用冷水浸泡约1小时，放入药汁中同煮为粥。

功效

解暑开胃，止呕平喘。

## 中 药 典 故

相传，一个姑娘患了一种难言的疾病，几个月都没有排便。她感到腹中绞痛难忍，想大便却便不出来。一天，她做了一个奇怪的梦，梦里有人告诉她，在她家不远处有一条小溪，溪边的杂木林中长有一棵树，其树皮能治她的病。梦醒后她便去寻找，果然找到了那棵树。姑娘剥下几块树皮，用来熬水喝，几天后排便就正常了。为了纪念梦中那位长相厚朴的恩人，姑娘就称这种药为"厚朴"。

# 苍术——祛风散寒，养肝明目

苍术，又名赤术、青术、仙术，为菊科植物茅苍术或北苍术的干燥根茎。苍术是最著名的野生中药材，是东北野生道地药材的代表，也是野生药材中用途最广、用量最大的品种之一。《本草通玄》记载："宽中发汗，其功胜于白术，补中除湿，其力不胜白术。大抵卑坚之土，宜以白术以培之，敦阜之土，宜于苍术以平之。"

【性味归经】

性温，味苦、辛。归脾、胃经。

【地域分布】

分布于江苏、山东、安徽、湖北、河南、浙江、江西、四川、重庆等地。

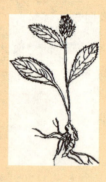

【本草成分】

苍术主要含挥发油，油中主含苍术醇（β-桉叶醇和茅术醇的混合结晶物），其他尚含苍术酮、维生素A样物质、B族维生素及菊糖等。

## 中药功效

苍术可以抑制胃酸的分泌，增强胃黏膜的保护作用，具有较强的抗溃疡的作用。

苍术能稳定人体内环境，提高机体免疫功能和抗病能力，达到兴奋、强壮、激发、提高人体机能的作用。

经现代药理研究，苍术能调节胰岛细胞功能，对糖尿病有一定的治疗作用。

## 食用禁忌

气虚多汗者应谨慎服用，阴虚内热、出血者则须禁服。

苍术与胡荽、大蒜相克。

苍术与青鱼同食容易引起身体不适，故食用苍术时应避免青鱼的摄入。

# 第三章 效用不同，认清功效强身健体

## 选购与存储

苍术以质地坚实，断面朱砂点多，香气浓者为佳。将苍术储存于阴凉、干燥的地方。

## 名医偏方

**饮食不消** 沙苑子100克，苍术400克。碾末，用米汤调服，1次15克。

**脂溢性皮炎** 熟地黄15克，当归、荆芥、白蒺藜、苍术、苦参、火麻仁各9克，甘草6克。水煎服。

**湿温多汗** 知母180克，甘草（炙）60克，石膏500克，苍术、粳米各90克。水煎，去渣服。

**鼻息肉** 苍术、白芷各20克，五味子、乌梅各15克。水煎服。

**风湿痛** 苍术、知母、荆芥、防风、牛蒡子、蝉蜕、苦参、石膏、当归、黑芝麻、生地黄各6克，木通、甘草各3克。水煎服。

## 养生药膳

### ▼ 苍术杜仲止痛酒

**原料** 苍术、补骨脂、鹿角霜各9克，杜仲15克，白酒500毫升。

**制用法** 将前4味药材碾成粗末，置容器中，加入白酒，密封。浸泡7日后，过滤去渣即成。

**功效** 温肾散寒，祛风利湿。

### ▼ 苍术猪肝米粥

**原料** 猪肝100克，苍术9克，小米150克。

**制用法** 将苍术焙干碾为细末；小米洗净备用。猪肝洗净后切为两片相连，将苍术末放在猪肝中，然后用麻线扎定。锅中加入适量水，放入猪肝、小米同煮为粥。

**功效** 养肝明目。

### ▼ 苍术炖羊肝

**原料** 苍术30克，羊肝400克，姜、葱、精盐各适量。

**制用法** 将苍术洗净，浸泡。羊肝置沸水中滚片刻，洗净，切片。将油锅加热，放入食用油，放葱姜稍炒片刻，然后将与苍术一起放进炖盅内，加入清水适量，加盖隔水炖3小时，然后放入精盐调味即可。

**功效** 健脾，燥湿，解郁，辟秽。主治湿盛困脾、倦怠嗜卧、脘痞腹胀、食欲不振，以及风寒湿痹等。

## 墨鱼苍术减肥汤

**原料** 苍术5克，墨鱼1条，瘦肉100克，佛手15克，海带、海藻各25克。

**制用法** 将墨鱼宰杀，去内脏，洗净，沥干水分；将瘦肉洗净，切块；将苍术以及各中药洗净。将上述食材一同放入炖锅内，加清水适量，用小火炖煮约2个钟头，然后放入精盐调味，喝汤吃肉，中药材勿服。

**功效** 宽中行气，健脾，祛湿。可将体内积聚过多的痰湿除去，达到减肥的目的。

## 苍术陈皮散

**原料** 苍术、陈皮、鸡内金各1份，蜂蜜适量。

**制用法** 共研细末，以适量蜂蜜调和后开水冲服即可。每日3次，2岁以下每次1克，3~5岁每次1.5克。

**功效** 适用于小儿不思饮食，腹胀，泄泻，舌苔白腻。

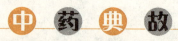

相传，宋代医学家许叔微在青年时代异常勤奋，每天攻读至深夜才上床入睡。不过，他有一个睡前饮酒的习惯，几年后，他便患了脾胃病，时时感到胃中辘辘作响，胁下疼痛，饮食减少。许叔微认真分析了自己的病情，认为自己的病主要是由"湿阻胃"引起的。于是，他选用苍术一味为主药，用苍术粉1斤、红枣15枚、生麻油半两调和制成小丸，坚持每天服用数粒。几个月过后，他的怪病逐渐减轻，直至获得痊愈。

# 砂仁——化湿行气，温中止泻

砂仁，又名缩砂仁、春砂仁、缩砂蜜、绿壳砂。为姜科植物阳春砂、绿壳砂、南海砂的干燥成熟果实。砂仁是中医常用的一味芳香性药材。目前药用砂仁的基源主要有三种：一种是产于中国广东省的春砂；一种是中国海南的壳砂；还有一种叫缩砂密，主产于东南亚国家。其中，春砂（果实）入药的疗效比较显著，品质也比较好，在国际药材市场上享有比较高的声誉。

【性味归经】

性温，味辛。归脾、胃经。

【地域分布】

主要分布于我国广东阳春、信宜、高州等县。主产于越南、缅甸、泰国等地。

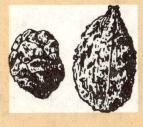

【本草成分】

含挥发油，油中主要为樟脑、莰烯、乙酸龙脑酯、芳樟醇、橙花叔醇等。

## 中药功效

砂仁有安胎止呕的功效，可以治疗恶心呕吐和胎动不安的症状。

砂仁能够温脾消长，对于腹泻有治疗作用。

砂仁具有化湿行气、理气解郁的功效，可以治疗脘腹胀痛、食欲不振。

## 食用禁忌

阴虚血燥、火热内炽者慎服。

有时会引起过敏反应。

凡腹痛者慎服。

## 选购与存储

砂仁以个大、坚实、饱满、香气浓、搓之果皮不易脱落者为佳。砂仁宜储于密闭容器内，置于阴凉干燥处保存。忌日晒，防止散粒、走失香气及走油。

# 中药养生大功效
## ——养得好，身体强，活到老

### 名医偏方

**胃肠虚弱** 苍术、陈皮、木香、砂仁各6克，厚朴10克，甘草5克。水煎服。

**妊娠恶阻** 砂仁（后下）、黄连、陈皮各3克，苏梗、党参、茯苓、制香附各9克，姜半夏12克，生姜、焦白术各6克。水煎服。

**胎动不安** 砂仁去皮，炒后碾细末，以热黄酒送下，每服3~6克。

**呃逆** 砂仁2克，细嚼后咽下。每日3次。

**骨鲠在喉** 砂仁煎汤，频频饮下。

### 养生药膳

#### 砂仁陈皮炒兔肉

**原料** 砂仁3克，陈皮10克，兔肉250克，生姜5克，精盐、料酒、骨头汤、花椒、辣椒油、大蒜、醋、酱油等各适量。

**制用法** 将砂仁洗净打碎；陈皮用温水泡发切成小块状；生姜拍扁切粗碎；兔肉剁成小块，放入锅中，加少许精盐，加酱油、料酒、生姜拌匀，盐渍半小时。锅上火，倒菜油烧至七成热。下兔肉炒至肉色发白，加砂仁、陈皮、花椒、生姜、大蒜瓣，继续炒至兔肉酥香，倒入醋及辣椒油，翻炒几下，加精盐、骨头汤，待汤汁收干，兔肉呈深棕色即可出锅。趁热供食。

**功效** 补中益气，健脾和胃。兔肉瘦肉多，所含脂肪相对少一些，适治高血压病、冠心病。

#### 砂仁鱼肚肉末羹

**原料** 砂仁6克，鱼肚50克，猪瘦肉150克，精盐适量。

**制用法** 砂仁打碎，用纱布包好，备用；鱼肚浸软切细丝；猪瘦肉剁成细末。往锅内加入适量清水，用小火炖鱼肚至大部分溶化，再放入砂仁、肉末煮半小时，去砂仁，加入精盐调味，温服。

**功效** 和胃健脾，补虚养血。

## 第三章
效用不同，认清功效强身健体

### ▼ 砂仁粥

**原料** 粳米100克，砂仁5克。

**制用法** 将砂仁磨成粉状备用。取粳米淘洗净，以常法煮粥，等粥熟时，调入砂仁细末，略煮5分钟即可。

**功效**

暖脾胃，助消化，补中气。

### ▼ 砂仁香肚条

**原料** 猪肚100克，砂仁40克，香油、胡椒粉、花椒、姜、葱、精盐、料酒、味精、淀粉各适量。

**制用法** 猪肚洗净，在沸水中余烫5分钟后捞出，刮去内膜后备用；姜洗净切片；葱洗净切段。另取锅，加入适量水，放入猪肚，再下姜片、葱段、花椒煮至猪肚熟，撇去浮沫，起锅切成条状。锅中的原汤煮沸，放入切好的猪肚条和砂仁搅拌均匀，加入精盐、味精、香油、料酒、胡椒粉，然后以淀粉勾芡即成。

**功效**

健脾养胃，化湿止痛。

### ▼ 牛肉砂仁汤

**原料** 牛肉1000克，砂仁、陈皮各5克，生姜15克，桂皮3克，精盐少许。

**制用法** 先炖牛肉至半熟，然后将以上各味共炖烂，服前加精盐调味，取汁饮用。

**功效**

健脾醒胃。常用于脾胃虚弱而致的消化不良，久服能增进健康。

## 中 药 典 故

从前，在广东西部的阳春县发生了一次范围较广的牛瘟，全县境内的耕牛一头接一头病死，唯有蟠龙金花坑附近的耕牛没有发瘟，而且头头强健力壮。人们发现，那一带的牧童常在金花坑放牛，那里漫山遍野地生长着一种草，牛就是吃了它们才免遭牛瘟。不仅如此，一些因受了风寒引起胃脘胀痛、不思饮食的人吃了这种草后，身体也恢复了健康。这种草久而久之成为一味常用的中药，这就是砂仁的由来。

# 行气止痛类

## 香附——调经止痛，行气解郁

香附，又名雀头香、莎草根、香附子、雷公头、香附米、三棱草根，为莎草科植物莎草的干燥根茎。

香附是一味疏理肝气郁滞的良药，历代医家都擅用香附来疏肝解郁、行气止痛，用以治疗因精神不快或情志抑郁产生的肝胃不和、消化不良、胸膈痞满、呕吐吞酸、腹痛胁胀、月经不调等症。如中成药越鞠丸，就是以香附为主，配以苍术、川芎、栀子、神曲等，用以舒肝解郁。古人评价香附为"气病之总司，女科之总帅"。

【性味归经】

性平，味辛、微苦。归肝、肠经。

【地域分布】

分布于华南、华东、西南以及河北、辽宁、陕西、山西、台湾、甘肃等地。

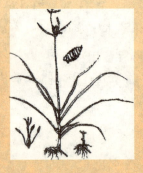

【本草成分】

香附主要含有挥发油如β-蒎烯、莰烯、香附子烯、芹子三烯等；微量元素如镁、钨、铬、锰、锌等；以及葡萄糖、果糖等。

## 中药功效

香附提取物对某些真菌有抑制作用。

香附具有理气解郁的功效，可以治疗肝郁气滞，胸胁和脘腹胀痛以及消化不良。

香附能抑制子宫平滑肌的收缩，对处于收缩期状态的子宫作用更明显。

香附能提高机体对疼痛的耐受性，具有较强的镇痛作用，常用于治疗女性月经不调、经闭痛经、寒疝腹痛、乳房胀痛等。

## 第三章
效用不同，认清功效强身健体

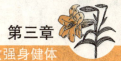

### 食用禁忌

气虚无滞者慎服。

阴虚、血热者禁服。

勿使香附接触铁器。

### 选购与存储

香附以个大、质坚实、色棕褐、香气浓者为佳。香附炮制后储干燥容器内，置阴凉干燥处保存，注意防蛀。

### 名医偏方

**乳腺增生** 柴胡、香附各9克，蒲公英30克（鲜者60克），赤芍12克，红花4.5克。水煎服。

**月经不调** 柴胡、当归各6克，杭白芍15克，香附5克，川楝子10克。水煎服。

**吐血** 用童便调香附末或白及末服之。

**跌打损伤** 炒香附12克，姜黄18克。共碾细末，每次服3克，一日3次。孕妇忌服。

**肝火上旺** 桃仁20克，香附30克，黄酒250克。前2味药材洗净，浸泡酒中3天，每次服15～30克，日服2次。

**心神不宁** 香附60克，川芎30克。炒后碾末，每日2次，每次6克，以茶水送服。

## 养生药膳

### ▼ 良姜香附糕

**原料** 高良姜、香附各6克，鸡蛋5个，淀粉15克，葱、精盐、味精各适量。

**制用法** 先将高良姜、香附晒干捣碎成末，备用；鸡蛋打入碗内搅匀，然后加入药末及葱花、淀粉，再加少许精盐、味精和适量的清水，搅匀。油入炒锅，烧至六成熟，改用小火，

# 中药养生大功效
## ——养得好，身体强，活到老

舀出油30克，倒入蛋浆，再将舀出的油倒在蛋浆上，然后盖好锅盖烘10分钟，换面再烘2分钟即成。

**功效**

温中散寒，行气消胀。

### ▼ 香附鲫鱼瘦腹汤

**原料** 小芹菜200克，鲫鱼1条，炒香附、香砂仁各15克，山药、枳子各9克。

**制用法** 鲫鱼用食用油煎过，和其他配料放锅中，加水至淹没药材为止，炖2个小时即可食用。

**功效**

温经行气，瘦小腹。

### ▼ 香附鸡肝

**原料** 鸡肝100克，鸡肉200克，香附10克，洋葱2个，萝卜1个，芹菜、粉条、油豆腐、酒、白砂糖、酱油、鸡汤各适量。

**制用法** 先将香附切细，用水2杯，文火煎约1小时，将汤汁煎成半杯时，用布滤过，留汁备用；将鸡肝、洋葱切块；萝卜切片；芹菜切成3~4厘米长的段；粉条在热水里浸软切短；油豆腐切开。锅内先用鸡肉垫底，将鸡肝放在鸡肉上面，再将洋葱、萝卜、芹菜、粉条、油豆腐铺放在最上层，加酒3茶匙，并放入香附汁、白砂糖、酱油，加鸡汤适量。先用大火煮开，继用小火煮烂即可食用。

**功效**

温经行气。

## 中药典故

香附又名索索草。相传，有位善良的姑娘叫索索，她的身上有一股香气，凡是胸闷腹痛者闻到，病一下就好了，于是她常利用体香为人治病。就这样，索索治病的事传遍了全村，而且还传变了味道："索索每到一家，就脱去衣服，让大人小孩围过来闻……"这话传到了索索丈夫的耳中，他一气之下把索索害死了。不久，索索的坟上长出了几缕窄叶的小草，当地人发现这种草可以理气止痛，便称它为"索索草"。

# 第三章

效用不同，认清功效强身健体

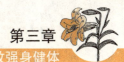

## 薤白——通阳止痛，行气导滞

薤白，又名薤白头、薤根、小蒜、宅蒜、大头菜子。为百合科草本植物小根蒜和薤的地下鳞茎。民间俗称野蒜，自古以来就被作为药食兼用之品。它始载于《名医别录》，被列为中品。因为它具有通阳散结、理气宽胸之功效，所以在临床常作为治疗胸痹的要药使用。古人云："物莫美于芝，故薤为菜芝。"元代农学家王桢曾说："薤，生则气辛，熟则甘美，食之有益，故学道人资之，老人宜之。"

【性味归经】

性温，味辛、苦。归肺、心、胃、大肠经。

【地域分布】

分布于除青海、西藏以外的全国各地。主产于河北、东北、湖北、江苏等地。

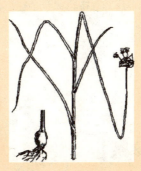

【本草成分】

薤白主要含有大蒜氨酸、甲基大蒜氨酸、大蒜糖等。

## 中药功效

薤白含有大蒜氨酸、甲基大蒜氨酸、大蒜糖等，对多种细菌有明显抑制作用，可作为感染疾病患者的食疗佳品。

薤白有开胃和助消化的作用，对食欲不振、消化不良有很好的疗效。

薤白中含有大量的B族维生素、胡萝卜素、磷、铁、钙、粗纤维，还含有蒜氨酸、甲级蒜氨酸大蒜糖等成分，具有消炎、抗癌的功效。

薤白含有大蒜配糖体，该物质具有降低血压的奇妙作用，高血压胸闷患者常食薤白有通阳气、宽胸的效果。

## 食用禁忌

气虚者慎用。

# 中药养生大功效
## ——养得好，身体强，活到老

发热者不宜多食。

无滞者及胃弱纳呆、不耐蒜味者不宜用。

溃疡病者不宜用。

### 选购与存储

薤白以个大、质坚、饱满、黄白色、半透明、不带花茎者为佳。将薤白置于常温、干燥、避光处保存。

### 名医偏方

**冠心病** 薤白10克，栝楼皮15克，黄酒60毫升，煎服，每日2次。

**肠胃虚寒** 薤白、葱白各10克，粳米50克。水煮粥食。

**咽喉肿痛** 薤白适量，醋捣，外敷肿痛处。

**疮疖痈肿** 薤白适量，盐捣，外敷患处。

**赤痢** 薤白、黄柏各10克。水煎服。

## 养生药膳

### ▽ 薤白丹参茶

**原料** 薤白、栝楼皮、丹参各15克，桂枝6克。

**制用法** 以上各药材一起用水煎服。

**功效** 理气宽胸，通阳散结。

### ▽ 薤白鲫鱼汤

**原料** 鲫鱼1条，薤白25克，料酒、姜、葱、精盐各适量。

**制用法** 鲫鱼洗净，油锅煎至鱼背微黄，加清水适量；薤白洗净，用纱布包扎后放入锅中。以大火煮开3分钟，加料酒、姜、葱、精盐等。改小火煮20分钟，去薤白即可。

**功效** 消肿祛痛，行气活血。

### ▽ 薤白薏苡仁炖猪肚

**原料** 薤白150克，猪肚1具，薏苡仁、精盐、胡椒各适量。

**制用法** 分别洗净，薏苡仁、薤白

混合放入猪肚中，用绳扎住，加水、精盐、胡椒等，炖至猪肚熟透。分4次服食。

**功效**

增进饮食，通阳散结，补益脾胃。适用于脾胃虚弱、形体消瘦、食少不化等。

## ▼ 杏仁薤白冰糖羹

**原料** 杏仁12克，薤白10克，雪蛤5克，冰糖20克。

**制用法** 把杏仁、薤白放入盆内洗净；雪蛤用温水发透，除筋膜和黑子；冰糖打碎。把雪蛤、杏仁、薤白、冰糖同入蒸杯内，加清水150毫升。将蒸杯置蒸笼内，用大火大汽蒸45分钟即成。

**功效**

滋阴补血，止咳化痰。

## ▼ 薤白葱姜粥

**原料** 薤白30克（鲜品60克），葱白6根，生姜片6片，粳米150克。

**制用法** 先将薤白、葱白洗净，切成细段。粳米淘洗干净，入砂锅，加适量清水及生姜片，大火煮沸后，改用小火煨煮至粥将成时，加入薤白、葱白细段，拌和均匀，再煮数沸即成。每天早晨顿服，精盐或食糖调味。

**功效**

可以治疗痰浊痹阻型冠心病心绞痛。

## 中药典故

相传，有个叫薤白的人在京城做官，患有严重的胸痹。在太医的建议下，他来到了一个寺院中静养。在那里，薤白每天都会吃一种叫山小蒜的野菜，八九个月后，他便恢复了健康，神采奕奕地回京了。此时，皇上也患了胸痹，薤白见状，急忙推荐他在寺中食用的山小蒜。征得皇上的允许后，太医用山小蒜下药，不消几日，皇上的胸痹症状也减轻了。他龙颜大悦，降旨将小蒜以"薤白"为名，载入药书，以供医用。

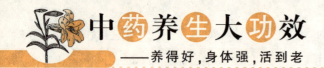

# 消食化积类

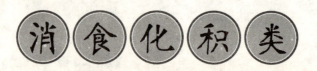

## 山楂——健脾开胃，行气散瘀

山楂，又名山楂、赤瓜子、茅楂。为蔷薇科植物山里红和山楂的干燥成熟果实，是临床上常用的中草药之一。在中草药家族中，山楂也许并不起眼，是一个"小字辈"，可是近年来的研究发现，小小山楂作用不凡，可以治疗多种疾病，让人刮目相看。

【性味归经】

性微温，味酸、甘。归脾、胃、肝经。

【地域分布】

分布于河北、北京、辽宁、河南、山东、山西、江苏、云南、广西等地。

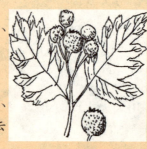

【本草成分】

山楂含山楂酸、酒石酸、枸橼酸、黄酮类、内脂、甙类、蛋白质、槲皮素等。

## 中药功效

山楂中含有丰富的维生素C，可以防止氧化，保护皮肤，局部涂搽可以起到保护作用，减轻或抑制黑色素形成，故可用于治疗黄褐斑。

山楂中的活性成分可以使血中的胆固醇和甘油三酯含量明显降低，山楂中的脂肪酶则可以分解脂肪，所以能在高血脂的治疗中发挥明显的作用。

中药山楂含有多种活性成分，如咖啡酸，可以起到止痛作用，而且山楂可以活血散瘀，对痛经有缓解作用。

## 食用禁忌

服用滋补药品期间忌服。

# 第三章
效用不同，认清功效强身健体

山楂味酸，消化性溃疡、龋齿、气虚便溏、脾虚者忌用。

孕妇禁食，否则易促进宫缩，诱发流产。

山楂不宜与大蒜同食，否则易刺激胃肠道，导致腹胀、腹泻。山楂不宜与猪肝、海产品同食。山楂与含维生素C分解酶的果蔬不宜同食。

## 选购与存储

山楂以外表呈深红色、鲜亮而有光泽、果实丰满、圆鼓并且叶梗新鲜者为佳。如果是新鲜山楂，可以放到冰箱的冷藏室内保存；还可以将山楂切成薄片，晒干，密封，放到冰箱冷冻室内保存。

## 名医偏方

**腹胀痛** 鲜山楂3个，捣烂榨汁服。

**小儿食积腹泻** 山楂炭3克，山楂片5克。水煎服。

**痢疾腹泻** 炒山楂10克，地锦草15克，黄连3克。水煎服。

**疝气坠痛** 山楂15克，小茴香5克。水煎服。

**风疹瘙痒** 山楂30克，钩藤10克。水煎服。

## 养生药膳

### 山楂菊花决明饮

**原料** 菊花、山楂、决明子各15克。

**制用法** 以上3味药材洗净放锅中，加入清水适量，煎煮成汁。

**功效** 健脾消食。

### 山楂粥

**原料** 山楂、粳米各50克，冰糖适量。

**制用法** 将山楂洗净，切片，去核。粳米淘洗干净，与山楂放入锅内共煮为粥，粥将熟时加入冰糖，调匀即成。每日2次，可作早、晚餐食用。

**功效** 补脾和胃，益气生津。可健脾胃、消食积、散淤血。

### 山楂炒羊肠

**原料** 山楂20克，羊肠250克，芹菜、植物油各50克，酱油、料酒、葱

# 中药养生大功效
## ——养得好，身体强，活到老

各10克，味精3克，盐、姜各5克。

**制用法** 将山楂洗净，去杂质，若是山楂果，拍烂用；芹菜去叶，留梗，洗净，切成3厘米长的段；姜切丝；葱切段。将羊肠洗净，切3厘米长的段，放入锅内，加入山楂，煮熟，捞起，放入碗内。将炒锅置武火上，加入植物油，烧至六成热时，下入姜、葱爆香，下入羊肠段、料酒、山楂、酱油、精盐、味精、芹菜，炒熟即成。

**功效**

消食化积，行气散淤。

### 山楂白糖膏

**原料** 山楂300克，白糖50克。

**制用法** 将山楂洗净，切碎，放入锅中加适量清水，小火煎煮1小时左右至汁液黏稠，加白糖调匀，待白糖溶化成透明状时停火。趁热倒在撒有一层白糖的盘中，冷却后在上面再撒一层白糖，切块食用。

**功效**

可降低血脂，改善消化功能，增加食欲。

### 山楂酒

**原料** 干山楂片500克，60°白酒300毫升。

**制用法** 将干山楂片洗净、去核，放入细口瓶中。倒入白酒，浸泡，密封，每日振摇1次，7日后，取出饮服即可。

**功效**

该药酒可活血、舒筋，主要用于治疗因疲劳过度而身痛疲倦和妇女痛经等症。

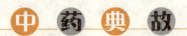

## 中药典故

相传，很久以前，有个姑娘叫石榴，她爱上了名叫白荆的小伙。石榴的美貌惊动了皇帝，派人抢走了她，迫其为妃。石榴被抢后，白荆追至南山，日夜伫立山巅守望，日久化为一棵小树。石榴设法逃离后找到了白荆化身，悲痛欲绝，也幻化为树，并结出小红果，人们叫它"石榴"。皇帝闻讯下令，不准人叫它"石榴"，而叫"山渣"，但人们喜爱刚强的石榴，都称她为"山楂"。

# 鸡内金——消食健胃，涩精止遗

鸡内金，又名肉金、鸡胗、鸡胗衣、鸡食皮、鸡中金、化石胆、鸡合子、鸡黄皮、鸡肫内黄皮。鸡内金为雉科动物家鸡的沙囊内壁。我们生活中常把它当垃圾扔掉，殊不知其有着良好的药用价值。鸡内金含有大量的蛋白质，不仅能促进胃腺分泌，还能增强胃运动。中医认为，鸡内金有开胃消食，防治尿结石、肾结石、胆结石的功效，还可以防止脱发。

【性味归经】

性平，味甘。归脾、胃、小肠、膀胱经。

【地域分布】

全国各地均有饲养。

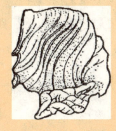

【本草成分】

鸡内金含胃激素、角蛋白、维生素等。

## 中药功效

鸡内金主要含有胃激素、角蛋白、氨基酸等功能性成分，有增加胃液分泌量和提高胃肠消化能力、加快胃的排空速度等作用。

试验表明，鸡内金可以抑制肿瘤细胞的增长，具有抗癌的作用。

鸡内金可治疗多种结石，如胃结石、胆结石、尿结石等。

## 食用禁忌

脾虚无食积者忌食。

忌空腹状态下服食。

凡大气下陷或咳嗽吐血等证，忌用鸡内金。

鸡内金消食作用虽好，但不可长期服用。

## 选购与存储

鸡内金以个大、色黄、干燥、完整无破损者为佳。鸡内金易生虫，应充分干燥后密闭保存。

**名医偏方**

**婴幼儿腹泻** 鸡内金（炒）、枯矾各50克。碾细末，3~6个月婴儿每次服1克，6~12月婴儿每次服1.5克，1~2岁幼儿每次服2克，2岁以上酌增，每日3次，淡盐（糖）水送服。

**骨结核，肠结核** 鸡内金炒焦碾末。每次9克，一日3次，空腹用温黄酒送下。

**遗尿** 鸡内金30克，焙干碾细末。每次5克，早、晚各1次，温开水送服。

**泌尿系统结石** 鸡内金适量，以小火烘干（不宜高热久炒），碾细末。每次用10克，沸水泡15分钟，清晨空腹服。服后跑步，以助结石排出。

**饮食过量** 鸡内金9克，大麦（炒香）12克。水煎服。

**遗精** 鸡内金18克，炒焦碾末。分6包，早、晚各1包，以热黄酒半盅冲服。

**小儿湿疟** 烧烤鸡内金中的黄皮，碾为末，和乳汁服。

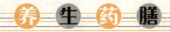

### 炒鸡内金

**原料** 鸡内金100克，米糠1000克。

**制用法** 先在锅内放入1000克米糠，用小火炒至黄褐色。然后放入100克鸡内金，接着再炒，炒至鸡内金像虾片似地胀起来时，将锅从火中移除。等锅稍冷却后，筛去米糠，把鸡内金捣成粉末状，装入瓶中备用。服用时成人每次用1~2克，小儿每次0.5克。

**功效** 鸡内金能逐出胃内气体，并促进胃液分泌，因此可以治疗因气滞导致的胃下垂、胃扩张，还能治疗胃神经官能症。

### 鸡内金羊肉汤

**原料** 羊肉250克，鸡内金、大枣、干姜各15克，葱、精盐、味精、黄酒各适量。

**制用法** 羊肉切块、炒干，放入鸡

## 第三章 效用不同，认清功效强身健体

内金、大枣、干姜、葱，加入清水、黄酒，用中火炖约2小时，再加入精盐、味精等调味。

**功效**

温胃散寒。适用于脾胃虚寒引起的慢性肠炎、腹中冷痛、肠鸣泄泻、大便水样等症状，但肠胃湿热泄泻、外感发热者不宜用。

### ▼ 鸡内金粥

**原料** 鸡内金5克，大米50克。

**制用法** 先将鸡内金择净，研为细末备用。取大米淘净，放入锅内，加清水适量煮粥，待沸后调入鸡内金粉，煮至粥成服食，每日1剂，连续3~5天。

**功效**

健胃消食，固精止遗。

### ▼ 小麦龙骨汤

**原料** 炒鸡内金9克（研粉，冲服），炙桑螵蛸4克，煅龙骨12克，浮小麦15克，炙甘草6克。

**制用法** 水煎服。

**功效**

小儿遗尿，成人尿频。

### ▼ 鸡内金末

**原料** 鸡内金30克。

**制用法** 将鸡内金放阴凉处凉干，研为细末，服用时，每日2次，每次3克，饭前1小时左右服用（可兑入糖水中服用）。

**功效**

适用于儿童消化不良、积聚腹胀等症。

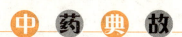

中 药 典 故

有一个人三十刚过，但总吃不进东西，常感觉有什么硬物堵在了胃部。这种症状已经持续好多年了。这个时候，他听说有一位叫张锡纯的医生，其医术灵验，于是前去拜访。张锡纯给他诊脉，其脉象沉而微弦，于是，张锡纯开出了一个方子：鸡内金一两、生酒曲五钱。病患一看这药方只有两味药，便暗自怀疑张锡纯的医术，将信将疑地服用。结果，服用了几剂以后，他胃内的硬物全消，他的病真的好了。

# 莱菔子——化痰平喘，行气消食

莱菔子，又名萝卜子、杜卜子。为十字花科一年生或二年生草本植物萝卜的种子。莱菔子是临床常用的一味消食化积、降气化痰药，入脾、胃、肺经，能消食除胀，功效显著，有"冲墙倒壁"之称。《本草纲目》曰："莱菔子之功，长于利气。生能升，熟能降。升则吐风痰，散风寒，发疮疹；降则定痰喘咳嗽，调下痢后重，止内痛，皆是利气之效。"

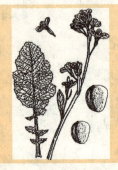

【性味归经】

性平，味辛、甘。归脾、胃、肺经。

【地域分布】

全国各地均有分布。

【本草成分】

莱菔子含芥子碱、芥子油、甲硫酸等。

## 中药功效

莱菔子具有抗细菌及抗真菌作用，它对链球菌、葡萄球菌、肺炎球菌、大肠杆菌等均有抑制作用。

莱菔子有健胃消食、化痰平喘的作用。

莱菔子水提物具有明显的降压作用，对于麻醉兔、猫及犬，静脉注射时均可引起动物血压下降。

莱菔子有消除腹内胀气的功效，对术后腹胀、中风后腹胀等有明显疗效。

## 食用禁忌

气虚无食积、痰滞者慎服。

莱菔子不宜与人参同用。

服补药者忌用莱菔子。

## 第三章
### 效用不同，认清功效强身健体

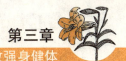

### 选购与存储

莱菔子以粒大、饱满、坚实、色红棕、无杂质者为佳。根据炮制方法的不同分为莱菔子、炒莱菔子，炮制后储干燥容器内，密闭，置通风干燥处，防蛀。

### 名医偏方

**腹痛** 莱菔子、艾叶各30克，精盐10克。上述药材共炒热，以布包裹熨脐腹部，痛止为度。

**气滞便秘** 炒莱菔子120克，碾细末，盐开水送服。每次10克，每日2次，早、晚分服，连服3日。

**老年性便秘** 莱菔子（文火炒煮）30~40克，温开水送服，每日2~3次。

**小儿口疮** 莱菔子、白芥子、地肤子各10克，醋适量。前3味药材以小火用砂锅炒至微黄，碾成细末，醋调成膏状，涂于2厘米见方纱布或白布上，贴于患儿足心稍前涌泉穴处，胶布固定，每日1次，连用3~5天。

**中风后腹胀** 莱菔子30克，小火炒黄，水煎服，每日1剂；另取10克碾为细末，以米酒调匀制饼，将药饼贴于脐部，包扎固定，并以热水袋熨之，每12小时换药1次。一般用药1~2天后腹胀即可减轻。

### 养生药膳

#### ▼ 莱菔子粥

**原料** 莱菔子15克，粳米100克，白糖适量。

**制用法** 先将莱菔子捣碎成末，然后将粳米洗净，放入锅内与莱菔子末同煮为粥，等粳米熟后调入白糖。分早、晚温热食用。

**功效** 化痰平喘，行气消食。

#### ▼ 莱菔子白果汤

**原料** 莱菔子、白果仁各15克，杏仁、橘皮、熟地各10克。

**制用法** 将莱菔子、白果仁（去皮心）、杏仁、橘皮、熟地分别洗净，

# 中药养生大功效
——养得好，身体强，活到老

然后一同放入砂锅内煎煮，共煎2次。每次用水300毫升，煎半小时，然后将2次煎液混合即成。分2次服用。

**功效** 适用于慢性喘息性气管炎、咳嗽痰喘。

## ▼ 莱菔橄榄茶

**原料** 莱菔子、鲜橄榄各10克。

**制用法** 将2味药材放入杯中。以适量沸水冲泡，加盖闷20分钟即可饮用。

**功效** 消食除胀，温肺化痰。

## ▼ 莱菔子大黄散

**原料** 莱菔子30克，大黄、砂仁各10克。

**制用法** 共研粉，每日3~5克。日服2次。

**功效** 治疗腹胀、消化不良。

## ▼ 莱菔子饮

**原料** 莱菔子15克，白糖30克。

**制用法** 把莱菔子洗净，放入炖杯内，加清水200毫升。把炖杯置武火上烧沸，再用文火煮25分钟，滤去莱菔子，留汁。在莱菔子汁内加入白糖，拌匀即成。

**功效** 祛痰化淤，适用于痰淤互阻型冠心病患者。

## 中药典故

据《本草纲目》记载，有一个人特别喜欢吃豆腐，一次因食用过多而导致积食，他便与卖豆腐的人说及此事。卖豆腐的人讲，有一次，他正在做豆腐，妻子不小心将萝卜汤滴入锅中，结果豆腐不但没做成，反而更稀了。病者听完后受到启发，他心想，萝卜一定能治疗他贪食豆腐造成的食积，于是回家榨取了一碗萝卜汁液痛饮一顿，结果真把豆腐积食治好了。

# 第三章 效用不同，认清功效强身健体

## 神曲——健脾养胃，消食化积

神曲，又名六神曲，神曲为面粉或麸皮与杏仁泥、赤小豆粉，以及鲜辣蓼、鲜青蒿、鲜苍耳等药物混合拌匀后，经发酵而成的加工品。神曲健脾和中，有较强的消食功效，适合各种食积不消之症。明代李时珍在《本草纲目·谷四·神曲》中曰：「昔人用曲，多是造酒之曲，后医乃造神曲，专以供药，力更胜之，盖取诸神聚会之日造之，故得神名。」

【性味归经】

性温，味甘、辛。归脾、胃经。

【地域分布】

全国各地均有生产，原产于福建。

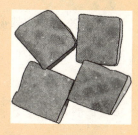

【本草成分】

神曲中含酵母菌、挥发油、酶类、甙类等。

## 中药功效

神曲含有消化酶，可加强对食物的消化吸收。含维生素$B_1$，可增加胃肠蠕动，增强其推进功能，促进消化液分泌，起到助消化、除胀满的功效。

神曲含有酵母菌、淀粉酶、麦角甾醇、挥发油、脂肪、蛋白质等成分，可以有效调节脾胃功能，临床上常用于治疗慢性胃炎、萎缩性胃炎等疾病。

神曲中苍耳草、红小豆、青蒿均有抑菌作用。神曲含乳酸杆菌，可抑制肠道内的腐败过程。

## 食用禁忌

神曲不宜久服，否则易损耗人体元气。

神曲性温，脾阴虚、胃火盛者不宜用。

孕妇慎用，否则易引起堕胎。

风热感冒者慎服。

过敏体质者慎服。

### 选购与存储

神曲以身干、无虫蛀、杂质少者为佳品。将神曲置于通风干燥处，注意防蛀。

### 名医偏方

**腰扭伤** 葡萄、神曲各30克。烧灰，用黄酒送服，酌量饮用。

**小儿盗汗** 神曲12克，糯稻根、海浮石各9克，山楂、胡黄连各6克。水煎服，每日3次。

**食积心痛** 用陈神曲1块，烧红，淬酒2碗饮服。

**胃痛** 神曲、谷芽、麦芽各15克，海州常山30克，台乌药9克。水煎服。

**腹泻** 神曲、鱼腥草各15克，金锦香30克，陈皮6克。水煎服。

## 养生药膳

### 神曲消食饼

**原料** 神曲30克，鲜山楂250克，白术150克，面粉、精盐、食用油各适量。

**制用法** 山楂洗净，放入锅内，加入清水，煮熟取出，去皮、核，制成山楂泥；白术、神曲碾成细粉。山楂泥、白术粉、神曲粉放入盆中，加入精盐、面粉、清水和成面团，制成大小均匀的薄饼；平锅置上火，涂上食用油，放入薄饼，烤至两面金黄，薄饼熟透即成。

**功效** 健脾养胃，消食化积。

### 神曲羊肉萝卜包

**原料** 面粉500克，羊肉300克，白萝卜（去皮）100克，胡萝卜（去皮）50克，葱末、姜末各15克，药包1个（内装神曲20克），料酒、精盐、味精、五香粉等调味品各适量。

**制用法** 先往锅内放入清水适量，

## 第三章
### 效用不同，认清功效强身健体

放入药包烧开，等煎煮至药汁余下300克时，拣出药包不用，药汁备用。面粉加水，再加入药汁275克，和匀揉成面团。将羊肉、白萝卜、胡萝卜均剁成末。羊肉末放入容器内，加入余下的药汁、姜末、料酒、精盐、味精、五香粉搅匀，再加入植物油、白萝卜末、胡萝卜末、葱末拌匀成馅。然后按照常规过程做成包子，入蒸锅内用大火蒸熟透即成。

**功效**
行气消食，健脾开胃，利水除湿。对腹泻、腹痛、消化不良等气郁患者有一定疗效。

### ▼ 消谷丸

**原料** 神曲180克，炒乌梅肉、炮姜各120克，麦芽90克。

**制用法** 将诸药研为细末，炼蜜为丸。每日服用3次，每次6克，用温开水或米汤送服。

**功效** 主治脾胃虚弱，不能消化谷物，口中无味等证。

### ▼ 神曲山楂减肥饮

**原料** 山楂、麦芽、神曲、莱菔子、陈皮、茯苓、泽泻、红豆、藿香、草决明、夏枯草各15克，茶叶适量。

**制用法** 将诸味共研粉末，每次6～12克，泡开水饮，15日为1个疗程。

**功效** 强身活血，健胃。

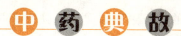
## 中 药 典 故

神曲是汉代名医刘义研制的。相传，有一段时间，刘义发现自家鸡窝里的鸡蛋经常丢失，便留心观察，发现是一条蛇所为。为了惩罚那条蛇，他用石子做了几枚假蛋，放在鸡窝里面。蛇将假蛋吞下后，在地上痛苦地挣扎起来。刘义看见它爬进草丛，拼命吞食一种毛绒绒的小草。不多时，蛇排出一堆粪便，无事地爬走了。刘义想，这种草一定能治消化不良。于是，他以这种草为主药，研制出治疗消化不良的名药神曲。

# 收敛固涩类

## 五味子——收敛固涩，益气生津

五味子，又名山花椒、乌梅子、软枣子、玄及、会及。为木兰科藤本植物五味子、华中五味子的果实。五味子是一种具有辛、甘、酸、苦、咸五味的果实，在五味的果实中，一般只带有一两种药味的中药材当中，实属独特。这种五味俱全的五味的果实对人体五脏心、肝、脾、肺及肾发挥平衡的作用。

【性味归经】

性温，味酸。归肺、肾、心经。

【地域分布】

分布于东北、华北及河南等地。

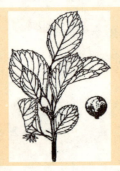

【本草成分】

五味子主要含有挥发油、有机酸、鞣质、维生素、糖及树脂等。

## 中药功效

五味子能促进肝脏的解毒过程、保护肝脏免受毒害，并能再生因滥用酒精、药物或肝炎而受损的肝脏组织。

五味子有利于组织细胞的氧气交换，也能平缓心跳频率和缓解高血压。

五味子能激活神经系统，促进反应能力、精神集中力和协调作用，并增强思维清晰。这种小小的浆果有时也被用于治疗忧郁症，并且有助于改善烦躁和健忘问题。

## 食用禁忌

因五味子有酸涩收敛的特性，容易避邪，外有表邪、内有实热，或咳嗽初起、麻疹初发者应禁止服用。

不宜过量服用,否则容易出现腹部不适、胃疼反酸、食欲减退等副作用。

## 选购与存储

选购五味子时,以粒大肉厚、色紫红、有油性者为佳。将五味子置于通风干燥处保存,注意防霉。

## 名医偏方

**肾虚遗精** 五味子、山药、肉苁蓉、泽泻、茯苓、知母各等量,碾细粉拌匀,炼蜜为丸。每次服10克,每日服2次,淡盐水送服。

**慢性病毒性肝炎** 紫丹参、北五味子各20克,板蓝根10克,一起碾成粉,炼蜜为丸。每服9克,日服3次。

**肺虚咳喘** 五味子250克,蒸烂去子,熬稀膏,调入蜂蜜适量,再上火熬熟,待冷储瓷器中。每次1汤匙,开水冲服。

**心悸失眠** 猪心1只,五味子9克,加水适量,隔水炖熟,饮汤食心。

**遗精滑泄** 五味子100克,核桃仁250克。五味子水浸泡1夜,去核,与核桃仁同炒至干松,捣粗末。每次9克,开水冲服。

## 养生药膳

### 五味子膏

**原料** 五味子250克,蜂蜜适量。

**制用法** 将五味子洗净,放入砂锅中,加清水适量浸泡半日后,放火上煮烂。滤去渣,再继续煎煮浓缩,加蜂蜜化匀,关火,冷却后用瓷瓶收藏。服食。

**功效** 调肝益脾,用于各型肝炎伴有谷丙转氨酶明显升高者。

### 山药五味子甜粥

**原料** 粳米50克,山药100克,龙眼肉、荔枝肉各10克,五味子5克,白糖20克。

**制用法** 将粳米淘洗干净,浸泡好备用;山药刮洗干净,切成小薄片;将龙眼肉、荔枝肉、五味子均洗净备用。锅中加入约1000毫升冷水,将粳米、山药片、龙眼肉、荔枝肉、五味子一起放入,用小火煎煮。待米烂粥

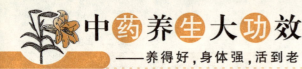

稠时，用白糖调好味，稍焖片刻即可。

**功效**

益气，敛阴，固涩。

## 五味子鸡蛋汤

**原料** 五味子20克，鸡蛋1个，白糖适量。

**制用法** 五味子洗净，浸泡，用大约700毫升清水和鸡蛋一起煎煮，蛋熟后捞起，放在冷水中浸泡片刻，去壳后再放回锅内煎煮约1小时，煲至汤汁剩250毫升，加入白糖便可。

**功效**

本品具有补气和养阴的功效，既为时下汤饮，又是气阴两虚所致的肺结核患者的辅疗汤水。

## 鲈鱼五味子汤

**原料** 鲈鱼750克，五味子50克，料酒10毫升，精盐2克，葱段、姜片各10克，胡椒粉1克，猪油（炼制）15克。

**制用法** 将五味子浸泡洗净；将鲈鱼去鳞、鳃、内脏，洗净；葱切段；姜切片。将鲈鱼放入锅内，再放入五味子、料酒、精盐、葱段、姜片、猪油，加入适量清水，煮至鱼肉熟烂，拣去葱、姜，用胡椒粉调味即成。

**功效**

五味子益气生津，补肾养心，收敛固涩；鲈鱼补五脏，益筋骨，和肠胃，治水气。此汤对心脾两虚、慢性腹泻、慢性肝炎、肺结核等病均有疗效。

## 中药典故

有一个少年叫苦娃，自幼父母双亡，靠给一个姓刁的员外做杂工活命。苦娃饱受员外的欺辱，渐渐病入膏肓，最后被刁员外扔在一片树林里。在苦娃昏睡之际，天边飞来一只喜鹊，口衔几粒种子，将它们撒在苦娃身边。苦娃醒来后发现周围长出了一株株小树，枝条上挂满了红里透黑的果子。他急忙摘下品尝，只觉五味俱全，没过一会儿病竟然好了。因为这种果子具有"五种味道"，人们就称其为"五味子"。

# 第三章
## 效用不同，认清功效强身健体

## 山茱萸——滋补肝肾，壮腰固精

山茱萸，又名山萸肉、枣皮。为山茱萸科植物山茱萸的干燥成熟果肉。山茱萸为常用名贵中药材，应用历史悠久。它以其补力平和、滋阴而不助火、壮阳而不腻膈、收敛而不留邪等特殊功效被历代医家所喜用。张仲景以山茱萸为君药创制了"金匮肾气丸"。《本草纲目》将其列为滋补上品。

【性味归经】

性微温，味酸涩。归肝、肾经。

【地域分布】

主产于我国河南、山西、陕西、甘肃、山东等地。

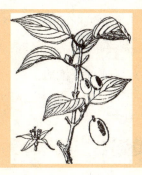

【本草成分】

含山茱萸甙、番木鳖甙、皂甙、维生素A、有机酸等。

### 中药功效

山茱萸具有较好的收敛止血功效，常被用于妇女体虚所致的月经过多、崩漏带下等症，对男科、妇科的常见病均有良好的治疗作用。

山茱萸能增强心肌收缩性，提高心脏效率，扩张外周血管，明显增强心脏泵血功能。

山茱萸的醇提物具有降血脂的作用，可以降低血清甘油三酯、胆固醇的含量，有效防治动脉硬化。

### 食用禁忌

命门火炽、肝阳上亢、素有湿热、小便不利者要忌服。

不可与桔梗、防风、防己配伍。宜与粳米、白糖、甲鱼、大枣、大葱等搭配食用。

### 选购与存储

山茱萸以皮内肥厚、色红油润、酸味浓、干燥无核、洁净者为佳。山茱

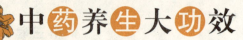

萸易发霉、变色，宜将其置于干燥、通风处，注意防蛀。

### 名医偏方

**久病虚脱** 山茱萸60克，生龙骨、生牡蛎各30克，白芍18克，党参12克，炙甘草6克。水煎服。

**小便白浊** 取大萝卜1个，切下青蒂，中间挖成凹坑状，放入山茱萸，盖上蒂，竹签固定，于饭内蒸至软烂。取出，不用萝卜，将山茱萸晒干为末，面糊调为丸，如梧桐子般大。每次服30~40粒，空腹食前温酒或盐汤送下。

**糖尿病** 山茱萸35克，五味子、乌梅、苍术各20克，加水2000毫升，煎至1000毫升，每日3次，饭前温服。

**肩周炎** 山茱萸（去核）35克。水煎，每日1剂，服2次。病情好转后剂量减至10~15克，煎汤或代茶泡服。一般服药4~5剂开始见效。

## 养生药膳

### 枸脊山茱萸汤

**原料** 山茱萸、杜仲、续断、木瓜各12克，枸杞子、狗脊、五加皮各15克，核桃肉30克。

**制用法** 将上述食材放砂锅中，用冷水浸泡20分钟。先用大火煮沸，再改小火熬20分钟，趁沸出汤即成。每日1料，每料连煎2遍。饮汤，连用3~5天。

**功效** 有补益肝肾、强壮腰膝的功效。适宜肝肾不足引起的腰膝痿软，也可用于治疗小儿发育不良、小儿麻痹后遗症等病症。

### 山茱萸酒

**原料** 山茱萸30克，白酒500克。

**制用法** 将山茱萸碾碎，倒入净瓶中，再注入白酒加盖密封，并置于阴凉处。隔日摇动1次，7天后可饮，每日1~2次，每次饮服10~20克。

**功效** 益肝补肾，敛汗涩精。尤其适用于肾虚腰痛遗精、体虚自汗、月经过多等症。

### 山茱萸香菇炖鹌鹑

**原料** 山茱萸10克，鹌鹑4只，火腿肠、玉兰片、香菇各30克，白菜

# 第三章
效用不同，认清功效强身健体

心150克，料酒、精盐、味精、姜片、葱段、胡椒粉各适量。

**制用法** 鹌鹑洗净，余去血水，切块；山茱萸洗净；火腿肠切薄片；香菇、玉兰片分别浸泡洗净，切薄片；白菜心洗净，切段。炖锅内放入鹌鹑、山茱萸、火腿肠、香菇、玉兰片、料酒及姜片、葱段，小火炖煮35分钟，加入白菜心、精盐、味精、胡椒粉，稍煮即可。

**功效**

补益肝肾，收敛固涩。

## ▼ 山茱萸炒鳡鱼片

**原料** 山茱萸20克，鳡鱼1尾（700克），淀粉25克，鸡蛋清1个，精盐、姜各5克，味精4克，葱10克，酱油、料酒、植物油各10毫升。

**制用法** 将山茱萸洗净，去杂质；鳡鱼宰杀后，去鳞、鳃、肠杂和骨，切成薄片后用淀粉、料酒、酱油、精盐、味精、鸡蛋清抓匀，挂上浆；姜切片；葱切段。将炒锅置武火上烧热，加入植物油，烧至六成热时，下入姜、葱爆香，随即下入鳡鱼片、山茱萸、精盐、味精，炒匀即成。

**功效**

补益肝肾，收敛固涩。适用于高血压、耳鸣眩晕、自汗盗汗、小便频数、遗精、月经过多、腰膝酸软等症。

## 中药典故

春秋战国时期，太行山一带地区属赵国，山上村民大都靠采药为生，但必须把采来的名贵中药向赵王进贡。一日，一位村民给赵王进贡"山萸"，谁知赵王见了大为不悦，将使者赶了出去。幸亏一位姓朱的御医追去，留下了山萸，种在自家院里。三年后的一日，赵王旧病复发，腰痛难忍。朱御医忙用山萸煎汤给赵王服用，赵王用药三日后竟痊愈。赵王询问朱御医给他服的是什么药，朱御医回答说："就是几年前山民进贡的山萸。"赵王听后大喜，下令广种山萸。为表彰朱御医的功绩，赵王将山萸更名为"山朱萸"，时间久了，人们又将山茱萸写成"山茱萸"。

# 乌梅——益气生津，敛肺安蛔

乌梅，又名梅实。为蔷薇科植物梅的加工过的未成熟果实。乌梅是临床常用的一味药材，能够防治许多疾病，适合虚热口渴、胃果食少、胃酸缺乏、消化不良、慢性痢疾肠炎之人食用。乌梅还是生津解暑的上佳果品，不但可以食用，还可以加工成乌梅汁，汤色近赤黑，其功效与酸梅相同。北京产的桂花乌梅汤是很有名的夏季健康饮料，用软包装或易拉罐包装的产品在国内外十分畅销。

【性味归经】

性平，味极酸、涩。归肝、脾、肺、大肠经。

【地域分布】

全国各地均有栽培。主产于浙江、福建、湖南、贵州、四川等省。

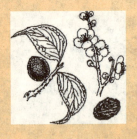

【本草成分】

成分主要含枸橼酸及少量的苹果酸、琥珀酸、酒石酸、谷甾醇及齐墩果叶酸。

## 中药功效

乌梅中的酸性物质能够刺激唾液腺、胃腺分泌消化液，从而促进食欲、帮助消化。

乌梅能够抑制多种致病菌，如痢疾杆菌、大肠杆菌、伤寒杆菌、副伤寒杆菌、百日咳杆菌、脑膜炎双球菌等。同时乌梅还能增加胆汁的分泌，预防胆道感染和胆结石。

乌梅中富含儿茶酸，它能够润滑肠道，促进肠蠕动，有效防治便秘。

乌梅中的梅酸可软化血管，延缓血管的老化、硬化，从而抗老抗衰。

## 食用禁忌

大便秘结、咳嗽初起者不宜服用本品。

感冒发热、咳嗽多痰、胸膈痞闷之人忌食。

菌痢、肠炎的初期忌食。

妇女正常月经期以及孕妇产前、产后忌食。

乌梅不宜与猪肉同食，猪肉酸冷滋腻，滑大肠助湿气。

## 选购与存储

乌梅以肉质柔软、色乌黑、核坚硬者为佳。乌梅容易发霉，保存时需要将其装入瓷罐内密封，并置于阴凉、干燥、通风处。

## 名医偏方

**口渴、多汗、乏力** 太子参、乌梅各15克，甘草6克，冰糖（或白糖）适量。前3味药材水煎，加冰糖，代茶饮。

**阴虚盗汗症** 大枣10枚，乌梅5~10枚，冰糖适量。共煎汤。分2~3次服用。

**小儿腹泻** 乌梅、山楂各15克，水浸1小时，煎3次，每次煎1小时，合并3次煎液，加糖适量，分3次服。

**细菌性痢疾和阿米巴痢疾** 姜10克，乌梅肉30克，绿茶6克，红糖适量。生姜、乌梅切碎共放保温杯中，以沸水冲泡，盖严杯盖温泡半小时，再加红糖。趁热顿服，每日3次。

**慢性胃炎** 乌梅20克，红糖适量。乌梅和红糖一起加入600毫升水中，煮至400毫升，除去药渣饮用。

**虚寒型痢疾** 胡椒10粒，乌梅5个，茶叶5克。将原料碾细末，用沸水冲饮。每日2次，连饮5天。

## 养生药膳

### ▼ 麦冬乌梅茶

**原料** 麦冬15克，乌梅6枚。

**制用法** 将麦冬、乌梅分别洗净，麦冬切碎后，与乌梅同入砂锅中，加入足量的清水，用中火煎煮20分钟。过滤取煎液约2000毫升，即可代茶饮用，每日2次，每次1000毫升，当日饮完。

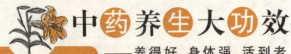

## 中药养生大功效
——养得好,身体强,活到老

**功效**

生津止渴,养阴降糖。适用于燥热伤肺、阴虚阳浮型糖尿病患者。

### ▼ 乌梅绿豆糕

**原料** 绿豆1000克,赤豆沙500克,乌梅125克,白糖250克。

**制用法** 将绿豆用沸水浸泡2小时,放在淘箩里擦去外皮,并用清水将皮漂去。将绿豆放在钵内,加清水上笼蒸约3小时,待熟透后取出,除去水分,磨成绿豆沙;将乌梅用沸水浸泡3~4分钟,取出切成小丁或小片。将制糕木蒸框放在案板上,衬白纸1张,把木框按在白纸上,先放上一半绿豆沙铺均匀,撒上乌梅,中间铺一层赤豆沙,再将其余的绿豆沙铺上揿结实。把250克白糖均匀地撒在表面,按6.6厘米的宽度切成方块,拿去木框,铲入盘中食用。

**功效**

清凉生津。

### ▼ 乌梅虎杖蜜汁

**原料** 乌梅250克,虎杖500克,蜂蜜1000克。

**制用法** 将乌梅、虎杖洗净,水浸1小时,再用瓦罐,加水适量,小火慢煎1小时,滤出头道汁500毫升,再加水煎,滤出二道汁300毫升。将药汁与蜂蜜入锅中,小火煎5分钟,冷却装瓶。每次服1汤匙,饭后开水冲服,日服2次,3个月为1个疗程。

**功效**

清热解毒,利胆止痛。

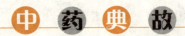

元朝末年,朱元璋曾是个卖乌梅的小商贩,那时瘟疫横行,朱元璋也不幸被感染了,一病不起。当他挣扎着去库房取乌梅时,忽然闻到了乌梅的阵阵酸气,马上就感觉精神振作了许多。于是,他便以乌梅为主料,搭配山楂、甘草两味中药加水煮成汤,每天服用,过了几天,他的瘟疫竟然奇迹般地痊愈了。朱元璋称帝后,仍对乌梅汤情有独钟,于是乌梅汤也成了明朝宫廷里的日常养生保健饮品。

# 第三章

效用不同，认清功效强身健体

## 平喘止咳类

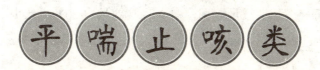

### 白果——敛肺定喘，止带缩尿

白果，又名银杏果、佛指甲、白果仁。为银杏科落叶大乔木银杏的干燥成熟种子。北宋年间，白果成为了专门进贡朝廷、以供皇家享用的珍品。宋仁宗皇帝在见到进贡来的银杏核后，觉得这东西外形就像小号的杏子，但杏核却是白色的，于是在皇帝的金口玉言之下，这果子便改名成了白果，并逐渐流传开来。白果入药，生熟用收敛作用强，用清毒杀虫的作用强。

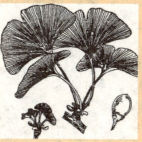

【性味归经】

性平，味甘、苦、涩。归肺、肾、脾经。

【地域分布】

主产于我国广西、四川、河南等地。

【本草成分】

白果主要含有黄酮、奎宁酸、银杏酸、银杏酚等。

### 中药功效

白果可用于肺结核的辅助治疗，对于肺病咳嗽、老人虚弱体质的哮喘及各种哮喘痰多者，也有辅助食疗的作用。

白果的抗菌能力较强，对人型葡萄球菌、链球菌、大肠杆菌、伤寒杆菌、结核杆菌、牛型结核杆菌等有一定的抑制作用。

白果可以滋阴养颜抗衰老，扩张微血管，促进血液循环，使人肌肤、面部红润，精神焕发。

### 食用禁忌

白果药性收敛，咳嗽痰稠者慎用。

# 中药养生大功效
——养得好，身体强，活到老

有实邪、急性疾病的患者忌服。

白果有毒，忌长期过量服用；白果生食或炒食过量可致中毒，儿童服用白果需谨慎；小儿误服中毒尤为常见。

## 选购与存储

白果以壳色黄白、种仁饱满、断面色淡黄者为佳。将白果置于冰箱内冷藏保存，通常可保存1年。注意冰箱的内环境，不宜过潮。

## 名医偏方

**肺结核** 嫩白果（带肉质外皮）浸入菜油中1年以上，每次服1粒，每日服3次，连服30~100日。

**妇女白带** 白果1粒，碾细粉，另取鸡蛋1只打1小孔，将白果粉从孔中放入，饭上蒸熟食用（此方适用于病程长的患者）。

**小儿遗尿** 白果炒熟，去壳食肉。4~5岁小儿每次2个，5岁以上每次5个。细嚼，每晚睡前服，连服2~4周。

**鸡眼** 生白果捣烂敷患处，须先将鸡眼挑出血后再敷。

**头目眩晕** 白果仁、龙眼肉各5个，大枣7个。水煎，每日早晨空腹服。

## 养生药膳

### 白果养肾粥

**原料** 白果10克，羊肾1个，羊肉、大米各50克，葱白适量。

**制用法** 将羊肾洗净，去臊腺脂膜，切成细丁；葱白洗净，切成小段；羊肉洗净切块；白果、大米淘净。锅置火上，倒入适量清水，把所有食材一同放入锅内熬煮，待肉熟米烂成粥时即可食用。

**功效** 清热利肺，止咳平喘。

### 白果绿豆炖猪肺

**原料** 白果15克，绿豆50克，猪肺1具，料酒、葱各10克，姜、精盐各5克，上汤1500毫升。

**制用法** 白果去壳及心；绿豆洗净去杂质；猪肺洗净，切成4厘米见方

## 第三章
效用不同，认清功效强身健体

的小块；姜拍松，葱切段。把猪肺放入炖锅内，加入上汤 1500 毫升，放入料酒、姜、葱、精盐、白果、绿豆。把炖锅置大火上烧沸，撇去浮沫，再用小火煮 1 小时即成。

**功效**
敛肺气，定痰喘。

### ▼ 白果莲子鸡

**原料** 乌骨鸡 1 只（约 750 克），白果、莲子、糯米各 5 克。

**制用法** 将乌骨鸡洗净，然后将白果、莲子、糯米装入鸡腹内。把鸡放入锅内，加适量水，炖至鸡肉熟烂即可。

**功效**
益肾，补脾，固精。

### ▼ 白果炒鸡蛋

**原料** 白果 15 克，鸡蛋 2 个，精盐、味精各适量，植物油 50 克。

**制用法** 将白果去壳，用温水浸泡一夜，捞起，除去白果心（因白果心含有毒物质），剁成细末。鸡蛋打入碗内，放入白果末、味精、精盐，搅匀。将炒锅置武火上，下入植物油，烧至六成热时，改用中火，然后用筷子边搅动鸡蛋，边徐徐往锅内倒入蛋液，待一面煎黄后，翻转过来，再将另一面煎黄即成。

**功效**
敛肺止带，用于哮喘、痰嗽、白带、小便频数。

### 中药典故

有位姑娘名叫白果。一日，她拾到一枚果核，把它种在了一个山坳里。经过精心照料，这颗种子长成了参天大树，每年都会结满果子。一次，白姑娘来到这棵树下，突然接连咳嗽几十声，痰涌咽喉，昏迷过去。这时，从树上飘下一位仙女，她摘下几颗果子，取出果核，搓成碎末，喂白姑娘服下，片刻，痰就不涌了。白姑娘把果子带回村，治好了许多咳喘病人。就这样，人们干脆把白姑娘送的果子称为"白果"了。

# 胖大海——清热润肺，利咽解毒

胖大海，又名大洞果、大发、通大海，为梧桐科植物胖大海的种子，因遇水膨大成海绵状而得名。胖大海常用于肺热声哑、咽喉疼痛、热结便秘以及用嗓过度引发的声音嘶哑等症。在我国公布的《既是食品又是药品的物品名单》中，胖大海虽然名列其中，但胖大海具有一定的毒性，不适合某些体质，更不宜长期当做保健饮料来喝。

【性味归经】

性寒，味甘。归肺、大肠经。

【地域分布】

生于热带地区，分布于亚洲东部和东南部，广东、海南、广西有引种。

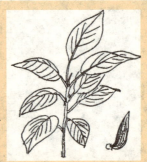

【本草成分】

胖大海主要含有胖大海素、半乳糖和戊糖（主要是阿拉伯糖）。

## 中药功效

胖大海可用于慢性咽喉炎属肺阴亏虚者，如声音嘶哑、喉部暗红、声带肥厚，甚则声门闭合不全、声带有小结等。

胖大海可以利咽解毒，对于外感引起的咽喉肿痛、急性扁桃体炎有一定的辅助疗效。

胖大海含胖大海素、西黄芪胶黏素及收敛性物质，它的浸出液可明显增加肠蠕动，有润肠通便的作用。

## 食用禁忌

胖大海有一定毒性，不适合长期服用。

一些人对胖大海会产生过敏反应，过敏体质者慎用。

慢性结肠炎、大便溏泄者不宜服用。

由风寒、肺肾阴虚引起的声音嘶哑者不宜选用。

## 选购与存储

胖大海以个大、呈棕色、表面皱纹细、不碎裂者为佳。将胖大海置于阴凉干燥处保存，注意防霉防蛀。

## 名医偏方

**干咳失音** 取胖大海3枚，洗净，用冰糖30克放入碗内冲入沸水，浸泡半小时。代茶饮用，每天2次。

**婴幼儿便秘** 取胖大海3枚，泡水饮。

**感冒咳嗽咳黏痰** 炙麻黄6克，炒杏仁9克，胖大海3枚，冰糖12克。水煎服，每日1剂。

**大便出血** 胖大海数枚，开水泡发，去核，加冰糖调服。

**急性扁桃体炎** 胖大海3~5枚，甘草3克，泡茶饮用，连用3~5日。

## 养生药膳

### 海杞豌豆羹

**原料** 胖大海100克，枸杞子、熟豌豆各10克，冰糖250克。

**制用法** 将胖大海装入汤盅内，用开水浸泡发，盖上盅盖，半小时后用手捞出，原汁留用。将拣出的胖大海置白瓷盘上，用小镊子拣去皮和核后，用清水洗一遍，再用原汁泡上；枸杞子用温水泡发。锅内倒入500克清水，加入冰糖烧至溶化，过罗筛。将锅洗净，倒入糖水、胖大海汁和枸杞子烧沸，撇去浮沫，装入汤盅内或装入10个小碗内，每人1份，撒熟豌豆即成。

**功效** 明目清火。

### 银翘胖大海汤

**原料** 金银花、连翘各9克，胖大海6枚，冰糖适量。

**制用法** 将金银花、连翘置于锅中，用适量清水煮沸。再放入胖大海，加盖焖30分钟左右，再加冰糖适量，趁热饮用。

# 中药养生大功效
——养得好，身体强，活到老

**功效**

疏风清热，解毒开音。

## ▽ 胖大海烧猪肝

**原料** 猪肝250克，胖大海3枚，精盐、味精、料酒、酱油、生姜、蒜、植物油各适量。

**制用法** 胖大海泡发洗净；生姜切末；蒜剁成蓉；猪肝切片，入沸水中氽熟，捞出。起油锅，下生姜、蒜，放入猪肝片、胖大海，加清水煮10分钟，加调料炒匀即可。

**功效** 润肺养颜。

## ▽ 胖大海蜜汁茶

**原料** 胖大海3枚，蜂蜜20克。

**制用法** 胖大海洗净，放入茶杯中，加入蜂蜜和沸水，加盖泡10分钟左右。待温和后搅匀即可饮用。每日1剂，连服3~6日。

**功效** 清热润肺，利咽解毒。

## ▽ 胖大海敷贴

**原料** 胖大海3~4枚。

**制用法** 用温开水将其泡散。用0.9%的生理盐水冲洗患眼后，将泡散的胖大海覆盖患侧上下眼睑（每只眼1~2枚），用纱布固定。每晚1次，每次20分钟，3~4日即可治愈。

**功效** 主治结膜炎。

## 中药典故

相传，在古代的大洞山，有一种青果能治喉病。但大洞山中有许多猛兽，人一不小心就会丧命。一个叫朋大海的青年，常跟着叔父去大洞山采药。他深知百姓的疾苦，所以他和叔父卖药给穷人，常少收钱或不收钱。一次，叔父病了，大海一人去采药，几个月未归，最后父老乡亲才知道，大海在采药时被白蟒吃掉了。为了永远记住他，大家将青果改称"朋大海"，又由于大海生前比较胖，也有人称其为"胖大海"。

# 第三章
### 效用不同，认清功效强身健体

## 半夏——燥湿化痰，降逆止呕

半夏，又名三叶老、三叶半夏、三步跳。为天南星科植物半夏的块茎。夏、秋季采挖，晒干入药，炮制品有清半夏、法半夏、姜半夏、半夏曲、竹沥半夏等。味辛，性温，有毒，归肺、脾、胃经，有良好的燥湿化痰和降逆止呕作用，故医家称之为"燥湿化痰要药"和"降逆止呕要药"。

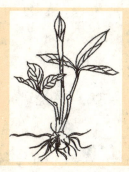

【性味归经】

性温，味辛。归肺、胆经。

【地域分布】

主产于湖北、四川、安徽、河南、山东等地。

【本草成分】

含挥发油、脂肪、淀粉、烟碱、黏液质、天门冬氨酸、谷氨酸、精氨酸、β-氨基丁酸等。

## 中药功效

用半夏能消肿解毒，缓解疼痛症状，治疗毒蛇咬伤。

半夏块茎含有挥发油、少量脂肪、淀粉、烟碱、生物碱等，其水煎液有镇咳、祛痰、解除支气管平滑肌痉挛作用，并能抑制呕吐中枢而止呕。

半夏治疗失眠的效果良好，如半夏秫米汤主治"胃不和，卧不安"。中医常用半夏配伍夏枯草，对痰扰所致的失眠有良效。

## 食用禁忌

半夏过量可引起中毒，重者可引起呼吸麻痹，故临床上内服常用炮制品。自汗、易口渴者禁用。

半夏有祛湿作用，阴虚燥咳、津伤口渴、出血症及燥痰者忌用；

半夏不宜与乌头类药材同用。半夏不可与羊肉、羊血等大热食物同食，同食则损伤阴液。饴糖生痰动火，也不可与半夏同食，两者的作用和药理相反。

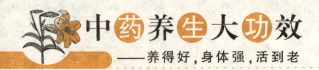

# 中药养生大功效
## ——养得好，身体强，活到老

### 选购与存储

半夏以个大、皮净、色白、质坚实、粉性足者为佳。半夏置于通风阴凉处，防蛀、防潮。

### 名医偏方

**梅核气** 半夏、茯苓各6克，厚朴、姜、苏叶各5克。水煎服。

**风痰上扰** 半夏6克，天麻、茯苓、橘红各4克，白术10克，甘草2克，姜1片，大枣2枚。水煎服。

**散结除痞** 半夏6克，黄芩、干姜、人参、甘草各5克，黄连2克，大枣6枚。水煎服。

**急性支气管炎** 栝楼12克，半夏、黄芩各10克。水煎服。

**胆虚痰热** 半夏、陈皮、竹茹、枳实各9克，茯苓12克，甘草5克。水煎服。

## 养生药膳

### ▼ 半夏天麻鸡

**原料** 半夏、白术各20克，陈皮5克，天麻30克，鸡肉500克，黑木耳100克，黄酒、清汤、精盐、酱油、生姜、味精、植物油各适量。

**制用法** 将半夏、白术、陈皮洗净，放入锅内，加水适量，分2次煎取药汁100毫升；将天麻干蒸切片；木耳洗净，切成小片；鸡肉去皮切成小块，放入少许精盐和黄酒搅匀，腌浸几分钟。将油置锅内大火烧至七成熟时，放入鸡块，等鸡块炒至半熟时，放入木耳翻炒，再放天麻、生姜、酱油、药汁及清汤，小火慢煮至天麻熟脆，放入精盐、味精调味即可。

**功效** 清热燥湿，健脾益胃。

### ▼ 姜汁半夏淮山粥

**原料** 半夏20克，淮山40克，生姜、黏米、精盐各适量。

**制用法** 将黏米、淮山用清水浸透，洗净；生姜去皮洗净，榨取姜汁

1小杯；将半夏放入锅内，加清水4碗，用中火煎煮至1碗，去渣留汁。往砂锅内加入适量清水，先用大火煮沸，然后放入黏米、淮山，再次煮沸，改用中火继续煲至黏米开花成稀粥，再放入生姜汁和半夏汁，稍煮，调入精盐即可食用。

**功效**

此粥有健脾益胃、降逆止呕的功效，对食欲不振、反胃、呕吐、胸脘满闷的患者有治疗效果。

## ▽ 半夏薤白蒸乳鸽

**原料** 制半夏6克，乳鸽1只，栝楼、薤白、料酒、葱各10克，姜5克，精盐3克，鸡汤300毫升。

**制用法** 把制半夏、栝楼、薤白洗净，放入炖杯内，加清水500毫升，在中火上煮沸25分钟，去渣留汁；乳鸽宰杀后，去毛、内脏和爪；姜拍松；葱切段。把乳鸽放入蒸杯内，加入料酒、精盐、葱、姜、药汁和鸡汤。把乳鸽蒸杯置蒸笼内，用大火大汽蒸35分钟即成。

**功效**

活血化淤，祛痰通络。

## ▽ 半夏山药汤

**原料** 生山药（研细末）、半夏各30克，白糖适量。

**制用法** 先将半夏用微温水淘洗干净。锅中加入适量水，放入半夏，水煎，去渣取汤约500克。调入山药细末，继续煮两三沸，和白糖食用。

**功效**

本粥健脾和胃、降逆止呕。适用于脾胃虚弱者食用。

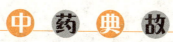

## 中药典故

半夏姑娘生来体瘦，苗条如柳，父亲把她送入一个寺庙中。半夏进入寺庙后，一心想修炼成佛，摆脱人间痛苦。一晚，佛祖给她送来一个梦，叫她以大慈大悲、救苦救难为根本。于是，半夏姑娘摆起一个药摊，给百姓治病。她乐于助人，且药到病除，百姓们都称她为神医。因为她常年奔波，不幸积劳成疾，最终还是离开了人世。不久，她的坟前长出许多绿油油的小苗。为了纪念她，人们就称小苗为"半夏"。

# 中药养生大功效
——养得好，身体强，活到老

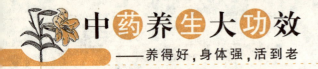

## 平肝熄风类

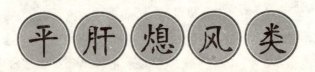

## 天麻——平肝潜阳，熄风止痉

天麻，又名冬麻、春麻、脚麻、赤箭、木浦、冬彭、贵天麻、山萝卜、定风草、白龙皮、水洋芋。为兰科多年生寄生草本植物天麻的干燥块茎。原名"赤箭"，是一味家喻户晓的抗眩晕中药。很多人觉得头晕眼花时，就吃点天麻。天麻味甘，性平，有平肝、熄风、止痉的功能。天麻治疗眩晕，主要适用于实证，其中肝阳上亢或风痰上扰所致的眩晕尤为适宜。

【性味归经】

性平，味甘。归肝、肾、肠经。

【地域分布】

主产于贵州、云南、四川、湖北、陕西等地。

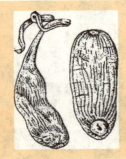

【本草成分】

天麻中含有天麻素、天麻甘元、香荚兰醇、香荚兰醛、琥珀酸、多糖、维生素A类物质、微量生物碱等成分。

### 中药功效

天麻对三叉神经痛、血管神经性头痛、脑血管病头痛、中毒性多发性神经炎等，有明显的镇痛效果；对神经衰弱也有良好的改善作用。

天麻对面神经抽搐、肢体麻木、半身不遂、癫痫等有一定疗效，还有缓解平滑肌痉挛以及缓解心绞痛、胆绞痛的作用。

天麻能治疗高血压。久服可平肝益气、利腰膝、强筋骨，还可增加外周及冠状动脉血流量，对心脏有保护作用。

### 食用禁忌

病人见津液衰少、血虚、阴虚等，均慎用天麻。

## 第三章
效用不同，认清功效强身健体

凡脾胃虚弱、呕吐泄泻、腹胀便溏、咳嗽痰多、感冒者均慎用。

服用本品同时不宜服用藜芦、五灵脂、皂荚或其制剂。

服用本品时不宜喝茶和吃萝卜，以免影响药效。

### 选购与存储

天麻以质地坚实、体重、有鹦哥嘴、无空心者为佳。由于天麻易生虫、霉变，所以应储存在密闭、干燥的容器内。置于干燥通风处，以防止回潮霉变。

### 名医偏方

**头发脱落** 天麻、黄芪、当归、何首乌各10克，熟地黄15克。水煎服。

**破伤风** 南星、防风、白芷、天麻、羌活、附子各适量，碾末。每次服10克，以适量热黄酒调服，或敷于患处。

**风痰眩晕** 天麻15克，川芎60克。同碾为末，炼蜜为丸，如芡实大。每日饭后嚼1丸，用黄酒服下。

**阳痿** 取天麻末，蜜和为丸，如梧桐子般大，日服10丸。亦可捣取汁，黄酒送服。

**风湿麻木，瘫痪** 天麻、扭子七各30克，羌活、独活各5克，白酒400克，浸泡7日。早、晚各1次，适量服用。

**妇女风痹** 天麻（切）、牛膝、杜仲、附子各60克。共碾细末，用生绢袋盛后放3000毫升白酒内浸7日。每次温服1小盏。

**高血压** 天麻5克，川芎9克，杜仲、野菊花各10克。水煎服。

**目赤昏花** 天麻60克，碾细末，每次6克，黄酒调服。

### 养生药膳

#### ▼ 天麻鲢鱼头

**原料** 天麻20克，鲢鱼头1个，葱、姜各适量。

**制用法** 天麻切片，鲢鱼头洗净去腮，放砂锅内，再加水、葱、姜，上笼蒸熟即可。

**功效** 补脑益智。

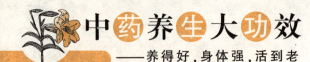

# 中药养生大功效
## ——养得好，身体强，活到老

### ▼ 天麻炖鸡蛋

**原料** 天麻粉2克，鸡蛋1个。

**制用法** 鸡蛋去壳，调入天麻粉，搅匀蒸熟后食用。每日2次。

**功效** 平肝熄风，养心安神。适用于肝风眩晕，或失眠健忘、心神失养、神经衰弱等。

### ▼ 菊花天麻脑

**原料** 猪脑2副，猪脊肉末50克，天麻9克，菊花3克，味精、精盐、香油各适量。

**制用法** 猪脑先挑去红筋膜，用清水浸洗去其血污后，装入炖盅；天麻切片，用小火稍炒，待凉后放入炖盅内的一边，猪脊肉末放入炖盅内的另一边。用另一加入适量水的小锅，将菊花放入后烧沸。弃渣不用，将滤出的菊花汁趁热倒入炖盅，小火约炖1小时即成。除去天麻，然后放入适量味精、精盐、香油即可。

**功效** 平肝潜阳，熄风止痉，通经活络。

### ▼ 天麻肉片汤

**原料** 天麻15克，猪肉500克。

**制用法** 天麻浸软，切薄片，猪肉切片做汤。药和汤都是滋补佳品。

**功效** 平肝熄风，滋阴潜阳。适用于肝阳上亢或风痰上扰之眩晕、头痛等症。现多用于耳源性眩晕、高血压等。

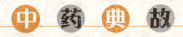

## 中药典故

很久以前，在荆山深处有一个部落，住着百十户人家。一年，部落里突然流行一种奇怪的病，这种病发作时人会四肢抽搐、半身瘫痪。部落的首领听说五道峡有一个神医能治疗这种病，便翻山越岭寻找神医，终于拿到了治病解药，救活了众位乡亲。从此，这药材就一年一年地繁殖下来。人们说这药材是神医所赐的上天之物，又专治头晕目眩、半身麻痹瘫痪，就把这种药材称为"天麻"。

# 僵蚕——祛风止痛，化痰散结

僵蚕，又名白僵蚕、天虫。为蚕蛾科昆虫家蚕的幼虫感染白僵菌而致死的干燥全虫。僵蚕有化痰、止咳、止痉、祛风泄热、消肿散结的功效。《本草纲目》讲："（僵蚕）散风痰结核、瘰疬、头风、风虫齿痛……一切金疮，疗肿风痔。"

【性味归经】

性平，味咸、辛。归肝、肺经。

【地域分布】

主产于浙江、江苏、四川等地。

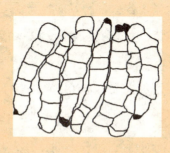

【本草成分】

含蛋白质、草酸铵及大量草酸、油酸、亚油酸等，还含多种水解酶及白僵菌素。

## 中药功效

僵蚕所含蛋白质有刺激肾上腺皮质的作用，对金黄色葡萄球菌、大肠杆菌、绿脓杆菌等有抑制作用。

僵蚕具有抗癌活性，对鼻咽癌、唇癌、喉癌、食管癌、乳腺癌、宫颈癌、肝癌等均有一定的作用。

僵蚕既可治疗又可预防感冒，很适合易感儿童食用。

僵蚕有解痉定喘、化痰止咳和散风泄热的功效，对中、轻度哮喘有较好的缓解作用，但不适用于虚喘、寒喘者。

## 食用禁忌

僵蚕有抗凝作用，凝血机制障碍及出血倾向患者应慎用。

僵蚕含草酸铵，进入体内可分解产生氨，肝昏迷患者慎用。

僵蚕内服可致过敏反应，出现痤疮样皮疹及过敏性皮疹，停药后均能消失。

# 中药养生大功效
—— 养得好，身体强，活到老

少数患者有口咽干燥、恶心、食欲减少、困倦等反应。

## 选购与存储

僵蚕以条直肥壮、质坚、色白、断面光者为佳。将僵蚕置于干燥处保存，注意防蛀。

## 名医偏方

**风热咽痛** 僵蚕、荆芥、防风各6克，薄荷、生甘草各4.5克，桔梗9克，切碎。水煎服。

**牙痛** 僵蚕、姜、皂角各适量。姜切片与僵蚕共炒，至赤黄色为度，去姜不用，碾为细末。每用取皂角剥去黑皮，以手指蘸水于皂角荚上擦，取汁，调僵蚕末搽痛处。

**哮喘** 僵蚕7条，焙黄为末，米汤或黄酒送下。

**百日咳（痉咳期）** 僵蚕、地龙各10克，钩藤（后下）、甘草各12克，蝉衣6克，蜈蚣1克。水煎服，每日1剂，分3~4次服。

**小儿惊风** 僵蚕、甘草各5克，绿茶1克，蜂蜜25克。僵蚕、甘草加水400毫升，煮沸10分钟，加入绿茶、蜂蜜。分3~4次徐徐饮下，可加沸水复泡再饮，每日1剂。

## 养生药膳

### ▼ 僵蝎二尖散

**原料** 僵蚕、蝎梢各等份，天雄尖、附子尖各一钱。

**制用法** 微炮制，研为粉末。每次半钱，用姜汤调和服用。

**功效** 小儿惊风。

### ▼ 僵蚕酒

**原料** 僵蚕、全蝎、白附子各30克，白酒250毫升。

**制用法** 前3味药材捣碎，置容器中，加入白酒，密封10天，即可食用。

**功效** 祛风通络，化痰止痉。

## 第三章
效用不同，认清功效强身健体

### ▼ 白僵蚕止咳茶

**原料** 白僵蚕、好茶末各30克。

**制用法** 白僵蚕研为末，备用。将僵蚕放入杯内，倒入沸水，盖上盖子闷15分钟，临睡时温服。

**功效** 消炎止咳，治疗喉痛如剧、不能安卧者。

### ▼ 桂花僵蚕红糖粥

**原料** 桂花、土茯苓各30克，白僵蚕5克，红糖40克。

**制用法** 将3味药同入锅中，加水700毫升，煎取汁500毫升，加入红糖，搅匀。每日1剂，凉服。

**功效** 疏风，清热，止痒。适用于丘疹性荨麻疹。

### ▼ 桂花僵蚕汁

**原料** 桂花、土茯苓各30克，白僵蚕5克，红糖40克。

**制用法** 前3味药材同入锅中，加水700毫升，煎取汁500毫升，入白糖，搅匀食用。

**功效** 清热止痒，疏风理气。

### ▼ 僵蚕甘草汤

**原料** 僵蚕、甘草各5克，绿茶1克，蜂蜜25克。

**制用法** 僵蚕、甘草加水400毫升，煮沸10分钟，加入绿茶、蜂蜜。分3~4次徐徐饮下，可加开水复泡再饮，每日1剂。

**功效** 治疗小儿惊风。

## 中药典故

古时候有一个孤苦的小女孩，从小就没有父母，靠养蚕为生，她常常在夜深人静的时候与蚕讲话，时间一长，蚕也通了人性。多年过去了，小女孩长成了漂亮的姑娘。然而有一天，姑娘突然生病了，连饭也吃不下。一天晚上，一位穿银色外衣的慈祥老奶奶出现在她家，告诉她，她是蚕奶奶，只要姑娘服下"僵蚕"就可以把病治好，说完老奶奶就消失了。姑娘听了老奶奶的话，服用后很快就康复了。

# 钩藤——清热平肝，熄风定惊

钩藤，又名嫩钩藤、双钩藤。为茜草科植物钩藤及同属多种植物的干燥带钩茎枝。钩藤是一种常用中药，其味甘，性微寒，有清肝热、平肝阳、熄肝风的功效，为肝经阳盛、风动之要药。《本草纲目》介绍说："钩藤，手足厥阴药也，足厥阴主风，手厥阴主火，惊痫眩运，皆肝风相火之病，钩藤通心包于肝木，风静火熄，则诸证自除。"据近代临床研究报道，钩藤还有降低血压和镇静作用。

【性味归经】

性微寒，味甘。归肝、心经。

【地域分布】

主产于云南、广西、广东等地。

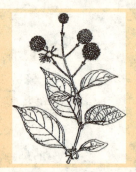

【本草成分】

钩藤主要含有钩藤碱、异钩藤碱等。

## 中药功效

钩藤中的营养物质能扩张外周血管，从而使血压持久而平稳地下降。随着血压的下降，头晕、头痛、心慌、气促、失眠等症状亦相应减轻或消失。

钩藤对中枢运动性分析器兴奋性增高的状态，确有一定的抑制作用。

钩藤可以显著抑制血小板的聚集，预防血栓的形成。

## 食用禁忌

脾胃虚寒及无阳热实火者慎服。

钩藤不宜久煎，否则影响效力。

## 选购与存储

钩藤以质坚、色红褐或棕褐、有钩者为佳。储干燥容器内，置通风干燥处保存。

## 名医偏方

**小儿惊热** 钩藤30克,芒硝15克,甘草(炙)0.3克,共碾为末。温水服用,每次服1.5克,每日3次。

**斑疹** 钩藤钩子、紫草茸各等份,共碾为末。每次服1~1.5克,温酒送下。

**跌打损伤** 钩藤根100克,水煎服。或再以白酒为引,将药渣捣烂,敷贴患处。

**外感风热症** 钩藤、薄荷各10克,冲泡代茶饮。

**小儿惊风夜啼** 钩藤、蝉蜕各3克,薄荷1克。水煎服,每日1剂。

**流行性感冒** 钩藤、蜂蜜各15克,绿茶1克。钩藤加水500毫升,煮沸3分钟,去渣,加入蜂蜜与绿茶。日服1剂,分3次温服。

## 养生药膳

### 钩藤米粥

**原料** 钩藤25克,粳米50克,精盐适量。

**制用法** 钩藤入沸水中煮25分钟,去渣取汁,备用。粳米加水煮粥,熟后加入钩藤汁,调入精盐即可。

**功效** 清热,平肝,熄风。

### 麻藤茶

**原料** 天麻5克,钩藤6克,绿茶10克。

**制用法** 天麻、钩藤洗净,加水适量煮2次,去渣。以其汁液冲泡绿茶,盖严杯盖浸泡5~10分钟即可。

**功效** 平肝熄风。

### 菊楂钩藤决明饮

**原料** 杭白菊、钩藤各6克,生山楂、决明子各10克,冰糖适量。

**制用法** 先将钩藤、山楂洗净,备用。锅中加入适量水,放入以上2味及决明子煎汁,取汁约500毫升冲泡菊花,调冰糖,代茶饮。

# 中药养生大功效
## ——养得好，身体强，活到老

**功效**

本品清肝明目降血压，活血化淤降血脂。适用于头目眩晕患者食用。

### ▼ 钩藤牛膝炖鱼头

**原料** 钩藤10克，牛膝15克，新鲜鱼头1个，生姜3片，红枣4枚。

**制用法** 牛膝、钩藤洗净；生姜去皮洗净；红枣洗净去核；鱼头去鳃，洗净剖开。牛膝放入瓦煲内，加水适量，中火煲1小时，再加入钩藤共煲10分钟，去牛膝、钩藤渣，取药液150毫升。鱼头、红枣、生姜放入炖盅内，加入牛膝钩藤液，置锅内隔水炖30分钟，加细盐适量调味，饮汤吃鱼头、红枣。

**功效**

滋阴平肝潜阳。主治高血压头痛、血管神经性头痛肝阳上亢型，症见头胀头痛、头晕目眩者。

### ▼ 天麻钩藤藕粉汤

**原料** 钩藤12克，天麻8克，石决明15克，藕粉20克，白糖适量。

**制用法** 钩藤、天麻、石决明布包煎水去渣，趁热冲熟藕粉，白糖10克调味，顿服，每天1剂，连服6剂。

**功效**

滋肾养肝，平肝潜阳。适用于美尼尔综合征属肝风眩晕者。

## 中药典故

关于钩藤的功效，《红楼梦》中讲到薛蟠之妻夏金桂不听薛宝钗好言相劝，借酒发疯，大吵大嚷，气得薛姨妈怒发冲冠，肝气上逆，"左肋疼痛得很"，宝钗"等不及医生来看，先叫人去买了几钱钩藤来，浓浓地煎了一碗，给母亲吃了"，"停了一会儿，略觉安顿"，薛姨妈"不知不觉地睡了一觉，肝气也渐渐平复了"。近代医家也多用钩藤治疗肝炎患者的心烦意乱、性情暴躁、左肋疼痛，同样也取得良好的疗效。

# 第三章
## 效用不同，认清功效强身健体

## 地龙——清热定惊，平喘利尿

地龙，俗称蚯蚓，又名蛐蟮、广地龙，为巨蚓科动物参环毛蚓或同科动物缟蚯蚓的干燥虫体。地龙，是疏松土壤、改善土质的能手，同时也是一味良药。中医典籍云："地龙无地不透，最能活血。"前人又说它有"清热解痉、通络、利水之功"。地龙药理活性与营养价值很高，含有丰富的氨基酸、不饱和脂类、核苷酸、微量元素等成分，对人体许多系统都有调节功能。

【性味归经】

性寒，味咸。归肝、肺经。

【地域分布】

广东、广西、海南、福建、台湾等地有出产。

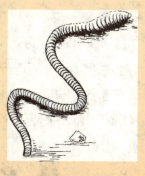

【本草成分】

地龙主要含有多种氨基酸，以谷氨酸、天冬氨酸、亮氨酸含量最高；还含有铁、锌、镁、铜、铬等微量元素及生四烯酸、琥珀酸等有机酸等。

## 中药功效

地龙可舒张支气管，平定气喘的疗效较好，对哮喘偏于热证者尤为适宜。

地龙可引起内脏血管扩张，进而使血压下降，适用于早期高血压伴肢体麻木者。

地龙可降低血液黏稠度，能使凝固的血块溶解，有较强的溶栓作用，使心血管或脑血管梗死部分血流通畅，功能恢复。

## 食用禁忌

孕妇禁服。

地龙与葱、盐相克。

阳气虚损、肾虚喘促、血虚不能濡养筋脉者不宜服用。

胃呆纳少者不宜多用。

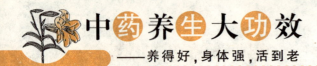

肌肉注射地龙针剂可出现过敏反应,过敏体质者慎用。

地龙不可过量使用,否则会引起消化道出血等不适反应。

## 选购与存储

地龙以身干、条大、不碎者为佳。将地龙置于通风干燥处保存,防霉,防蛀。

## 名医偏方

**高热烦躁** 地龙、连翘各9克,钩藤15克,银花12克,生石膏30克,全蝎5克。水煎服。

**肢体疼痛** 制川乌、制草乌、地龙肉、制南星各180克,制乳香、制没药各66克。同碾粉,为丸。每次服3克。

**中风半身不遂** 地龙30克,蜈蚣1条,白芷9克。共捣为末。每次服6克,日服3次,10日为1个疗程,停1天,再进行第2个疗程。

**小儿百日咳** 地龙10条,蜂蜜50毫升。地龙洗净、入锅,水煎沸,去渣取汁,加蜂蜜调匀成蜜膏,服用时用白开水冲饮。

**热性哮喘** 干地龙粉适量,每次3克,每日2次,装胶囊内,用开水吞服。

## 养生药膳

### ▼ 地龙炒鸡蛋

**原料** 地龙250克,鸡蛋2个,精盐、味精、食用油适量。

**制用法** 地龙放水中养几天,待洁净后,剖开切段;鸡蛋打散搅匀,放入地龙段,加精盐拌匀。食用油锅烧热,放入鸡蛋液,炒熟后放入味精即可食用。

**功效** 平肝熄风。

### ▼ 地龙桃花饼

**原料** 赤芍、红花、桃仁各20克,当归50克,黄芪、面粉各100克,川芎10克,玉米面400克,适量白糖。

**制用法** 干地龙用酒浸去除腥味,烘干研粉;赤芍、红花、黄芪、当归、川芎水煎2次,取汁。面粉、地龙粉、白糖混匀,用药汁调,制饼30个。桃仁去皮尖,打碎,稍微炒一下,均匀放于饼上,放入烘箱烤熟。

## 第三章
### 效用不同，认清功效强身健体

**功效**

益气活血，化瘀通络。适用于中风后遗症，气虚血淤，脉络淤阻，肢体痿软无力，舌质紫暗，脉细等症。

### ▼ 地龙煎剂

**原料** 全蝎、土鳖、乌梢蛇、穿山甲各9克，地龙20克。

**制用法** 急性期水煎。每日1剂，分2次服；恢复期用散剂，将5味药物共研细末。每次3克。每日2次，用白酒送服。

**功效**

适用于腰椎间盘突出。

### ▼ 地龙当归饼

**原料** 黄芪100克，干地龙（酒浸）30克，红花、赤芍各20克，当归50克，川芎10克，桃仁（去皮尖、略炒）15克，玉米面400克，小麦面100克，白糖适量。

**制用法** 先将黄芪、红花、当归、赤芍、川芎清洗干净，放入锅中浓煎取汁。地龙烘干研为粉，调入白糖、玉米面、小麦面，调药汁和面，做20个小饼。最后，将桃仁均匀撒在饼上蒸熟，一次吃1~2个饼。

**功效**

益气活血，通络起痿。

### ▼ 地龙酒

**原料** 干地龙300克，优质白酒750毫升。

**制用法** 将地龙切碎，放入瓶内，倒入白酒密封浸泡10日以上，每日振摇1次，即可饮用。每日3次，每次饮10毫升。连服1~2个月。

**功效**

清热平肝、通络降压。适用于原发性高血压。

### ▼ 天麻地龙炖牛肉

**原料** 牛肉500克，天麻、地龙各10克，盐、胡椒粉、味精、葱段、姜片、酱油、料酒各适量。

**制用法** 牛肉洗净，切块，入锅加水烧沸，略煮捞出，牛肉汤待用；天麻、地龙洗净。油锅烧热，加葱段、姜片煸香，加酱油、料酒和牛肉汤烧沸，加盐、胡椒粉、味精、牛肉、天麻、地龙同炖至肉烂，拣去葱段、姜片即可。

# 中药养生大功效
—— 养得好，身体强，活到老

**功效**
平肝熄风，通络止痛。适合偏头痛的患者食用。

**功效**
清热平肝，解毒。适用于各种类型鹅口疮。

## ▼ |地龙白糖浸液|

**原料** 地龙10~15条。

**制用法** 取大的活地龙10~15条，用清水洗净后置于杯中（注意不要弄断），撒上白糖50克，然后轻轻搅拌，使其与白糖融化在一起呈黄色黏液，将此浸液盛于消毒瓶内备用。用时将此液涂布在创面上，涂布范围要较创面略大，3~5分钟后用生理盐水棉球擦掉即可。每日3~4次，夜晚疼痛时可再加涂一次。3~5天可愈。

## ▼ |地龙吴茱萸醋方|

**原料** 干地龙10条，吴茱萸1.8克，面粉少许，醋适量。

**制用法** 先将干地龙、吴茱萸共研为细末，与面粉和醋调成糊状。将其敷于两足心，用布包扎，每日1~2次。

**功效**
清热解毒。适用于阴虚火旺之口疮。

## 中药典故

传说，赵匡胤患了"蛇缠腰"（带状疱疹），他的哮喘病也一起复发了。宫廷的太医们绞尽了脑汁，也没有回春之术。这时一位医官想起一个擅长治皮肤病的药铺掌柜，就推荐给赵匡胤。掌柜奉旨来到宫中，取出几条蚯蚓放在盘里，撒上蜂蜜，不久蚯蚓即为溶液。他将溶液涂在赵匡胤的患处，又令其内服下剩余的溶液。掌柜怕讲出实话反而使赵匡胤疑心不愿服用，便随机应变地说："此药名曰'地龙'，龙补龙自有效。"赵匡胤听了非常高兴，就把药汁服了下去。两天后，赵匡胤的疱疹、哮喘均治好了。从此，"地龙"的名声和功能也就广泛流传开了。

# 第四章 体质不同，分清体质进补得当

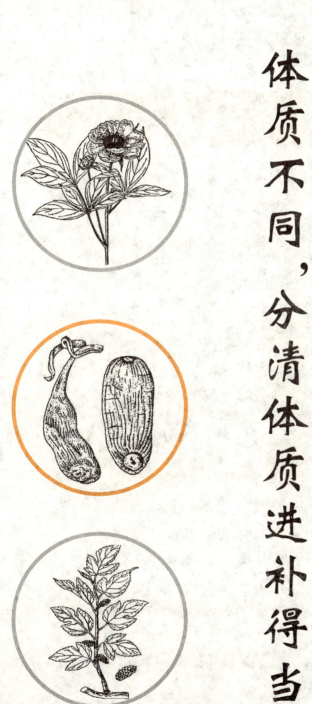

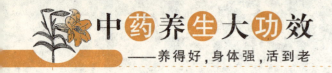

## 血虚体质

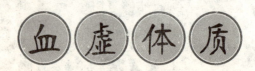

当归——补血保肝，调经止痛

当归，又名干归、云归、秦归。为伞形科植物当归的干燥根。当归是被人们最为熟知的中药之一，民间有很多关于当归的药膳方和小偏方。当归之所以能成为中药大家族中的"大众明星"，完全是源于其宝贵的药用价值。在许多补养气血的药膳名方中，当归都是重要的成分，诸如当归生姜羊肉汤、十全大补汤、药蒸早鸡，等等。由此可见，当归确实不愧为"血家圣药"和"妇科要药"。

【性味归经】

性温，味甘、辛。归肝、心、脾经。

【地域分布】

甘肃、云南、四川、贵州、陕西、湖北等省为主要栽培地。

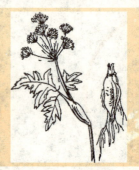

【本草成分】

当归主要含有挥发油、有机酸、糖类、维生素、氨基酸等。

### 中药功效

当归活血化瘀，能起到消肿止痛、排脓生肌的功效。

当归有温通经脉、活血止痛的功效。无论虚寒腹痛，或风湿关节疼痛，或跌打损伤瘀血阻滞疼痛，都可使用当归。

当归能抑制黑色素的形成，对治疗黄褐斑、雀斑等色素性皮肤病收效良好，具有抗衰老和美容作用。

### 食用禁忌

儿童不宜服用当归。

## 第四章 体质不同，分清体质进补得当

女性月经过多、怀孕期间不宜服用当归。

阴虚内热者及慢性腹泻或腹部发胀者不宜服用当归。

当归属甘、温、润之补品，热盛出血者禁服，湿阻满及大便溏泄者慎服。

有些当归注射液穴位注射可能引起过敏性休克，须特别注意。

不可服用当归的精华油，因其有少量的致癌物质。当归不宜与南茄、菖蒲、海藻、牡蒙、生姜同食。

### 选购与存储

一般来说，颜色呈土棕色或黑褐色、根略呈圆柱形、根头略膨大、质较柔韧、断面为黄白色或淡黄色、香气浓郁的为最佳。当归应该存放于低温、干燥、通风、阴凉的地方，同时避免烈日暴晒，防虫蛀。

### 名医偏方

**经闭不行** 当归、白芍各10克，川芎6克，熟地15克。水煎服。

**面色白** 当归10克，黄芪30克。水煎服。

**产后肠燥便秘** 火麻仁、生地各12克，苦杏仁、桃红、当归各9克，枳壳6克。水煎服。或上述药材各30克，同捣为细末，蜂蜜调丸如梧桐子般大。每次服9克，温水送服。

**下腹绞痛、下赤白** 当归、黄连、黄柏各10克，干姜5克。将上述药材碾末，用乌梅汁调服，每日3次。

**遗尿** 当归60克，车前子30克，炙麻黄10克。上述药材加水500毫升煎至200毫升。每次用量：14岁以下者100毫升，14岁以上者200毫升，睡前1小时服。7日为1个疗程。

**大便不通** 当归、白芷各20克，同碾末。每次服10克，米汤调服即可。

### 养生药膳

#### ▼ 川芎当归粥

**原料** 川芎、当归、人参、茯苓、白术、白芍、桂枝各5克，小米50克。

**制用法** 将前7味药材洗净；小米淘净。锅内放入7味药材，加适量清水，小火煎煮25分钟，去渣取汁。

# 中药养生大功效
## ——养得好,身体强,活到老

砂锅内放入小米、药汁,倒入适量清水,大火烧沸,改用小火煮30分钟即成。

**功效**

适合经常拉肚子的人食用,对各种消化道溃疡也有一定的疗效。

## ▼ 当归生姜羊肉汤

**原料** 当归、生姜各25克,羊瘦肉500克,大茴香、桂皮、精盐各适量。

**制用法** 当归、生姜切片装入调味袋;羊瘦肉切块,放入砂锅中。加入调味袋、大茴香、桂皮、精盐,烧沸后用小火炖至羊肉熟烂,拣去调味品即成。

**功效**

养血健脾。

## ▼ 当归炖母鸡

**原料** 母鸡1只(约1000克),当归20克,姜、大葱、精盐、料酒、味精各适量。

**制用法** 鸡宰杀后剖洗干净,用开水氽透,放入凉水中洗净,沥干水分;当归洗净,切块;姜、大葱洗净,姜拍碎、大葱切段。将当归、姜、大葱装入鸡腹,背朝下放入砂锅,注入适量清水,加精盐、料酒,大火烧沸,再改用小火炖至鸡肉酥烂,调入味精即成。

**功效**

补血,保肝。

## 中药典故

传说,有一对十分恩爱的夫妻。妻子患了重病,丈夫决定去深山为爱妻采药。临行前他对妻子说:"如果我三年不归,那我可能是死了,你可以改嫁他人。"三年就这样过去了,丈夫没有回来,妻子迫于生计改嫁他人。谁知事隔不久,丈夫采药归来。妻子深感惭愧,便将丈夫送来的药大量服下,意欲自尽,结果反而把病治好了。后来,人们汲取"当归不归,娇妻改嫁"的悲剧教训,称这种药为"当归"。

# 阿胶——补血止血，滋阴润燥

阿胶，又名驴皮胶、傅致胶、盆覆胶、阿胶珠。为马科动物驴的皮经漂泡去毛后煎煮、浓缩熬制而成的固体胶块。阿胶距今已有2500多年的历史，南朝陶弘景说："出东阿，故名阿胶。"我国第一部药物学专著《神农本草经》将其列为上品，称久服轻身益气。历代《本草》都将阿胶誉为圣药，从汉唐至明清一直是作为贡品进贡朝廷。数千年来我国民间尤其是南方广大地区冬令滋补、御病强身都会选择阿胶。

【性味归经】

性平，味甘。归心、肝、肾经。

【地域分布】

以山东、浙江、江苏等地产量较多。

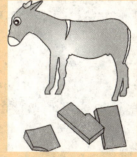

【本草成分】

阿胶主要含有骨胶原，经水解后得到多种氨基酸。

## 中药功效

阿胶可促进造血，明显提高红细胞及血红蛋白含量，对缺铁性贫血和失血性贫血、咯血、吐血、便血、鼻出血、尿血、功能性子宫出血等出血症有很好的疗效。

阿胶为放疗、化疗患者的辅助药品。阿胶还有促进健康人淋巴细胞转化作用，同时也能提高肿瘤患者的淋巴细胞转化率，可使肿瘤恶化减慢，症状改善，寿命延长。

阿胶通过补血而滋润皮肤，有利于皮肤保健，历代被作为女性美容佳品。

阿胶通过滋阴养血补虚制约扰动心神之火，能强化钙素营养，维护神经功能，具有较强的镇静作用。

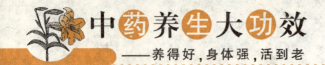

# 中药养生大功效
——养得好，身体强，活到老

## 食用禁忌

感冒病人不宜服用。在服用阿胶期间，不能服用萝卜或饮浓茶。

因阿胶较滋腻，有碍机体消化，所以胃弱便溏者不宜服用。

凡脾胃虚弱、呕吐泄泻、腹胀便溏、咳嗽痰多者慎用。

孕妇、高血压、糖尿病患者应在医师指导下服用。

## 选购与存储

选购阿胶时，以外形平正、色泽均匀、色乌黑、光亮、对光照呈半透明、无显著油泡及其他夹杂物、干燥、坚实不弯曲、经夏天热不软、断面光滑似玻璃、无异常腥臭味、能溶成水、水溶液近澄明、无显著混浊现象者为佳。可把阿胶储于木箱（盒）内或者存于密封盒内，底层放少许石灰或其他吸潮剂，如硅胶或专用的食品干燥剂包，这样可防止阿胶因受潮而结饼、起霉花，放阿胶的容器需要放置于阴凉干燥处。

## 名医偏方

**贫血** 阿胶（烊化）、当归各15克，熟地黄25克。水煎，分3次服，隔日1剂。

**月经不调** 阿胶12克（烊化），当归、白芍、艾叶各6克。水煎，分3次服，每日1剂。

**血虚萎黄** 阿胶500克，冰糖1000克，黄酒适量。阿胶加黄酒适量烊化，加冰糖和匀，每次2汤匙，温开水冲服。

**久咳咯血** 糯米100克，加水适量，煮粥，加阿胶30克，煮小沸至阿胶烊化，即可食用。

## 养生药膳

### 乳鸽炖阿胶

**原料** 乳鸽1只，阿胶10克，料酒15克，精盐、葱、姜、味精、胡椒粉各适量。

**制用法** 将鸽子宰杀，去毛、内脏以及爪，然后用温水洗净；把姜切成薄片；葱切成段；阿胶烊化成水。将鸽子、葱、姜同放炖锅内，加入料酒、清汤适量。然后将炖锅放置大火上煮沸，舀去上层浮沫，再用小火炖煮 45 分钟，然后加入精盐、味精、胡椒粉、阿胶水，稍煮即可。

**功效** 滋阴养血。适用于肝肾不足导致的血虚阴虚之证。

## ▼ 首乌阿胶蛋汤

**原料** 制何首乌、阿胶各 10 克，鸡蛋 2 个，葱、姜、精盐、味精、麻油等调味品适量。

**制用法** 先将鸡蛋煮至蛋白凝固，去壳，然后用刀在蛋白上划开几道小口。同首乌加清水适量煮沸，再用小火煮半小时，然后调入阿胶、葱、姜、精盐、味精、麻油等，再煮一两沸，即成。吃蛋喝汤，每日 1 次。

**功效** 滋阴补血，润肠通便。

## ▼ 阿胶山药羹

**原料** 阿胶 9 克，山药 30 克，水淀粉适量，红糖少许。

**制用法** 先将山药去皮洗净切成块儿，放入锅中加适量清水，放在大火上煮熟。然后将阿胶溶化后，加入锅中，下水淀粉、红糖调成羹即可。食用时早、晚各 1 次。

**功效** 阿胶能补血养血，滋补肝肾，山药能补脾补肾，两者相和，则肝肾脾三者同补，小腹隐痛、头晕耳鸣、舌质淡红者，都可以食用此方。

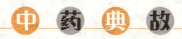

## 中药典故

阿城镇有一对夫妻，男的叫阿铭，女的叫阿娇。两人靠贩驴过日子。二人成亲五年后，阿娇有了身孕。不料，她产后因气血损耗，终日卧床不起。阿铭听说驴肉补身，便叫伙计们宰了一头驴。谁知这些人嘴馋，把驴肉全偷吃了。为了蒙混过关，他们把剩下的驴皮熬成一盆浓浓的汤，送给阿娇吃。几日过后，奇迹出现了，阿娇气血充沛，身体有了好转。此后，驴皮胶大补，是产妇良药的发现便在百姓间传开了。

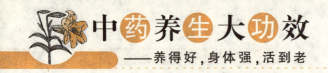

# 白芍——养血调经,平肝止痛

白芍,又名金芍药、白芍药。为毛茛科多年生草本植物芍药的根。白芍是经常被用到的一味中药,是很多中药方子中必不可少的一种配药,在我国中药市场上需求量很大。它味道略呈酸性,属于凉性。白芍对于女性妇科疾病具有很好的治疗和滋养作用,临床上被大量用于治疗女性月经不调、生理期血量增加、血崩等症。另外,白芍具有良好的活血止痛作用,可以用来治疗身体上某器官疼痛、血液不通等现象。

【性味归经】

性微寒,味苦、酸、甘。归肝、脾经。

【地域分布】

栽培于浙江、安徽、四川等地。

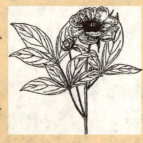

【本草成分】

白芍主要含有芍药苷、牡丹酚、芍药花苷、芍药内酯、苯甲酸、挥发油、脂肪油、树脂糖、淀粉、黏液质、蛋白质和三萜类成分等。

## 中药功效

白芍有抗炎的作用,临床上对慢性胃炎、消化性溃疡、慢性肠炎、结肠易激惹综合征、急性黄疸型肝炎、慢性乙型肝炎、肝纤维化和肝硬化、坐骨神经痛、头痛、癫痫、冠心病、类风湿关节炎均有一定的作用。

白芍的有效成分是芍药苷,它具有增加冠脉流量、改善心肌血流、扩张血管、对抗急性心肌缺血、抑制血小板聚集等功效。

生白芍有养血的功效,可以治疗改善面色发暗萎黄以及面部有斑无光泽的症状,从而达到美容肤质的功效,与甘草同用更是可以延缓衰老。

## 食用禁忌

白芍性寒,虚寒性腹痛泄泻者忌食。

小儿出麻疹期间忌食。

白芍忌与石斛、芒硝、消石、鳖甲、小蓟、藜芦同食。

## 选购与存储

白芍以根粗长匀直、质坚实而重、不易折断、味微苦而酸、粉性足、表面洁净者为佳。将白芍洗净，除去头尾及细根，置于沸水中煮后除去外皮或去皮后再煮，晒干，放在阴凉、干燥处即可。

## 名医偏方

**妇女妊娠腹痛** 川芎、当归各90克，白芍500克，茯苓120克，泽泻250克。共捣为散，每次2克，用黄酒和服。

**大小便不通** 大黄、白芍各60克。碾末，调蜂蜜为丸，如梧桐子般大。每次服4丸，每日3次。

**牙痛** 白芍、甘草各15克，蒲公英30克，细辛3克。水煎服，每日1剂。

**习惯性便秘** 白芍24~40克，生甘草10~15克。水煎服，每日1剂。

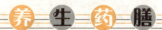

### 白芍粳米粥

**原料** 白芍30克，粳米100克，麦芽糖适量。

**制用法** 白芍加水煎取汁液3次，再用其药汁加粳米熬煮成粥，临出锅前加入麦芽糖拌匀即可。

**功效** 养血调经，平肝止痛。

### 人参白芍酒

**原料** 生晒参、参须、白芍各30克，白酒1000克。

**制用法** 将生晒参、参须以及白芍切碎，浸泡入白酒内，浸泡半月左右（其间须经常摇动），然后滤除药渣即可。每次10~15克，每日3次。

**功效** 人参补气，白芍养血，二者合用，尤适合于气血不足者。

### 白芍川芎炖鱼头

**原料** 白芍、川芎各10克，甘草6克，鲤鱼头1只，料酒、姜、葱、精

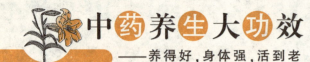

# 中药养生大功效
## ——养得好，身体强，活到老

盐各适量。

**制用法** 白芍、甘草、川芎润透切片；鲤鱼头洗净，去鳃；姜切片；葱切段。鱼头抹上料酒、精盐，放入炖锅内，加入白芍、甘草、川芎，注入清水800毫升，放入姜片、葱段。炖锅置于武火烧沸，再用文火炖煮20分钟即成。每日1次，每次吃鱼头50～100克。

**功效** 行气补血，镇静止痛。

### ▼ 八宝鸡汤

**原料** 母鸡1500克，猪肉（瘦）、猪排骨（大排）各750克，党参、茯苓、炒白术、白芍各5克，当归、熟地黄各8克，川芎、炙甘草各3克，大葱15克，姜、精盐各10克，料酒20毫升，味精2克。

**制用法** 将党参、茯苓、炒白术、炙甘草、熟地黄、白芍、当归、川芎配齐后，装入洁净的纱布袋内，扎口备用；将母鸡宰杀后，去毛及内脏，洗净，将猪肉洗净，猪排骨捶破；将姜拍破，大葱切成段。将猪肉、鸡肉、猪排肉、药袋放入锅内，加水适量，先用武火烧开，撇去浮沫，加入葱段、姜、料酒，改用文火煨炖至熟烂。将药袋捞出不用，捞出鸡肉、猪肉切好，再放入锅内，加少许精盐、味精即可。

**功效** 适用于气血两虚、面色萎黄、食欲不振、四肢乏力等症。

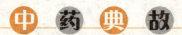

相传，有人送给华佗一棵芍药，华佗把它种在屋前，觉得其平平常常，就没用它来治病。一天深夜，华佗在灯下看书，突然听见窗外有一女子在啼哭。华佗推门走出，不见半个人影，只见那女子站立的地方长着那棵芍药。事隔几日，华佗的夫人血崩腹痛，她瞒着丈夫，挖起芍药根煎水喝了。不过半日，腹痛渐止。自此，华佗才对芍药做了细致的研究，发现它不仅可以止血活血，还有镇痛、调经的功效。

# 第四章
## 体质不同,分清体质进补得当

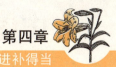

## 熟地——益气养阴,补血益精

熟地,又名熟地黄、干地黄、怀生地、地髓等。为玄参科植物地黄的干燥根,经加料酒拌蒸至内外色黑,或直接蒸至黑润而成。熟地是补血要药,金代刘完素就曾指出:"熟地黄补肾,血衰者须用之。"大家知道,乾隆是历史上最长寿的皇帝,他尤擅养生之道。据记载,乾隆爱喝龟龄酒和松龄太平春酒,两种养生药酒中含多种中药成分,但巧合的是,其中都含有熟地。中药滋补名方六味地黄丸和四物汤中都能找到熟地黄的身影,足见其重要性。

【性味归经】

性微温,味甘。归肾、肝经。

【地域分布】

主产于河南、河北、内蒙古及东北等地,全国多数地区均有栽培。

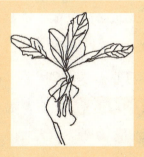

【本草成分】

熟地黄主要含有梓醇、地黄素、甘露醇、维生素A类物质、糖类及氨基酸等。

## 中药功效

熟地黄可促进造血机能、增强免疫功能、降血糖、抑制脂肪分解。还可抗血小板聚集,显著抑制血栓的形成。

熟地黄含梓醇、地黄素、甘露醇、维生素A类物质、糖类及氨基酸等,有强心、利尿、降血糖和升高外周白细胞、增强免疫功能等作用。

熟地黄可维持机体稳定,具有明显的抗肿瘤作用,并能诱导体内的免疫细胞增生,增强其对肿瘤细胞的杀伤能力。

## 食用禁忌

熟地黄味厚质重,性较腻滞,易生湿生痰、伤脾碍胃、阻滞气机。凡属于脾胃虚弱而食少便溏者、痰湿毒盛气机不畅者不宜服用。

# 中药养生大功效
——养得好,身体强,活到老

熟地黄不宜与萝卜、大葱、蒜、猪血、薤白等同食,否则会降低药效,甚至导致中毒。

### 选购与存储

熟地黄以色黑柔润、甘味浓、洁净无杂质者为佳。熟地黄的储存比较简单,一般放于阴凉、干燥、通风处即可。

### 名医偏方

**心烦不眠** 熟地30克,酸枣仁15克,加水适量,煮取药汁,加粳米100克,煮粥服食。

**妊娠胎痛** 熟地62克,当归31克,微炒后碾为细末。调蜂蜜做成绿豆般小丸。每次用温黄酒服30丸。

**盗汗** 熟地、甲鱼壳、乌龟壳各15克,枸杞根12克。水煎服。

**小便不畅** 熟地20克,白茅根30克,小蓟草15克。水煎服。

**腰腿酸软** 乌骨鸡1只,熟地200克,饴糖150克。所有材料放鸡肚内,蒸食。

**血弱阴虚、火旺、阳火盛** 熟地3克,五味子、枳壳(炒)、甘草(炙)各9克。一起碾为细末,调蜂蜜做成丸状。每次3克,每天服用3次。

**头痛、牙疼、失血** 生石膏10克,熟地9克,麦冬6克,知母、牛膝各5克。加水适量,煎后温服或冷服。

## 养生药膳

### 熟地延年茶

**原料** 何首乌8克,地骨皮、茯苓各5克,熟地、天冬、麦冬、人参各3克。

**制用法** 将上述各原料碾成粗末,放入热水瓶中,以沸水冲大半瓶,盖闷浸泡20~30分钟即可。

**功效** 补肾益精,益寿延年。

### 熟地炖鲍鱼

**原料** 熟地10克,党参12克,鲍鱼50克,菜胆100克,鸡汤100毫升,精盐5克,味精3克。

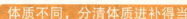

## 第四章 体质不同，分清体质进补得当

**制用法** 熟地洗净切薄片；党参切段；鲍鱼切薄片；菜胆洗净，切5厘米长的节。把熟地、党参、鲍鱼、菜胆、精盐、味精放入炖锅内，加入鸡汤，用大火烧沸，小火炖煮25分钟即成。

**功效** 滋阴补血。

### 二地膏

**原料** 熟地黄、干地黄各500克，蜂蜜1000克。

**制用法** 将熟地黄、干地黄洗净，切碎，一并放入砂锅内，加入清水浸渍12个小时。分别加水煎煮3次，第1次煮3个小时，第2次、第3次各煮2个小时，分次滤取药液，合前滤液，用文火煎熬至膏状。向膏状液中加入蜂蜜调匀，用文火浓缩成膏。每次15克，1日2次，白开水化冲服用。

**功效** 滋阴凉血，补血生血。适用于精血亏虚、形体消瘦、腰脊酸楚、脚软乏力等。

### 熟地补血汤

**原料** 熟地黄、鸡血藤各15克，当归12克，白芍药10克。

**制用法** 将以上4味补药洗净，加入清水，浸渍2个小时后，煎煮40分钟，取汁温服。药渣再加清水，煎煮30分钟，取汁再服。每日1剂，早、晚各服1次。

**功效** 补益精血，滋养肝肾。

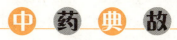

中药典故

公元1596年，张景岳见朝廷昏庸，决然弃戎从医，在归途中采药救民。一日，他路过柳庄，得知村中青壮年被征从戎，老幼妇孺饥寒交迫，以土茯苓为食，结果寒伤脾胃，惨死无数。张景岳急忙将随身所带的熟地黄分给众饥民，并劝村民到山野掘采生地黄，蒸晒成熟地黄代食。当他辞别乡亲父老时，村民们依依相送，由于村民只知其姓，未悉其名，因念其以熟地黄救命之恩，故纷纷呼之"张熟地"。

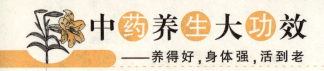

# 龙眼肉——补养气血，安神健脾

龙眼肉，又名龙目、圆眼、益智、桂元肉、蜜脾、亚荔枝。为无患子科常绿乔木植物龙眼的假种皮。龙眼肉含有大量有益人体健康的微量元素，营养成分丰富，早已成为一味滋补良药。果实除鲜食外，还可制成罐头、酒、膏、酱等，亦可加工成龙眼干肉等。此外，龙眼的叶、花、根、核均可入药。经常吃些龙眼肉，对心脾两虚证及气血两虚证患者有补益功效，另外对产后妇女也很有益处。

【性味归经】

性温，味甘。归心、脾经。

【地域分布】

产于广东、广西、福建、云南、四川、贵州、台湾。

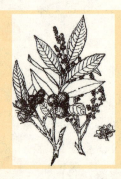

【本草成分】

龙眼肉主要含有葡萄糖、蛋白质、脂肪以及维生素$B_1$、维生素$B_2$等。

## 中药功效

龙眼中的营养物质能抑制人体内使人衰老的一种酶的活性，加上所含丰富的蛋白质、维生素及矿物质，久食可"使人轻身不老"。

龙眼能补气养血，对女性产后体虚乏力或营养不良引起的贫血有良好的功效。

食用龙眼肉能够有效抑制子宫癌细胞，特别适合更年期妇女食用。

龙眼对神经衰弱、智力减退有很好的疗效，是健脑益智的佳品。

## 食用禁忌

龙眼宜鲜食，变味的颗粒不要吃。

多食龙眼肉易滞气，有上火发炎症状的时候不宜食用。

龙眼性热助火，儿童及青少年应少食。

# 第四章
## 体质不同，分清体质进补得当

龙眼肉含糖分较高，糖尿病患者忌食。

女性盆腔炎、尿道炎、月经过多者忌食，孕妇忌食。

风寒感冒、痰火过盛、消化不良、湿滞停饮以及恶心呕吐者忌服本品。

## 选购与存储

选购时，以颗粒较大、壳色黄褐、壳面光洁且薄而脆、肉色黄亮、质脆柔糯、味浓而甜者为佳。将龙眼放入密封性能好的保鲜盒、保鲜袋里，存放在阴凉通风处，必要的时候可放入冰箱冷藏保存。

## 名医偏方

**心悸** 龙眼肉、白糖各500克，拌匀，隔水炖成膏，早、晚食1汤匙。

**水肿** 龙眼肉、大枣各15克，红糖30克，姜6克。水煎服。

**脾虚泄泻** 龙眼肉14个，姜3片。水煎服。

**盗汗** 龙眼肉、山药各20克，小甲鱼1只。加水适量，隔水蒸熟，食肉喝汤。

## 养生药膳

### 龙眼丹参汁

**原料** 龙眼肉30克，丹参、远志各15克，红糖适量。

**制用法** 加水煎汁，再加适量红糖调匀即可食用。

**功效** 补益心脾，活血化瘀。

### 龙眼银耳汤

**原料** 银耳、龙眼各50克，山参15克，冰糖适量。

**制用法** 山参放入清水中浸泡10分钟后，切片；龙眼洗好备用；银耳放入清水中浸半天，放汽锅中煮至鸣响3分钟。将山参、银耳、龙眼一同放入瓦罐中，投入冰糖，把浸银耳的水倒入瓦罐中，隔水炖约2小时，即可食用。

**功效** 具有大补元气、益血生精、养心安神、益肾助阳等功效。中老年气血不足者可常食。

# 中药养生大功效
## ——养得好，身体强，活到老

### 龙眼乌鸡煲

**原料** 龙眼肉20克，核桃15克，乌鸡1只，料酒、葱各10克，盐、姜各5克，味精、胡椒粉各3克，鸡油30克，棒子骨汤3000毫升。

**制用法** 龙眼肉去杂质；核桃去壳，留仁；乌鸡宰杀后，去毛、内脏及爪，剁成5厘米见方的块；姜拍松，葱切段。所有药食材同放高压锅内，用大火烧沸，盖上减压阀，10分钟后停火，晾凉，倒入煲内。将煲置炉上烧沸即成。

**功效**

补气血，益心脾，养血安神。

### 龙眼莲子红枣粥

**原料** 龙眼、红枣各10颗，莲子（留心）20克，银耳15克，大米50克。

**制用法** 将龙眼、红枣、莲子、银耳、大米均洗净，加水同煮至熟烂。放温即可食用，每晚服1次，可以常服食。

**功效**

龙眼具有养血安神的功效，红枣也是补血养血的佳品，与莲子、银耳、大米搭配食用，不但可养血安神，而且对闭经也有一定疗效。

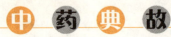

在东海边，几乎家家种植龙眼树，人人皆食龙眼肉，这其中包括一个传说。相传，哪吒打死了东海龙王的三太子，还挖掉了三太子的眼睛。这时，正好有个叫海子的穷孩子生病了，哪吒便让他把龙眼吃了。海子吃了龙眼之后，困扰良久的疾病突然消失了。渐渐地，他长成了一个彪形大汉，活到了100多岁。海子死后，他的坟前长出一棵树，树上结满了像龙眼一样的果子，人们都称之为"龙眼肉"。

# 第四章
## 体质不同，分清体质进补得当

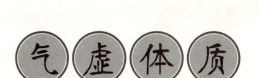

## 气虚体质

### 人参——补中益气，温肾安神

人参，又名野山参、移山参、生晒参、皮尾参、糖参、红参、石柱参、吉林参、别直参、高丽参等。人参被人们称为『百草之王』，在古代雅称为黄精、地精、神草，是闻名遐迩的『东北三宝』之一，也是驰名中外、老幼皆知的名贵药材。多生长于昼夜温差小的山地缓坡或斜坡地的针阔混交林或杂木林中。由于根部肥大，形若纺锤，常有分叉，全貌颇似人的头、手、足和四肢，故称为人参。

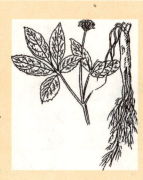

**【性味归经】**

性微温，味甘、微苦。归脾、肾、肺经。

**【地域分布】**

野生于吉林、黑龙江、辽宁及河北北部，现今吉林、辽宁栽培很多，河北、北京、山西也有引种栽培。

**【本草成分】**

人参主要含有多种人参皂苷、挥发油、氨基酸、微量元素及有机酸、糖类、维生素等。

### 中药功效

人参自古以来拥有"百草之王"的美誉，更被东方医学界誉为"滋阴补肾，扶正固本"之极品。人参含多种皂苷和多糖类成分，人参的浸出液可被皮肤缓慢吸收，对皮肤没有任何的不良刺激，能扩张皮肤毛细血管，促进皮肤血液循环，增加皮肤营养，调节皮肤的水油平衡，防止皮肤脱水、硬化、起皱。

人参中含有人参皂苷、人参多糖、人参烯醇类、人参炔三醇和挥发油类

125

物质，这些物质对肿瘤有一定的抑制作用。

经过临床观察证实，人参多糖有明显的升白细胞作用，与放化疗同时应用，能够减小放疗的毒副作用，预防白细胞减少，使病人顺利完成治疗。

人参能增加心肌收缩力，减慢心率，增加心排血量与冠脉血流量，可抗心肌缺血与心律失常。对心脏功能、心血管、血流都有一定的影响。人参有明显的耐缺氧作用，其制剂可有效地对抗窦性心律失常。

## 食用禁忌

实证、热证而正气不虚者忌服。凡属体质壮实，或阴虚阳亢之体，以及儿童、孕妇等均应慎用人参。

服用人参后忌吃萝卜（各种萝卜皆不可）。因为人参补气，萝卜下气，二者同食，功用互相抵消。

服人参后，不可饮茶，免使人参的作用受损。

无论是煎服还是炖服，忌用五金炊具。

人参忌与葡萄同吃，否则会破坏其中的营养。人参与藜芦配伍会增强毒性，不宜同服。

## 选购与存储

在购买时一定要选择参根较大、参形完整、有光泽的人参产品。要注意产品的包装方式、标签标识应齐全。一般来说正规企业的产品其标签标识都比较完整，可以放心购买。包装收藏前宜先将人参晾干或烘干，用吸水性和透气性好的纸将人参包好，再装入塑料袋，塑料袋中可以放几小包干燥剂以除湿。扎紧袋口，放置阴凉干燥处。

## 名医偏方

**心力衰竭、心源性休克** 人参15克，制附子12克。上药用水煎服。

**心腹不适** 人参、白术、干姜、甘草各15克。上述药材加水800毫升，煎取300毫升。每次100毫升，日服3次。

**终日昏闷** 人参30克。加水1000毫升，煎至700毫升，去除参渣，待温凉后分多次服用。参渣可再次煎服。

**神经衰弱** 人参50克（切碎），60°白酒500毫升。人参入白酒中密封浸15日以上，每日振摇1次。随饮随添加白酒适量，每日晚餐饮用10~30毫升。

## 养生药膳

### ▽ 人参粥

**原料** 人参5克，大米100克，白糖少许。

**制用法** 将人参择净，切为薄片，用冷水浸半小时，然后水煎取汁，共煎2次，二液合并，分为2份。每取1份同大米煮粥，待熟时调入白糖，再煮一两沸即成，每日2次，早、晚各服1次。或将人参研为细末，待熟时调入粥中服食。

**功效** 大补元气，补益脾肺，生津止渴，安神定志，适用于气虚欲脱、面色苍白、气短汗出等。

### ▽ 人参茯苓饮

**原料** 人参、白术、茯苓各15克，炙甘草9克，姜10克，红枣5枚，白砂糖适量。

**制用法** 人参、白术、甘草、姜分别洗净，切片；茯苓烘干，磨成粉；红枣洗净，去核。炖锅中放入上述药材，加适量水，小火煎煮25分钟，去渣取液，加入白砂糖，搅匀即可。

**功效** 补元气，增食欲，止呕吐。适合胃溃疡、胃癌患者服用。

### ▽ 核桃人参汤

**原料** 核桃仁25克，人参6克，姜3片，冰糖适量。

**制用法** 将核桃仁、人参、姜同入砂锅中，加水适量，煎汁1碗。去姜，加入冰糖稍炖即成。

**功效** 补气，温肾，安神。

### ▽ 人参猪脑五味汤

**原料** 猪脑2个，人参、五味子各6克，麦冬、枸杞子各15克，生姜4片，盐少许。

# 中药养生大功效
## ——养得好,身体强,活到老

**制用法** 把猪脑、人参、麦冬、五味子、枸杞子、生姜分别洗净,一起放入炖盅内,加沸水500毫升,加盖后用小火隔水炖3小时,然后加入盐调味即可。

**功效** 人参有安神健脑之功。本方经常用于失眠症属心肺两虚、肾阴不足所致的头晕目眩、耳鸣多梦以及记忆力减退等的辅助治疗。

### ▽ 清蒸人参火腿鸡

**原料** 母鸡1只,火腿、水发玉兰片各10克,水发香菇、人参各15克,精盐、料酒、味精、葱、姜、鸡汤各适量。

**制用法** 母鸡宰杀后除去毛和内脏,放入沸水锅里烫一下,用凉水洗净;将火腿、玉兰片、香菇、葱、姜均切成片。人参用温水润透,上笼蒸30分钟,取出。母鸡放在盆内,加人参、火腿、玉兰片、香菇及精盐、料酒等调味料,添入鸡汤(淹没过鸡),上笼在大火上蒸至烂熟。将蒸好的鸡放在大碗内,将人参(切碎)、火腿、玉兰片、香菇摆在鸡肉上(除去葱、姜不用),将蒸鸡的汤倒在锅里,置大火烧沸,撇去浮沫,调入味精、葱、姜,浇在鸡肉上即成。

**功效**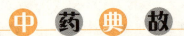
大补元气,固脱生津,安神。

## 中药典故

相传,有两兄弟上山去打猎,没想到遭遇大雪,只好躲进一个山洞。一天,他们发现一种外形很像人的东西,味道很甜,便挖了许多,每天吃一点。冰雪消融后,两兄弟平安回家了。村里的人见他们不仅活着,还变得又白又胖,就问他们吃了什么。两兄弟把带回的东西给大家看,有个长者笑着说:"它长得像人,你们两兄弟又亏它才得以生还,就叫它'人生'吧!"后来,人们又把"人生"改叫"人参"了。

# 第四章
## 体质不同，分清体质进补得当

## 党参——补中益气，健脾益肺

党参，又名上党人参、黄参。为桔梗科植物党参、素花党参、川党参的干燥根。党参是中医常用补气药，应用历史悠久。明代医学家李时珍在《本草纲目》中曾把党参列入人参条目之内。以植物学分类来看，党参不同于人参，党参属桔梗科，而人参属五加科，生长的形状也不同。从医药效能上看，二者功用相近。党参之名，最早见于清代《本草从新》，其后《本草纲目拾遗》《植物名实图考》等都有记载。

【性味归经】

性平，味甘。归肺、脾、肾经。

【地域分布】

主产于山西、陕西、甘肃、四川、重庆等地。

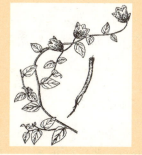

【本草成分】

党参主要含有甾醇、党参苷、党参多糖、党参内酯、生物碱、无机元素、氨基酸、微量元素等。

## 中药功效

可以调整肠胃的运转功能，改善肠胃的动力，提高肠胃的工作效率。调整胃肠运动功能，改善肠动力功能障碍，提高小肠推进率。

党参水煎醇沉液对应激型、幽门结扎型、消炎痛或阿司匹林所致实验性胃溃疡均有预防和治疗作用。

党参可以提高身体的免疫力，加强身体造血的速度。特别适合气血两虚、气短心悸、疲倦乏力、面色苍白、头昏眼花、胃口不好、大便稀软、容易感冒者服用。

党参有增强心肌收缩力、增加心排血量、抗休克的作用。

党参可以兴奋神经系统，增强人体抵抗力，降低血压。

党参含多种糖类、酚类、甾醇、挥发油、黄芩素、葡萄糖苷、皂苷及微量生物碱，对放疗、化疗引起的白细胞下降有提升作用。

# 中药养生大功效
## ——养得好，身体强，活到老

### 食用禁忌

服用党参时不宜吃萝卜，忌饮茶。

党参不适合慢性血病、慢性肾炎蛋白尿、血小板减少、白血病、慢性贫血患者或是佝偻病患者服用。

实证、热证禁止服用；正虚邪实证不宜单独服用。

党参不宜与藜芦一同食用。

### 选购与存储

选购党参，首先看颜色和大小，颜色较白的党参大部分是硫黄熏过的，颜色较黄的党参一般没有被硫黄熏过。买党参一定要先品尝一下，这是最重要的一个鉴别方法。党参含糖量高，比较甜。如果硫黄熏过，一定是酸的，没有一点甜味。党参应置于通风阴凉处，避免阳光直射。在低温干燥条件下，应是最能保证中药质量的，充分干燥是储存好党参的前提条件。

### 名医偏方

**脾肺气虚** 党参500克（切片），沙参250克（切片），龙眼肉120克。水煎浓汁收膏，每次食用1小酒杯，以沸水冲服，也可冲入煎剂里。

**低血压** 党参、黄精各30克，炙甘草10克。每日1剂，水煎服，每日2次。

**功能性子宫出血** 党参30克，水煎服，每日1剂，分早、晚各1次服，月经期连服5日。

**肾炎** 猪肾1个，党参、黄芪、芡实各20克。将猪肾剖开去其筋膜，洗净，与其余药材同煮，至猪肾熟。酌情加适量酱油，吃肉饮汤。

**月经不调** 锦鸡儿根、党参各15克。水煎服。

## 养生药膳

### 党参红枣牛肉汤

**原料** 牛肉半斤，党参、生黄芪各10克，白术、生姜各5克，红枣10枚。

**制用法** 将牛肉洗净，入滚水中煮3分钟捞起，切成小块；生姜切片；黄芪、党参、白术洗净后切片，放入纱布袋中。汤锅中加水适量，放入牛肉，煮沸后加进药袋及姜片、红枣，继续煮30分钟后，改用小火炖2小

## 第四章
体质不同，分清体质进补得当

时，至牛肉熟透，调味后即可食用。

**功效** 益气补肺，养心安神，强身健体。

**功效** 补中益气，生津利水。适用于气虚导致的体倦无力、食少、口渴、水肿等患者食用。

### ▽ |党参鱼|

**原料** 党参20克，胡萝卜50克，料酒、酱油、姜、葱、精盐、味精、香菜、白糖、食用油、鲜汤各适量。

**制用法** 将党参润透，切成长段；胡萝卜洗净，切成方块；姜切片，葱切段；香菜洗净，切成长段。将生鱼宰杀后，去鳞、腮、肠杂，洗净后沥干水分，放入六成热油中炸一下，捞起，沥油后备用。将炒锅置大火上烧热，下入食用油，烧至六成热时，下入姜、葱爆香，再下入生鱼、料酒、党参、胡萝卜、精盐、味精、白糖、酱油、鲜汤烧熟，然后放入盘中，加入香菜即成。

### ▽ |党参炒鲜贝|

**原料** 党参20克，鲜贝、西芹各100克，料酒15克，葱10克，姜、精盐各5克，味精3克，食用油50克。

**制用法** 把党参洗净，切2厘米长的段；西芹去叶，切1厘米长的段；姜切片，葱切花。把炒锅置大火上烧热，加入食用油烧至六成热时，下入姜、葱爆香，随即加入鲜贝、西芹、料酒、党参、精盐、味精，炒熟即成。

**功效** 补气血，降血压。

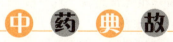
中 药 典 故

有个叫张郎的人，其父得了重病，于是他急忙上山寻找药材。可是他一无所获，由于疲劳过度，倒在了一个岩洞里。模模糊糊中，他做了一个梦，梦里一个面目俊秀的姑娘告诉他，前面夹槽里有一棵人形植物，能治他父亲的病。张郎醒后便来到夹槽，果然发现了这种植物。他把植物带回家，栽到菜园里，掐了一片叶子给父亲煎水，不想父亲的病一下子就好了。这种神奇的植物就是党参。

# 甘草——补气生肌，延年益寿

甘草又称粉甘草，为豆科植物甘草、光果甘草、胀果甘草的干燥根茎。春秋采挖，晒干切段入药。甘草是味普通而又重要的药物。说它普通，是因其药源丰富、药价低廉；说它重要，是因为在众多的中药方剂里，起着诸多方面的微妙作用。从远古开始，甘草就被医家所重视，我国现存的古代第一部中药学专著《神农本草经》把甘草列为『上品』。此外，因为甘草能调和诸药，所以还有『国老』的美称。

【性味归经】

性平，味甘。归心、肺、脾、胃经，通手足十二经。

【地域分布】

产于东北、华北、西北等地。

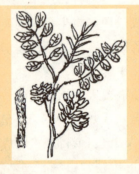

【本草成分】

含甘草甜素、甘草酸、三皂萜甙、甘草醇、有机酸、茶酸、微量挥发油等。

## 中药功效

甘草有明显的镇咳作用，祛痰作用也较显著，适用于咳嗽患者。

甘草能保护发炎的咽喉和气管黏膜。甘草浸膏和甘草酸对某些毒物有类似葡萄糖醛酸的解毒作用。

甘草常用来治疗随更年期而来的症状，因为甘草含有甘草素，是一种类似激素的化合物，它有助于平衡女性体内的激素含量。

甘草所含的次酸能阻断致癌物诱发肿瘤生长的作用，故可用来防癌、抗癌。

甘草对某些药物中毒、食物中毒、体内代谢产物中毒有一定的解毒能力。

## 食用禁忌

湿盛胀满、水肿者不宜用。肾病、高血压、充血性心力衰竭患者慎用；

痢疾初作、醛固酮增多症、低钾血症患者禁用。

久服较大剂量的生甘草，可引起水肿等。

甘草反大戟、芫花、甘遂、海藻，不可与猪肉同食。

甘草不可与鲤鱼同食，否则会中毒。

## 选购与存储

选购甘草时，以外皮细紧、色红棕、质地坚实、体重、断面黄白色、粉性足、味道甜者为佳。

无论将甘草放在袋中还是密封罐中，都要将袋口或罐口密封好，以免受潮。如果一次购买的量要很久才能用完，最好将它放到冰箱中冷藏，可以延长保存期限。

## 名医偏方

**神疲肢软** 甘草15克，豨莶草、当归、山药、薏苡仁、怀牛膝、白芍、桑枝、继断各9克，伸筋草6克。水煎服，每日1剂，分3次温服。

**脾胃虚弱** 炙甘草、白术、茯苓各9克，党参6克。水煎服，每日1剂，分早、晚2次服用。

**痰咳哮喘** 甘草6克，研末，每日2次，用温开水送服。

**心悸** 炙甘草10克，桂枝、人参各9克。水煎服。每日1剂。

**清热解毒** 乌梅肉、生甘草、沙参、麦冬、桔梗、玄参各10克。捣碎研末，每次15克，用沸水冲服。

**益气养阴** 黄芪15克，麦冬10克，甘草3克。水煎服。每日1剂。

## 养生药膳

### ▽ 甘草绿豆炖白鸭

**原料** 白鸭肉100克，绿豆90克，甘草20克，精盐适量。

**制用法** 生甘草润透，洗净，切片；绿豆洗净，除去杂质；白鸭肉洗净，备用。把鸭肉、甘草片、绿豆放入炖锅内，倒入清水500毫升，用大火烧沸，再用小火炖50分钟，加上精盐，搅匀即可。

# 中药养生大功效
## ——养得好,身体强,活到老

**功效**

此菜可以健脾开胃、清热去火。适宜营养不良及身体虚弱者食用。

### ▼ 甘草醋茶

**原料** 甘草6克,醋6毫升,蜂蜜30克。

**制用法** 甘草以沸水冲泡,稍凉后加入醋、蜂蜜。代茶饮,早、晚各1次。

**功效** 祛痰止咳,平喘,清热解毒。适宜于慢性支气管炎。

### ▼ 甘草枣米糊

**原料** 甘草、大枣、蜂蜜各30克,米粉60克。

**制用法** 甘草洗净;大枣洗净,去核,掰碎。甘草、大枣加1000毫升清水煎煮至水剩一半时,去掉甘草渣,留汁待用。蜂蜜、米粉入煎液中搅匀,煮沸后改小火煮至浓稠适度即可。

**功效** 此糊清热解毒、消炎去肿、润肠通便。有轻微食物中毒者饮服颇佳。

### ▼ 童参甘草汤

**原料** 乌梅、太子参各15克,甘草6克,白砂糖30克。

**制用法** 将太子参、乌梅、甘草3味药放入砂锅。加适量清水同煮约30分钟,再加适量白砂糖即可。

**功效** 本品有补肺健脾、补气生津之功效。

## 中药典故

在一个偏远山村里,有一位郎中,一天他外出给乡民治病,家里来了许多求医者。郎中的妻子想把这些人打发走,便去厨房找来几根干草棍子,切成小片,包成小包,分别发给那些来看病的人。没想到过了几天,这几个人拎着礼物登门答谢,他们以前有的脾胃虚弱,有的咳嗽多痰,可现在,吃了甜甜的"干草"后,他们的病全好了。从那时起,郎中就把"干草"当做中药使用,并正式为其改名为"甘草"。

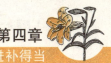

## 第四章
体质不同，分清体质进补得当

# 黄芪——益气固表，敛疮生肌

黄芪，又名绵芪、东北黄芪、北芪、白芪。为豆科植物蒙古黄芪、膜荚黄芪的干燥根，是百姓经常食用的天然药品。黄芪来源于豆科植物黄芪或内蒙黄芪的干燥根。清朝宫内称其为"补气诸药之最"，民间也流传着"常喝黄芪汤，防病保健康"的顺口溜，意思是说经常用黄芪煎汤或用黄芪泡水代茶饮，具有良好的防病保健作用。有些人一遇天气变化就容易感冒，中医称为"表不固"，可用黄芪来固表。

【性味归经】

性温，味甘。归脾、肺、胃经。

【地域分布】

全国大部分省区有栽培。

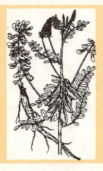

【本草成分】

黄芪主要含有苷类、多糖、黄酮、氨基酸、微量元素等。

## 中药功效

生黄芪有利水退肿的作用，对慢性肾炎有较好的治疗作用，能够利尿，消退水肿，减少尿蛋白。

黄芪具有增强人体体质和促进人体消化功能的作用。特别适用于体虚多汗、心慌气短、食欲不振、精神萎靡、四肢无力、头晕目眩的中老年人，与人参同用效果更好。

黄芪对正常心脏能增强收缩功能，对衰竭的心脏有明显的强心作用，并能扩张心脏冠状动脉，保护心脏器官。

黄芪有促进细胞生长旺盛、延长细胞寿命的作用，能延缓老年机体功能衰退，防止或减轻疾病的进程，改善对环境的适应能力，从而达到延年益寿的目的。

## 食用禁忌

服用黄芪的时候,最好不要服用环磷酰胺,否则会相克。

感冒、经期时不宜吃黄芪。黄芪是固表的,当身体感受外邪的时候吃黄芪,就会把病邪留在体内。

肾病属阴虚、湿热、热毒炽盛者用黄芪会出现毒副作用。如果必须服用黄芪,阴虚患者必须配伍养阴药使用,如生地、熟地、玄参、麦冬、玉竹等;湿热患者必须配伍清利湿热药,如黄连、茵陈、黄芩等;热毒炽盛的患者必须配伍清热解毒药,如黄连、栀子、大黄等。

妊娠期妇女不宜服用。

## 选购与存储

好的黄芪呈淡棕色或黄色,圆锥形,上短粗下渐细,表面有皱纹及横向皮孔,质坚韧,断面纤维状、显粉性,皮部黄色,木质部黄色有放射状纹理,味微甜,嚼之有豆腥味。黄芪含糖类及淀粉类较多,应注意防潮、防蛀、防霉。保存前应先将黄芪晒干,再将其装在塑料袋里面,放在通风良好、有光照的地方。

## 名医偏方

**胃溃疡** 黄芪50克,沸水冲泡30分钟当茶饮。每日1剂,30日为1个疗程,适用于幽门螺旋杆菌阳性胃溃疡。

**慢性萎缩性胃炎** 黄芪30克,茯苓、白术、白芍各10克,桂枝5克,甘草3克,大枣10枚。煎取药液,分早、中、晚服用。

**慢性结肠炎** 黄芪30克,党参、白术各10克,木香5克,甘草3克。水煎,分早、中、晚服用。

**慢性肝炎** 黄芪30克,茵陈10克,柴胡5克,大枣10枚。水煎服。

**老人便秘** 黄芪、陈皮各16克,同碾为末,每次服9克。另取大麻子1合(1合等于0.18斤),捣烂,加水揉出浆汁,煎至半干,调入1匙蜂蜜,再煮沸,把黄芪、陈皮末加入调匀,空腹服下。症状严重者再服即愈。

# 第四章
## 体质不同，分清体质进补得当

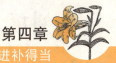

## 养生药膳

### ▼ 黄芪蒸肥肠

**原料** 黄芪20克，猪肥肠300克，料酒、精盐、味精、白糖、酱油、姜、葱、胡椒粉各适量。

**制用法** 将黄芪洗净，润透，斜切成薄片；猪肥肠用水反复冲洗干净，切成长段；姜切片，葱切段。将腌好的猪肥肠放入碗内，加入料酒、精盐、味精、酱油、姜、葱、白糖、胡椒粉，抓匀腌渍1小时。将猪肥肠放入碗内，加入黄芪，入蒸笼内，大火蒸50分钟即成。

**功效** 益卫固表，利水消肿。

### ▼ 芪枣蒸乌鸡

**原料** 乌鸡1只，大枣7枚，黄芪、莲子、料酒、葱各10克，姜、精盐各5克，上汤500毫升。

**制用法** 黄芪润透切片；乌鸡宰杀后去毛、内脏和爪；姜拍松，葱切段；大枣去核，莲子去心。把乌鸡放在蒸盆内，身上抹上盐，把莲子、黄芪、大枣、姜、葱放入鸡腹内，在鸡身外面抹上料酒，加入上汤500毫升。把乌鸡上蒸笼用大火蒸1小时即成。

**功效** 升提中气，生津止渴。

## 中药典故

关于黄芪，有一个感人的故事。古时候有一位善良的老人，名叫戴糁。他善于针灸治疗术，为人厚道，待人谦和，一生乐于救助他人。后来，由于救坠崖儿童而身亡。老人形瘦，面肌淡黄，人们以尊老之称而敬呼之"黄耆"。老人去世后，人们为了纪念他，便将老人墓旁生长的一种味甜具有补中益气、止汗、利水消肿、除毒生肌作用的草药称为"黄芪"，并用它救治了很多病人，在民间广为流传。

## 灵芝——补肝益气，安神平喘

灵芝，又名赤芝、紫芝、首灵芝、本灵芝、石灵芝、灵芝草。为多孔菌科真菌紫芝或赤芝的子实体。灵芝自古以来就被认为是吉祥、富贵、美好、长寿的象征，民间传说灵芝有起死回生、长生不老之功效。有"仙草""瑞草"之称，中华传统医学长期以来一直视其为滋补强壮、固本扶正的珍贵中草药。古今药理与临床研究均证明，灵芝确有防病治病、延年益寿之功效。现在，灵芝作为药物已正式被国家药典收载。

【性味归经】

性平，味甘。入心、脾、肺经。

【地域分布】

主产于浙江、江西、湖南、广西、福建、云南、安徽、四川等地。

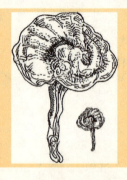

【本草成分】

主要化学成分为灵芝多糖、灵芝酸、内酯、麦角甾醇、灵芝碱、三萜类等。

## 中药功效

灵芝可有效地扩张冠状动脉，增加冠脉血流量，改善心肌微循环，增强心肌氧和能量的供给，因此，对心肌缺血具有保护作用，可广泛用于冠心病、心绞痛等的治疗和预防。

对高脂血症患者，灵芝可明显降低血胆固醇、脂蛋白和甘油三酯，并能预防动脉粥样硬化斑块的形成。对于粥样硬化斑块已经形成者，则有降低动脉壁胆固醇含量、软化血管、防止进一步损伤的作用。

灵芝制剂对神经衰弱失眠有显著疗效。一般用药后10~15天即出现明显疗效，表现为睡眠改善，食欲、体重增加，心悸、头痛、头晕减轻或消失，精神振奋，记忆力增强。

灵芝降血糖的原理是由于促进组织对糖的利用。服用灵芝后可取代胰岛素抑制脂肪酸的释出，可改善血糖、尿糖等症状。

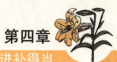

## 第四章
体质不同，分清体质进补得当

### 食用禁忌

手术前后 1 周内，或正在大出血的人不宜吃灵芝。

灵芝不适于正常孕妇吃，因为灵芝过分滋补，有诱发流产的可能。

灵芝还有一点微毒性，不可以过量或长时间服用。

### 选购与存储

灵芝的选择可从其形体、色泽、厚薄比重上判别好坏，好的灵芝体实、柄短、肉厚，菌盖的背部或底部用放大镜观察，能看到管孔部位，呈淡黄色或金黄色为最佳，呈白色的次之，呈灰白色而且管孔较大的则最次。正常放置在干燥处保存即可。

### 名医偏方

**头发早白** 灵芝、黑桑葚（晒干）各 500 克。碾细为末，炼蜜为丸，如弹子大，每次 1 丸，用温黄酒吞下，每日 2 次。

**失眠** 灵芝 30 克，白酒 500 毫升，浸泡密封半月，每日搅动数次。每次服 10 毫升，每日 1~2 次。肝功能差者每次服 5 毫升以下，急性肝炎禁用。

**冠心病** 灵芝 30 克，丹参、田七各 5 克，白酒 500 毫升。灵芝、丹参、田七洗净，同入坛加白酒，盖上坛盖。每天搅拌 1 次，浸泡 15 天即成。每次服适量。

**鼻衄** 灵芝 9 克，鸭蛋 1 个。同煮，喝汤吃蛋及药。

**肠风痔瘘** 每次取灵芝 18~30 克，猪瘦肉 90 克，加盐适量，隔水蒸熟。上午蒸 1 次，喝汤；下午蒸 1 次，全吃尽。

## 养生药膳

### ▼ 灵芝丁香鸭

**原料** 灵芝 10 克，鸭 1 只，丁香、草豆蔻、肉桂各 5 克，卤汁 3800 毫升，姜、葱、精盐、鸡精、香油各适量。

**制用法** 将鸭宰杀，去毛、内脏及爪，洗净；灵芝、丁香、草豆蔻、肉桂分别洗净；姜拍松，葱切段。将卤

# 中药养生大功效
——养得好,身体强,活到老

汁、灵芝、丁香、草豆蔻、肉桂、姜、葱、精盐、鸡精同入炖锅内,煮沸,加入鸭,用小火卤煮45分钟停火。将鸭捞出,沥干卤汁,用香油涂抹在鸭身上,然后随意剁成块即可。

**功效**
温中和胃,暖肾助阳,调节血糖。适用于肾阳虚患者食用。

## ▼ 灵芝鹿肉汤

**原料** 山楂、灵芝各20克,鹿肉250克,料酒、葱各10克,姜5克,精盐、味精、胡椒粉各2克。

**制用法** 将灵芝、山楂洗净,润透,切薄片;鹿肉洗净,切2厘米宽、4厘米长的块;姜切片,葱切段。将灵芝、山楂、鹿肉、料酒、姜、葱同放炖锅内,加水1000毫升,置大火上烧沸,再用小火炖煮35分钟,加入精盐、味精、胡椒粉,搅匀即成。

**功效**
补五脏,润肌肤,安心神,降血压。

## ▼ 灵芝米粥

**原料** 灵芝、糯米各50克,小麦60克,白糖30克。

**制用法** 将糯米、小麦、灵芝洗净;再将灵芝切成块用纱布包好,一起放入砂锅内,加水400毫升,用小火煮至糯米、小麦熟透,加入白糖即可。每日1次,一般服5~7次有效。

**功效**
养心,益肾,补虚。

## 中 药 典 故

有一个故事也许耳熟能详,就是白娘子盗仙草。相传,许仙病得很重,请了几个知名的郎中都没有治好。白娘子认为凡间的草药是救不活她的官人了,便决定到昆仑盗仙草。她来到昆仑山顶上,看见有一株紫郁郁的仙草,白娘子弯下腰,刚要伸手采摘,一只胡须花白的神鹿出现了。白娘子打败神鹿,衔着仙草,飞回家来。她把仙草熬成药汁,灌进许仙嘴里。过一会儿,许仙就活转来了。这株仙草就是灵芝。

# 第四章

体质不同，分清体质进补得当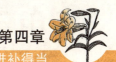

## 白术——补气健脾，燥湿利水

白术，又名于术、冬术、浙术。为菊科植物白术的根状茎。白术是著名的抗老强身药物之一，历代方书及医案记载颇多。如《神农本草经》说白术"作煎饵久服，轻身延年不饥"。《慈禧光绪医方选议》中收载了二十三个长寿、补益方剂，白术出现比率为百分之六十九，在六十四种药物中居第二位。

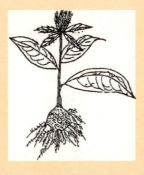

【性味归经】

性温，味苦。归脾、胃经。

【地域分布】

长江以南大部分地区有栽培，浙江数量最多。

【本草成分】

白术主要含挥发油如苍术酮、苍术醇、苍术醚、杜松脑、苍术内脂等，并含有果糖、菊糖、白术多糖、多种氨基酸及维生素A类成分等。

### 中药功效

白术中的丙酮提取物可明显减少胃液量，提高胃酸碱度，降低胃蛋白酶活性，保护胃黏膜，对压力性胃溃疡有显著的抑制作用。

白术也可以扩张血管，对心脏则有抑制作用，剂量过大可导致停搏。

白术能使白血球减少症者提升白血球，并且能促进细胞免疫，对正常机体的抗体生成有一定的促进作用。

白术对瘤细胞有细胞毒作用，能降低瘤细胞的增生率，减低瘤组织的侵袭性，提高机体抗肿瘤反应的能力。

### 食用禁忌

服用白术忌桃、李、菘菜、雀肉、青鱼。

凡阴虚燥渴、气滞胀闷、干咳带血、口燥咽干、久病伤阴少津、湿热邪毒未清、外感热病邪实者均应忌服。

### 选购与存储

选购白术时，以质坚硬不易折断，断面不平坦，黄白色至淡棕色，有棕黄色的点状油室散在；烘干者断角质样，色较深或有裂隙；气清香，味甘、微辛，嚼之略带黏性，以个大、质坚实、断面黄白色、香气浓者为佳。白术炮制后应储于干燥容器内，置阴凉干燥处，防蛀。

### 名医偏方

**久泻** 白术300克，水煎浓缩成膏，放1夜，倾出上面清水。每次服1~2匙，蜂蜜汤调服。

**呕吐酸水** 白术、茯苓、厚朴各2.4克，橘皮、人参各1.8克，吴茱萸、荜茇各1.2克，槟榔仁、大黄各3克。水煎，分2次服。

**手术后便秘** 白术60克，生地30克，升麻3克。水煎服。适用于妇科、外科手术后便秘者。

**白细胞减少症** 白术30克，水煎服。

## 养生药膳

### ▼ 白术大枣饼

**原料** 白术100克，大枣250克，石菖蒲30克，面粉500克。

**制用法** 白术、石菖蒲研为细末，入面粉内和匀。大枣煮熟去皮、核，捣烂如泥，混合于面粉内，加适量水揉成面团，煎成小饼，每个约25克，每次吃2~3个。

**功效** 补气健脾，燥湿利水。

### ▼ 白术天麻半夏粥

**原料** 白术、天麻各10克，半夏6克，橘红3克，大枣2枚，生姜1片，粳米50克，白糖适量。

**制用法** 将天麻、白术、半夏、橘红、姜、枣分别洗净，然后放入锅内，加适量清水，大火煎煮20分钟。取汁去渣，然后加入洗净的粳米煮粥，粥熟时加入适量白糖调味，即可食用。

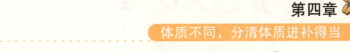

## 第四章 体质不同，分清体质进补得当

**功效**

健脾祛湿，熄风化痰。适用于高血压、风痰所致之眩晕头痛、痰多、胸膈胀满等症。

### 白术陈皮鲫鱼汤

**原料** 白术30克，鲫鱼500克，陈皮10克，精盐、香油各适量。

**制用法** 将鲫鱼去鳞洗净，切块。白术、陈皮洗净，与鲫鱼一同放入锅内。加适量清水，用大火煮沸后转小火煲2小时，再加精盐调味，淋上香油即成。

**功效**

益气补虚，健脾和胃。

### 白术猪肚粥

**原料** 猪肚1个，白术30克，槟榔10克，粳米100克，生姜少量。

**制用法** 洗净猪肚，切成小块，将白术、槟榔、生姜洗净，与猪肚一起放入锅里，煎煮取汁，去渣，用汁同洗净的粳米煮粥，猪肚可取出蘸麻油、酱油佐餐。

**功效**

补中益气，健脾和胃。适宜于脾胃气弱、消化不良、倦怠少气、腹部虚胀、大便泄泻等症。

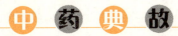

### 中药典故

传说，在南极仙境有一只仙鹤，它衔着一支药草，想把它带到人间，种植在最好的地方。仙鹤来到了天目山麓上空，看到下界有一块盆地，那里依山傍水、向阳避风，于是仙鹤便降落下来，把口里衔着的仙草种了下去。据说，那株仙草就是白术。仙鹤日夜守护着仙草，白天除草、松土、浇水，晚上垂颈俯首，守护在旁。日子一长，仙鹤竟化成了一座小山，人称"鹤山"。

# 山药——补脾益胃，生津益肺

山药，又名淮山药、淮山、白山药、野山药。为薯蓣科植物薯蓣的干燥根茎，是中医平补脾肺肾的中药材。最早记载于《山海经》和《神农本草》，被列为药上之品。山药还是历史悠久的传统保健食品。据记载，慈禧为健脾胃而吃的"八珍糕"中就含有山药。

**【性味归经】**

性平，味甘。归肺、肾、脾经。

**【地域分布】**

分布于华北、西北、华东和华中地区。

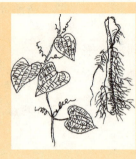

**【本草成分】**

山药主要含有薯蓣皂苷元、黏液质、胆碱、淀粉、糖蛋白、游离氨基酸、止杈素、维生素C、淀粉酶等。

## 中药功效

山药中的黏液蛋白能防止脂肪沉积在血管上，保持血管弹性，降低胆固醇，防止动脉粥样硬化，并能防止冠心病、高胆固醇血症的发生与发展。

山药对维护胰岛素正常功能有一定作用。中医治疗糖尿病处方中常有山药单味使用，或与其他药物合用，效果更佳。

鲜山药富含多种维生素、氨基酸和矿物质，可以防治人体脂质代谢异常，以及动脉硬化。

现代药理研究提示，山药含有的皂苷、糖蛋白、鞣质、脱落酸、山药碱、胆碱、淀粉及钙、磷、铁等具有诱生干扰素的作用，有一定的抗衰老基础。

## 食用禁忌

山药养阴助湿，所以湿盛中满或有积滞、有实邪者不宜食用。

山药有收敛的作用，所以患感冒、大便燥结者及肠胃积滞者忌用。

炎症腹泻者忌用。

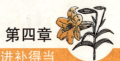

## 第四章
**体质不同，分清体质进补得当**

山药不要生吃，因为生的山药里有一定的毒素。

山药不可与碱性药物同服。山药不可与甘遂、大戟同服。

### 选购与存储

选购山药时，以粗细均匀、表皮斑点较硬、切口带黏液者为佳。冬季选购山药时要注意，用手握住山药几分钟，如果山药未发热，就是受冻了，如果发热就是未受冻的。山药保存和土豆、红薯比较类似，放置在通风、阴凉处即可。山药切口处容易氧化，可以先用米酒泡一泡，然后以吹风机吹干，再用餐巾纸包好，外围包几层报纸，放在阴凉墙角处即可。

### 名医偏方

**痰气喘急** 山药捣烂半碗，入甘蔗汁半碗，和匀，顿热饮之。

**冻疮** 山药适量，于新瓦上碾磨为泥，涂疮口上。

**腹泻** 山药20克，莲子、芡实、薏苡仁各10克，粳米100克。将所有药食材洗净，加水适量，煮成粥食用。

**慢性前列腺炎** 鲜山药50克，生地20克，南瓜子10克，金樱子5克，粳米100克。山药洗净去皮切为小块，南瓜子去皮捣碎，将所有药食材一起放入锅中，加水同煮成粥食用。

## 养生药膳

### 山药羊肉汤

**原料** 山药块150克，羊肉1斤，核桃仁5粒，姜拍碎10克，米酒50毫升，葱段5克，精盐、胡椒粉各适量。

**制用法** 羊肉切块，放入沸水中氽一下。锅中加水六成满，加入氽好的羊肉，再加入核桃仁、米酒、葱、姜，以小火炖30分钟。放入山药，起锅前加精盐、胡椒粉调味。

**功效** 益气补血。

### 山药粥

**原料** 生山药、面粉各100～150克或用干山药磨粉，葱、姜各适量。

**制用法** 先将山药去皮，洗净，切为薄片，然后捣为糊状，放锅中加入适量清水煮沸。接着再将面粉加入锅

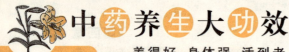

中调匀,而后再放入葱、姜,煮成粥糊服食,每日1剂。

**功效**

健脾胃,养心气。适用于心悸怔忡、自汗盗汗、虚劳消渴、食欲不振、消化不良、腹泻及男子遗精、早泄、女子带下等。

### ▼ 山药蒸排骨

**原料** 山药20克,排骨500克,料酒、葱、酱油各15克,精盐、姜各5克,味精3克,白糖10克。

**制用法** 将山药放入温水中浸泡1夜,捞起,切成3厘米长、2厘米宽的薄片;姜切片,葱切段。排骨洗干净,剁成3厘米长的段,放入盆内,加入姜、葱、精盐、味精、酱油、料酒、白糖,抓匀,腌渍1小时。将山药放在蒸碗底部,然后将排骨放入碗中,除去葱、姜不用。将蒸碗放入笼中,盖上锅盖,蒸50分钟,停火。用盘子扣住蒸碗,翻转过来即成。

**功效**

健脾补肺,固肾益精。

### ▼ 山药奶肉羹

**原料** 山药100克,羊肉500克,生姜15克,牛奶半碗,精盐适量。

**制用法** 将山药洗净,切片,羊肉洗净,与生姜同放锅内,加入适量的清水以小火清炖几小时。取炖好的羊肉汤1碗,加入山药片共煮,再加入牛奶、精盐,煮沸服食,2日1剂。

**功效**

益气养血。适用于产后缺乳或乳汁分泌不足者。

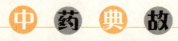

有两个国家发生战争,强国赢了弱国。弱国军队逃进一座大山,强国几次强攻未果,便将山包围,坐等对方粮绝投降。谁知,一年后的某天,弱国军队从山中杀出,将强国打败。原来,山中长着一种植物,地下的根茎可以食用。于是,人吃根,马吃茎,人困马乏的军队变成了兵强马壮的劲旅。因为在山里遇见了这种药,所以有人称其为"山遇"。后来人们发现它有药用价值,便将"山遇"改为"山药"了。

# 第四章 体质不同，分清体质进补得当

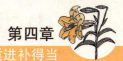

## 阴虚体质

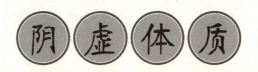

百合——清心安神，养阴润肺

百合，又名白百合、白花百合。为百合科植物卷丹、百合或细叶百合的干燥鳞茎。百合在中国寓意为"百年好合""百事合意"之意。百合分为食用百合和药用百合。前者为百合科植物大百合，后者则是百合科植物卷丹、百合或细叶百合的干燥肉质鳞叶。百合性微寒，味甘微苦，归心、肺经，有养阴润肺、清心安神之功效，适用于肺虚劳咳所致的干咳少痰、痰中带血及热病后期虚烦失眠等，被古人称为"渗利和中之美药"。

【性味归经】

性寒，味甘。归心、肺经。

【地域分布】

全国大部分地区均产，主产于湖南、浙江、江苏、陕西、四川等地。

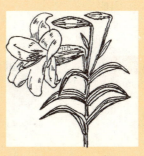

【本草成分】

百合含秋水仙碱、淀粉、蛋白质、脂肪、胡萝卜素、维生素$B_1$等。

## 中药功效

百合含有丰富的黏液质及维生素，可促进皮肤细胞新陈代谢。

百合含有多种生物碱，对白细胞减少症起预防作用，可提升血细胞，对化疗及放射性治疗后细胞减少症有治疗作用。

新鲜百合中所含的黏液质，具有润燥清热作用。

## 食用禁忌

不宜多食，不然有伤肺气。百合因为有一定毒性，建议使用前向医师咨询。

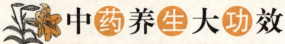

脾胃不佳、风寒咳嗽、虚寒出血、大便干结难解、腹部胀满者忌食百合。直接接触生的百合球茎可能会引起皮肤瘙痒，吞噬生的球茎可能会引起呕吐、腹泻等症状。

## 选购与存储

选购新鲜的百合，以个大、颜色白并瓣匀、肉质厚、底部凹处泥土少者为佳。选购干百合以干燥、无杂质、肉厚和晶莹剔透者为佳。新鲜百合直接放在冰箱内存储即可。干百合需要装在干燥容器内并密封，放置在冰箱或通风干燥处保存。

## 名医偏方

**肺痈** 百合适量，拌蜂蜜蒸或煮，频食。

**小儿百日咳** 鸡胆1个，百合10克。将鸡胆焙干，与百合同碾细末。1岁以内分3天服；1~2岁分2天服；3~6岁1天服；7~10岁以上药量加倍，1天服完。每天量分3次内服。

**神经衰弱** 百合30克，白芍、白薇、白芷各12克。水煎服，每日1剂。

**口干唇燥、颜面萎黄** 百合15克，鸡蛋黄1个。水煎服，每次20毫升，每日3次。

**湿疮** 生百合捣涂，1~2天即可见效。

**痈疮未溃** 鲜百合、盐各适量。鲜百合洗净，加盐适量，捣烂如糊状，敷于患处，每日更换2次，以消退为度。

## 养生药膳

### ▼ 芦荟炒百合

**原料** 鲜百合200克，鲜芦荟300克，花生油、精盐、味精、水淀粉、骨头汤、葱末、姜末、香油各适量。

**制用法** 将鲜百合洗净，分成片；芦荟去皮洗净，切成长条，倒入开水锅中煮熟，捞出控水。锅中加油烧热，下入葱末、姜末爆锅，加少许汤、百合和芦荟、精盐炒匀。然后用水淀粉勾芡，加入味精，淋上香油即可。

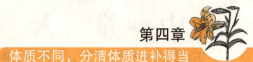

## 第四章 体质不同，分清体质进补得当

**功效**

健脾开胃，滋阴补气。

### ▼ 百合西芹炒乳鸽

**原料** 百合20克，西芹50克，乳鸽1只，料酒、葱、酱油、香油各10克，姜、精盐各5克，味精3克，胡椒粉2克，淀粉、食用油各适量。

**制用法** 把乳鸽宰杀后，去毛、内脏及爪，切成小颗粒，用酱油、盐、淀粉腌渍30分钟；西芹切小颗粒，放炒锅内炒熟盛入盘内。炒锅置中火上，加入食用油，烧至六成热时，加入乳鸽肉，爆炒至变色，洒入料酒，下入西芹、百合，再把姜、葱、精盐、味精、胡椒粉、酱油、香油加入炒锅即成。

**功效**

清热解毒，降压降脂。适合糖尿病患者食用。

### ▼ 莲子百合炖鸭肉

**原料** 莲子、百合各50克、鸭肉300克，姜2片，精盐适量。

**制用法** 将鸭肉洗净切块，放锅中加水、精盐、姜煮开，然后改用小火，加莲子、百合，共煮至鸭肉熟烂即可。

**功效**

养心润肺，补脾安神，滋阴清热。适用于脾胃虚弱、虚烦不眠等症。

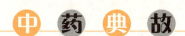

中 药 典 故

东海有一伙海盗，抢了一个渔村，他们劫财之后，还把村里的妇女儿童劫走，扔在了一座孤岛上。大家饿得头昏眼花，就在岛上找食吃。有个妇女挖来一种像蒜头的食物，煮熟后非常香甜，大伙便以它为食。第二年，一条船经过孤岛，岛上的人才获救。因为这种貌似"蒜头"的药草救过他们的命，而在岛上遇难的妇女和孩子合起来一共百人，所以人们就称它为"百合"。

# 车前草——利尿通淋，清热利湿

车前草，又名当道、车轮菜。为车前科植物车前的干燥全草。车前草为临床上的常用中药，在《神农本草经》中被列为上品，说它"通癃闭止疼痛，利小便，除湿痹。久服轻身耐老"。其性味甘寒，具有利水通淋、止泻、清肝明目、清肺化痰等功效。一直以来，该药主要用于治疗小便不利、水肿、脾虚泄泻、风湿痹痛、筋脉挛急、肺痛和肠痛等病症。近年来，人们发现车前草还有很多新用途。

【性味归经】

性微寒，味苦。归肝、肾、小肠经。

【地域分布】

车前草在我国各地均有分布，平车前主要产于黑龙江、辽宁、河北等省。

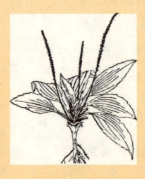

【本草成分】

车前全草含车前苷 0.01%～0.02%、高车前苷、桃叶珊瑚苷，另含熊果酸、β-谷甾醇、豆甾醇及两者的棕榈酸酯，以及正三十一烷等。

## 中药功效

车前草含有车前苷，这种物质有良好的镇咳、祛痰的功效，能使呼吸道黏液分泌明显增加，痰液稀释而容易排出。

现代药理研究表明，车前草能增加尿量、尿素、氯化物、尿酸等的排泄，具有明显的利尿作用。

研究证实，车前草水浸剂在试管内对某些致病性真菌有不同程度的抑制作用。

## 食用禁忌

孕妇慎用。

遗精、遗尿患者不宜选用。

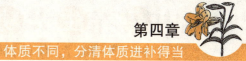

## 第四章
### 体质不同，分清体质进补得当

### 选购与存储

车前草以叶片完整、色灰绿者为佳。将车前草置于通风干燥处保存。

### 名医偏方

**肝炎** 鲜车前草、鲜胡荽、鲜地耳草各30克，栀子10克。水煎服。

**泌尿系结石** 车前草30克，千斤拔60克，穿破石、两面针根各15克。水煎服。

**急性肾炎，肾盂肾炎** 地胆草30克，车前草、白茅根、淡竹叶、路边青叶各15克，水煎服。

**急性结膜炎** 车前草30克，谷精草15克。水煎服。

**小便赤痛** 车前草、墨旱莲、积雪草各15克，桑白皮10克，加盐适量。水煎服。

### 养生药膳

#### 茵陈车前草茶

**原料** 茵陈9克，车前草12克。

**制用法** 将茵陈、车前草加适量水煎。代茶饮，每日1剂，每日煎服2次，连服1周。

**功效** 清热利湿，预防传染性肝炎。

#### 二草蚌肉汤

**原料** 河蚌120克，车前草30克，鸡骨草20克，精盐、味精各适量。

**制用法** 车前草、鸡骨草分别洗净后切碎。河蚌在清水中养1天，使其吐尽污泥，然后放入锅中略煮片刻，去壳取肉。锅中加入适量水，放入车前草、鸡骨草、蚌肉，大火煮沸，然后转小火续煮约1小时。食用前加入精盐、味精调味即可。

**功效** 利水消肿，祛痰。

#### 车前草红枣饮

**原料** 车前草50克，红枣5枚，冰糖2小匙。

**制用法** 将红枣洗净、泡发，备

# 中药养生大功效
## ——养得好，身体强，活到老

用；车前草洗净备用。砂锅洗净，倒入 1000 克的清水，以大火煮开后，放入车前草，改为小火，慢熬 40 分钟。待熬出药味后，加入红枣，待其裂开后，加冰糖，搅拌均匀即可食用。

**功效** 清热祛湿，利水通淋。

### ▼ 车前草蕹菜猪腰汤

**原料** 猪腰 250 克，蕹菜 500 克，车前草（鲜）60 克，精盐、味精各适量。

**制用法** 车前草择净，洗好，以清水大火煎煮 15 分钟后，滤渣取汁；蕹菜洗净；猪腰洗净切片。锅中加入车前草汁，放入猪腰、蕹菜稍煮片刻；加入盐、味精调味即可。

**功效** 清热解暑，消肿利水。

### ▼ 车前草粥

**原料** 鲜车前草 30 克，大米 50 克，葱白 2 茎。

**制用法** 将车前叶、葱白择净，放入药罐中，浸泡 2 小时后，水煎取汁，加大米煮为稀粥服食，每日 1 剂，连续服食 5~7 天。

**功效** 利湿通淋，清热明目。适用于热结膀胱引起的小便不利，淋沥涩痛，肝经风热引起的目赤肿痛，视物昏花，及暑热泻泄，肺热咳嗽，痰多黏稠等症。

## 中药典故

西汉时有一位将军率军征战，被敌军围困在一个荒无人烟的地方。时逢天旱无雨，人和战马饿死、渴死的不少。剩下的人马也因饥渴交加，纷纷患了尿血症。一天，一个马夫突然发现有几匹马不尿血了，他便紧盯着马的活动。原来马啃食了一种牛耳形的野草，马夫把这一发现汇报给长官，于是将军号令全军吃"牛耳草"。几天之后，人和马都治好了。由于这种草是在马车前面采到的，所以被人称为"车前草"。

# 第四章
体质不同，分清体质进补得当

## 桑寄生——补肾益肝，祛风除湿

桑寄生又称寄生树、寄生草、茑木、寓木、宛童、寄屑等，为桑寄生科植物桑寄生的干燥带叶茎枝。桑寄生始载于《神农本草经》，被列为上品。桑寄生功效非凡，既能祛风湿，又能养血益肝肾、强筋骨，常与独活、秦艽、桂枝及杜仲、当归等药同用，如独活寄生汤。

【性味归经】

性平，味苦、甘。归肝、肾经。

【地域分布】

主产于广东、广西、河北、辽宁、吉林、内蒙古、河南、安徽等地。

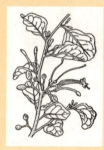

【本草成分】

桑寄生主要含有黄酮类化合物如槲皮素、槲皮苷、萹蓄苷及少量的右旋儿茶酚。

## 中药功效

桑寄生中所含的萹蓄苷具有显著的利尿功效。

桑寄生中的某些成分具有短效或长效的降低血压的作用。

桑寄生可有效祛除风湿，故常用于肝肾不足、血虚失养所致的关节不利、筋骨痿软、腰膝酸痛。

桑寄生可用于肿瘤治疗中，作为促进细胞分裂免疫刺激剂以控制和调整免疫系统。

## 食用禁忌

桑寄生可祛体内湿气，体内有火者忌用。

孕妇忌服。

## 选购与存储

桑寄生以枝细、质嫩、叶多者为佳。将桑寄生置于干燥处保存，注意防蛀。

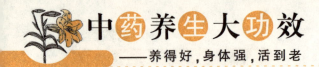

# 中药养生大功效
——养得好，身体强，活到老

## 名医偏方

**腰酸膝软** 桑寄生100克（切细），桑葚200克，浸入500毫升白酒中，浸泡1个月后，每日取酒20毫升饮服。

**腰脊冷痛** 桑寄生20克，水煎取汁，加甜酒酿30克，和匀服。

**高血压** 桑寄生60克，水煎服。

**便血** 桑寄生60克，防风，川芎各7.5克，炙甘草9克，同碾细末。每次服6克，水煎服。

## 养生药膳

### ▽ 寄生首乌鸡蛋汤

**原料** 何首乌70克，桑寄生50克，鸡蛋3个，白糖20克。

**制用法** 将何首乌、桑寄生、鸡蛋洗净后一同放入砂锅内，加清水适量。大火煮沸后，小火煲40分钟，捞起鸡蛋去壳，再放入锅内煲40分钟，加白糖，煲沸即可，饮汤食蛋。

**功效** 滋补肝肾，固精止血。

### ▽ 桑寄生莲子豆腐羹

**原料** 豆腐500克，桑寄生、枸杞子、莲子、黑木耳、葱、姜、盐、糖、高汤、食用油、水淀粉各适量。

**制用法** 枸杞子、莲子、黑木耳泡发洗净；葱、姜切丝；豆腐切块。锅内下食用油烧热，将豆腐块煎成两面金黄色时出锅。桑寄生放入高汤中煮30分钟，捞出渣，汤待用。锅中放食用油烧热，下葱丝、姜丝炝锅，下入枸杞子、黑木耳煸炒几下，再放桑寄生汤、盐、糖、豆腐、莲子，小火烧5分钟，用水淀粉勾芡即可。

**功效** 此菜含蛋白质、脂肪、碳水化合物、膳食纤维、钾、钙等营养素，有补肝肾、强筋骨、祛风湿的功效。营养不良者宜多食。

### ▽ 寄生麦冬大枣茶

**原料** 桑寄生100克，麦冬30克，鸡蛋2个，大枣24枚，冰糖适量。

**制用法** 鸡蛋用水煮熟，去壳；大枣去核，洗净。麦冬浸洗，连同其他

第四章 体质不同，分清体质进补得当

材料放入煲内，煮沸后改用中火煲1个半小时，放入冰糖调味即可。

**功效**

宁心，补血，养颜。

### ▼ 桑寄生炖羊腰

**原料** 桑寄生30克，羊腰1对。葱、姜、味精、精盐、料酒各适量。

**制用法** 先将桑寄生洗净切段，往锅内加入少量清水，放入桑寄生煎煮30分钟，去渣取汁。将羊腰剖开，去腰膜，洗净，切片，与桑寄生汁同入锅中，加料酒、精盐、葱段、生姜等调料。先用大火煮沸，改用小火煨炖至羊腰熟烂，味精调味即可。

**功效**

滋肾养肝，强筋健骨。

### ▼ 寄生地归酒

**原料** 寄生、怀牛膝、熟地黄、秦艽各60克，全当归、杜仲各30克，白酒2500毫升。

**制用法** 将前6味捣碎，入布袋，置容器中，加入白酒，密封。浸泡14日后，过滤去渣即成。

**功效**

补肝肾，强筋骨，祛风湿，活血通络。适用于腰膝酸痛、筋骨无力、风湿痹痛等症。

## 中药典故

相传，有一位叫姬生的农夫，因受风寒所袭，晚年常感腰腿疼痛，几乎丧失了劳动力。一日，他栖身于许多藤条缠绕的桑树之间，一觉醒来，只觉得周身汗出，肢节舒展，多年的腰腿疼痛明显减轻了。以后，他每于劳作后都躺在这些乱藤上休息。久而久之，他的腰腿疼痛痊愈了。此事很快在乡邻里传开，人们为了纪念它的发现者，就把这种藤条称为"姬生"。又因这种藤条大多寄生于桑树上，后人又称其为"桑寄生"。

# 中药养生大功效
## ——养得好，身体强，活到老

## 枸杞子——补益肝肾，益精明目

枸杞，又名杞子、枸杞果、天精、地仙、血杞子、却老子、明眼草子、枸杞豆。为茄科植物枸杞的成熟果实。因其有抗衰延龄作用，历代医家又称其为"却老子"。人们一直将其作为滋补益寿良药。唐朝著名诗人刘禹锡曾赞誉枸杞"枝繁本是仙人杖，根老能成瑞犬形。上品功能甘露味，还知一勺可延龄"。

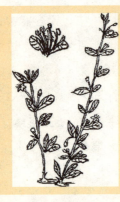

【性味归经】

性平，味甘。归肝、肾经。

【地域分布】

分布于西北、华北等地，其他地区也有栽培。

【本草成分】

枸杞子主要含有甜菜碱、多糖、脂肪酸、蛋白蛋、硫胺素、核黄素、烟酸、胡萝卜素、抗坏血酸、烟酸、β-谷甾醇、亚油酸、微量元素及氨基酸等。

## 中药功效

食用枸杞子可以扶正固本和扶正祛邪，不但增强机体功能，促进健康恢复，而且能提高机体的抗病能力，抵御病邪的侵害，增强机体对各种有害刺激的适应能力。

枸杞叶代茶常饮，能显著提高和改善老人、体弱多病者和肿瘤病人的免疫功能及生理功能，具有强壮机体和延缓衰老的作用。对癌症患者配合化疗，有减轻毒副作用、防止白血球减少、调节免疫功能等疗效。

枸杞子含有甜菜碱，能够减少脂肪沉积于肝细胞，加快肝细胞再生，达到保护肝脏的功效。

作为滋补强壮剂治疗肾虚各证及肝肾疾病疗效甚佳，能显著提高人体中血浆睾酮素含量，达到强身壮阳之功效，对于性功能减退有明显的疗效。

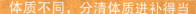

## 第四章 体质不同，分清体质进补得当

### 食用禁忌

有酒味的枸杞子已经变质，不可食用。

由于枸杞温热身体的效果相当强，患有高血压、性情太过急躁的人，或平日大量摄取肉类导致面泛红光、贪食的人最好不要食用。

枸杞子适合体质虚弱、抵抗力差的人服用，身体强健的人群吃枸杞子容易上火。

枸杞子质润，对于脾虚湿盛、实热邪盛、痰湿中阻者均不宜服用。

### 选购与存储

选择枸杞子时，宜选颗粒色红略带光泽、个大肉厚、一端有白色果柄痕、口味甜中带鲜的产品。在塑料袋中放入装有生石灰的小麻袋，然后将去除杂质的枸杞子放入塑料袋中，烤封塑料袋口，抽出袋中空气，置阴凉处储存；或者置于冰箱或其他冷藏设备中保存，温度保持在0～4℃。

### 名医偏方

**头目眩晕** 枸杞子30颗，甘菊花12朵。沸水冲泡，代茶饮。

**贫血** 枸杞子20克，鸡蛋2个。加水煮，蛋熟去壳再煮，饮汤食蛋。

**肝肾不足** 枸杞子100克，龙眼肉60克。加白酒500克，密封放置30日后饮服，每次10毫升。

**胃炎** 枸杞子500克，焙干碾粉。每日2次，空腹用干粉20克。

## 养生药膳

### 枸杞蜂蜜茶

**原料** 枸杞、蜂蜜各1勺。

**制用法** 将枸杞洗净放入杯中，加入开水，水温稍凉时放入1勺蜂蜜，搅拌均匀后即可饮水食杞。每天晨起、晚睡前各饮1杯。

**功效** 常食能保护视力，防治老花眼。

### 枸杞南瓜酱

**原料** 南瓜250克，枸杞50克，植物油、味精、精盐各适量。

**制用法** 将南瓜去皮、瓤，洗净切

# 中药养生大功效
## ——养得好，身体强，活到老

成小块，枸杞洗净备用。炒锅烧热，放入适量植物油，加少量花椒炸出香味后捞出。在油中加入葱花，倒入南瓜块翻炒并加少量水焖煮。待到南瓜焖烂时，加入枸杞及食盐，再炒片刻之后，加入味精调味，即可食用。

**功效**

健脾利湿，养肝滋肾。可用于治疗眼花、视物不清等症。

## ▼ 枸杞黄精膏

**原料** 枸杞子、黄精各等份，蜂蜜适量。

**制用法** 锅中加水，将枸杞子和黄精以小火多次煎熬，去渣浓缩后，加蜂蜜适量混匀，煎沸，待冷备用。每次1~2匙，沸水冲服。

**功效**

补肝肾，益精血。

## ▼ 枸杞蒸羊肉

**原料** 枸杞子25克，羊肉500克，料酒、酱油、白糖、葱各10克，味精3克，精盐、五香粉、姜各5克，香菜30克。

**制用法** 将枸杞子洗净，去果柄、黑子和杂质；羊肉洗净，去筋膜，切3厘米长的薄片；香菜洗净，切3厘米长的段；姜切片；葱切段。将羊肉片放入碗内，加入精盐、味精、料酒、酱油、白糖、五香粉、姜、葱，抓匀，腌渍1小时。将羊肉片捞起，放入蒸碗内，加入枸杞子。置大火大汽蒸笼内，蒸45分钟，停火；取出蒸碗，撒上香菜即成。

**功效**

滋肾，润肺，补肝。

## 中药典故

盛唐时代，丝绸之路来了一群西域商人，傍晚在客栈住宿，却看见有一个女子正在斥责一位老者。商人上前责问："你为什么打骂老人？"那女子说："我训自己的孙子，与你何干？"闻者皆大吃一惊。原来，此女子已200多岁，老汉也已九旬高龄。他受责打是因为不肯遵守族规服用一种草药，弄得未老先衰。商人见状，忙向这位高寿的女子请教草药的名字，女子告诉他，这味草药便是枸杞子。

# 麦冬——久服轻身，不老不饥

麦冬又称麦门冬、浙麦冬、杭麦冬、川麦冬、寸麦冬等。是百合科植物麦冬的块根。以浙江杭州所产者品质最优，为道地药材，称为"浙麦冬"或"杭麦冬"。麦冬性甘寒质润，有滋阴之功，能养阴生津，润肺清心，既善于清养肺胃之阴，又可清心经之热，是一味滋清兼备的补益良药。

因为麦须一般称作麦门，而麦冬似麦又有须，叶子似韭，冬天不凋零，故又被称为"麦门冬"。民间还有一种说法，因其常栽于门前阶边，为护阶之草，故有"门"名；又因其叶似麦叶，冬季不凋，故有"麦冬"之称。

【性味归经】

性微寒，味甘、微苦。归心、胃、肺经。

【地域分布】

主产于四川、贵州、云南、浙江、湖北、广西、福建、安徽等地。

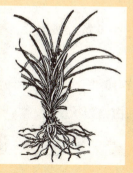

【本草成分】

麦冬主要含有多种甾体皂苷、β-谷甾醇、豆甾醇、高异黄酮类化合物、多种氨基酸、各种类型的多聚糖、维生素A样物质、铜、锌、铁、钾等。

## 中药功效

麦冬煎剂能显著提高实验动物耐缺氧能力，增加冠状动脉血流量，对心肌缺血有明显保护作用，并能抗心律失常及改善心肌收缩力。

现代研究表明，麦冬含多种甾体皂苷、β-谷甾醇、豆甾醇等，能够阻止血栓的形成，改善人体微循环。

麦冬具有协调胰岛素功能，能降低血糖，促使胰岛细胞恢复正常。

麦门冬有升高白细胞，延长抗体存在时间的作用，提高免疫功能，增强人体对疾病的抵抗力。

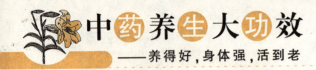

# 中药养生大功效
—— 养得好，身体强，活到老

## 食用禁忌

消化不良及外感风寒咳嗽者不宜服用。

麦冬性寒，如因脾胃虚寒而不敢吃凉的食物及容易腹泻的人群不宜服用。

麦冬与款冬、苦瓠、苦参、青蘘相克。本品忌与鲫鱼同食。

## 选购与存储

优质麦冬呈纺锤形，两端略尖，表面黄白色或淡黄色，有细纵纹，质柔韧，断面黄白色，半透明，中柱细小，气味微香。麦冬含有黏性糖质，易吸潮泛油，若需长时间保存，应放置在密闭容器中，冷藏并避光保存。

## 名医偏方

**慢性咽炎，咽痒干燥，灼热疼痛** 北沙参15克，麦冬12克，马勃、甘草各6克，蒲公英30克。水煎服。

**消谷善饥明显之糖尿病** 生地黄、熟地黄、生石膏各30克，知母12克，麦门冬15克。水煎服。

**肾阴虚损所致牙痛** 麦冬10克，枸杞子15克，白糖适量。将枸杞子和麦冬用水煮沸15分钟，取汁加白糖频饮。

## 养生药膳

### 麦冬烧豆腐

**原料** 麦冬20克，豆腐300克，料酒、葱各10克，精盐4克，味精3克，姜5克，植物油35克。

**制用法** 将麦冬用清水浸泡1夜，捶扁，取出内梗；豆腐洗净，切成2厘米见方的丁；姜切片；葱切段。将炒锅置武火上烧热，下入植物油，烧至六成热时，下入姜、葱爆香，随即下入麦冬、料酒、豆腐、精盐、味精即成。

**功效** 滋阴清热，利尿，减肥，降压。

### 金银麦冬茶

**原料** 金银花、麦冬各10克，胖大海2枚。

**制用法** 上药用开水冲泡，代茶呷饮。

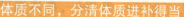

## 第四章
### 体质不同，分清体质进补得当

**功效**

清热，养阴，利咽。主治慢性咽炎。

### ▼ 麦冬粥

**原料** 麦冬10克，大米100克，白糖适量。

**制用法** 将麦冬择净，放入锅内加适量清水，水煎取汁，然后加大米煮粥，待熟时调入白砂糖，再煮一两沸即成，每日1剂。

**功效**

润肺养阴，养胃生津，清心除烦。适用于肺燥咳嗽、口干口渴、心烦不眠、大便秘结等症。

### ▼ 麦冬桂圆炖鲍鱼

**原料** 麦冬、天冬各30克，桂圆15克，鲍鱼60克，猪瘦肉250克，生姜2片，精盐适量。

**制用法** 先将麦冬、天冬、桂圆洗净，入水浸泡几分钟；鲍鱼用开水浸泡8小时以上，再洗净切成片；猪瘦肉洗净切片。上料与生姜一起放进炖盅内，加入适量清水，用小火隔水炖约3小时，然后调入精盐，即可食用。

**功效**

清肺润燥，滋阴养血。

### ▼ 麦冬知母蜂蜜水

**原料** 麦冬、玉竹各15克，知母12克，沙参30克，蜂蜜适量。

**制用法** 将以上材料以水煎煮后，滤取药汁，再加入蜂蜜调匀后服用即可。

**功效**

养阴润肺，滋阴润肠。

---

### 中 药 典 故

麦冬在禹州被人们称为"禹韭"。禹韭之名的来历有一个传说：大禹治水成功以后，地里的庄稼丰收了，老百姓种的粮食吃不完，大禹就命令把剩余的粮食倒进河中，河中便长出了一种草，即麦冬。人们称此草为"禹余粮"，由于这种草产于禹州，叶窄而细长，形似韭菜，所以人们又叫它"禹韭""禹霞"。

# 石斛——清热养阴，益胃益肾

石斛又称林兰、金钗花，为兰科植物环草石斛、马鞭石斛、黄草石斛、铁皮石斛或金钗石斛的干燥茎。产于黄河以南，全年均可采收。石斛的主要品种有金钗石斛、密花石斛、鼓槌石斛等。石斛可入药，据《本草备至》叙述，它对人体有驱解虚热、益精强阴等疗效。诸如"石斛夜光九"就是用"美花石斛"等制成的。

【性味归经】

性微寒，味甘。归胃、肾二经。

【地域分布】

主要分布于亚洲热带和亚热带，澳大利亚和太平洋岛屿，我国大部分分布于西南、华南、台湾等地。

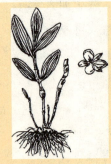

【本草成分】

含石斛碱、石斛胺、石斛次碱、石斛星碱、石斛因碱等多种生物碱及淀粉、黏液质等。

## 中药功效

石斛能显著提高超氧化物歧化酶（SOD）水平，降低过氧化脂质（LPO），调节脑单胺类神经介质水平，抑制类似单胺氧化酶（MAO），起到延缓衰老的作用。

石斛含有酯类成分，具有活血化淤、扩张血管及抗血小板凝结等作用，能治疗血栓闭塞性脉管炎、脑血栓形成、动脉硬化性闭塞等病症。

石斛对肠管有兴奋作用，可使收缩幅度增加，对慢性萎缩性胃炎能收到独特、满意的效果。

石斛对眼科疾病有明显的治疗作用，白内障、青光眼、视神经炎患者可酌情服用。

## 食用禁忌

脾虚湿困、湿热内蕴、痰多者不宜服用本品，否则会助长湿邪，出现食

# 第四章
**体质不同，分清体质进补得当**

欲差、泛清涎、脘腹痞闷、口淡、乏力等不适症状。

湿温病未化燥者、温热病早期阴未伤者、脾胃虚寒者也忌服本品。

石斛不宜与僵蚕、雷丸、巴豆同用。

### 选购与存储

选购石斛以表面黄绿色、光滑或有纵纹、节明显、质柔韧而实、断面较平坦、肉质多汁、味微苦而回甜、嚼之有黏性者为佳。石斛置在通风阴凉处，避免阳光直射。

### 名医偏方

**热病伤阴口渴** 石斛、麦冬各12克，鲜地黄30克，天花粉、桑叶、南沙参各10克。水煎服。

**肺阴虚热，久咳不止** 石斛15克，南沙参、玉竹各10克，麦冬6克。水煎服。

**温疟，暑疟，阴虚有汗、烦渴** 石斛12克，地骨皮、南沙参各10克，天花粉6克，青蒿9克。水煎服。

**肾经虚热、盗汗** 石斛12克，五味子6克，玄参15克，南沙参、麦冬各10克。水煎服。

**口舌生疮** 葛根6克，石斛、天花粉各9克，连翘4.5克，薄荷、防风、桔梗各3克，白茅根、石膏各15克，淡竹叶20张。水煎服。

## 养生药膳

### ▼ 山竹石斛生鱼汤

**原料** 猪肉（瘦）100克，黑鱼400克，玉竹40克，山药（干）20克，石斛12克，精盐4克，姜、陈皮各适量。

**制用法** 黑鱼去鳞、鳃，用水冲洗，抹干；将姜下油锅煎至微黄；山药、玉竹和石斛用水洗净；山药、玉竹切片；猪肉和陈皮用水洗净。加水于瓦煲内，煲至水沸。向瓦煲内放入全部材料，候水沸起，用中火煲3个小时。加入精盐调味即可。

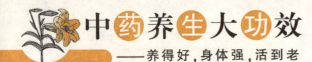

# 中药养生大功效
## ——养得好，身体强，活到老

**功效**

健脾开胃，生津解渴。此汤补而不燥，润而不腻，适合全家饮用。对糖尿病有作用。

### ▼ 石斛生地煲田鸡

**原料** 石斛15克，生地30克，田鸡300克。精盐、味精等调味品适量。

**制用法** 石斛洗净切细；生地切片；田鸡洗净去肠脏、皮爪。先将石斛、生地加水适量大火煎煮半小时，然后将田鸡加入，小火慢炖，直至田鸡熟透，然后加入味精、精盐等调味，即成，食田鸡喝汤。

**功效**

健脾滋阴，解毒消肿。

### ▼ 石斛花生米

**原料** 花生仁（生）500克，石斛50克，精盐6克，八角、沙姜各3克。

**制用法** 将石斛用清水洗净，淘去泥沙，切成约1厘米长的节子；挑拣完好的花生仁，用水洗净，沥干水分待用。锅内注入适量清水，放入精盐、八角、沙姜、石斛，待精盐溶化后，把花生仁倒入锅中，置武火上烧沸。移至文火上煮约1.5个小时，待花生仁入口成粉质时，即成。

**功效**

本品具有养阴润燥、清热生津和补虚扶羸的作用。适合肺胃阴虚、咽干津少、舌上无苔、咳嗽痰少、肠燥便秘、乳汁清稀的病人食用。

## 中药典故

相传，两千多年前，秦始皇身边有一个叫徐福的术士。一日他梦见身处一座高山上，一株绿色的奇草尤为引人注目，枝干上盛开着几朵鹅黄色的小花，花瓣中点缀着一颗晶莹剔透的玉露。旁立有一块美玉，内蕴"紫楹仙姝"四个大字。秦始皇得知大悦，立即颁旨令徐福带三千童男童女去寻找紫楹仙姝。据说，这紫楹仙姝就是居"中华九大仙草"之首的"野生铁皮石斛"，其中的"紫楹"即"滋阴"之意。

# 第四章 体质不同，分清体质进补得当

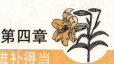

## 黄精——补脾润肺，养阴生津

黄精，又名黄姜、老虎姜、鸡头参、节节高。为百合科植物黄精、多花黄精的干燥根茎。根据原植物和药材性状的差异，黄精可分为姜形黄精、鸡头黄精和大黄精三种，三者中以姜形黄精质量最佳。黄精性平和，作用缓慢，可作久服滋补之品，补脾气，兼补脾阴，又有润肺生津、益肾补精的作用，并且无大补温燥之品可能带来的副作用。

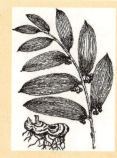

【性味归经】

性平，味甘。归肺、脾、肾经。

【地域分布】

分布于全国各地。

【本草成分】

黄精主要含有黄精多糖、低聚糖、黏液质，淀粉及多种氨基酸等。

## 中药功效

黄精浸膏对肾上腺素引起的血糖过高呈显著抑制作用，对糖尿病很有疗效。

黄精中含有一种细针状晶体，是抗菌有效成分，对伤寒杆菌、金黄色葡萄球菌及多种皮肤真菌均有抑制作用。

黄精对心肌具有保护作用，能使冠状动脉的血流量明显增加，能提高血管中酶的活性，能缓慢地降低血压。

## 食用禁忌

服用黄精忌食酸、冷食物。

黄精易缩肾水，年纪大者不宜多食。

黄精性质滋腻，易助湿滞气，故脾虚有湿、腹满胀气、咳嗽痰多、中寒泄泻、大便稀溏者，应慎用或禁用。

# 中药养生大功效
## ——养得好，身体强，活到老

### 选购与存储

选购黄精以质硬脆或稍柔韧、易折断、断面黄白色、颗粒状、味微甜者为佳。黄精放置通风干燥处，防霉，防蛀。

### 名医偏方

**慢性肝炎** 丹参30克，黄精、糯稻根须各25克。水煎服。

**贫血** 黄精、党参各30克，炙甘草10克。水煎顿服，每日1剂。

**肺结核** 黄精、夏枯草各15克，北沙参、百合各9克，百部12克。水煎服。

**肺燥咳嗽** 黄精15克，北沙参12克，杏仁、桑叶、麦冬各9克，生甘草6克。水煎服。

**消渴** 黄精、山药、天花粉、生地黄各15克。水煎服。

**足癣、体癣** 黄精30克，丁香、百部各10克。煎水外洗。

## 养生药膳

### ▼ 黄精党参猪肘汤

**原料** 黄精9克，党参6克，大枣10克，猪肘肉750克，姜15克，棒子骨汤2500毫升，精盐、味精、鸡精各适量。

**制用法** 将猪肘肉除净毛，刮洗干净；黄精切成薄片，先用温水浸泡4小时；党参切成4厘米长的节；大枣洗净；姜洗净，拍破。将以上药材和食材同放高压锅内，加入棒子骨汤，置大火上烧沸，30分钟后停火，晾凉，倒入煲内，加入调料，然后置大火上烧沸即可上桌。

**功效** 补脾润肺。

### ▼ 黄精酒

**原料** 黄精、苍术各200克，枸杞根、柏叶各250克，天门冬150克，糯米酒5升。

**制用法** 将上述药材加入锅内，然后放入500毫升清水煎煮，煎煮2～3小时后，去渣取液，将药液和在酒中，接着将混合药液煮大概半小时，然后装入器皿中密封备用。每日饮2次，每次10～30毫升。

第四章 体质不同，分清体质进补得当

功效

益血养脾，乌发，养心气，减烦躁。主治虚劳羸瘦、面色萎黄、食欲不振、心烦气急、失眠多梦、心悸怔忡等。

## 蜜黄精

原料 黄精200克，蜂蜜50毫升。

制用法 黄精洗净，放入炒锅，加适量水泡发，用小火煨煮至熟烂，待水熬干时加入蜂蜜，炒匀煮沸，晾凉后装瓶备用。

功效

补益精气，强健筋骨。

## 黄精蒸鸡

原料 黄精、党参、山药各30克，母鸡1只，姜、花椒、精盐各适量。

制用法 先将整鸡切成小块，放入开水中烫3分钟后捞出，装入汽锅内，放姜、花椒、精盐等调味品，再放入黄精、党参、山药，加盖蒸3小时即可食用。

功效

对体倦乏力、腰膝酸软、畏寒怕冷等患者有效。

## 黄精冰糖煎

原料 黄精30~35克，冰糖适量。

制用法 将黄精放入锅中，加适量水煎煮60~80分钟，取其汤汁，再依个人喜好加入适量冰糖即可饮用，并食黄精。

功效

阴虚、干咳、咯血、妇女白带过多者常服可以补虚强身。

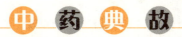

有个穷苦人家的女孩叫黄精，生得一副好容貌。财主想讨她做小老婆，黄精不肯，一狠心便跳了悬崖。没想到她落到半山腰被一棵树拦住，摔到树边的斜坡上。几天过去，黄精又饥又渴，只好用身边一些开着白花的野草根充饥。就这样过去了半年，黄精发现身体越来越轻盈，于是她顺着一根黄藤爬上了山顶。因为黄精姑娘发现了神奇的药草，并推广给世人，所以大家为这种药草起名为"黄精"。

# 女贞子——滋阴补肾，养肝明目

女贞子，又名冬青子、女贞实、白蜡树子。为木犀科植物女贞的干燥成熟果实。原生于中国长江流域及南方各地、河南、陕西、甘肃等地，北方不太寒冷的地方也有引种，在朝鲜南方、印度也有分布。女贞子是补阴药的一种，入肝肾经，可以专补肾阴，能起到乌发明目的效果。

【性味归经】

性凉，味甘，微苦。归肝、肾经。

【地域分布】

分布于华南、华东、华中及西南各省。

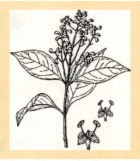

【本草成分】

女贞子主要含有齐墩果酸、乙酰齐墩果酸、熊果酸、甘露醇、葡萄糖、棕榈酸、硬脂酸、油酸、亚油酸等。

## 中药功效

女贞子可以降低人体血清总胆固醇、过氧化脂质、动脉壁总胆固醇含量，从而减少动脉粥样硬化的发生率。

女贞子可增强免疫功能，升高外周白细胞，增强网状内皮系统吞噬能力，增强细胞免疫和体液免疫。

女贞子可以乌发明目，主治眼目昏暗、视物昏暗。

女贞子能够减缓或防止血栓形成，进而有效治疗老年人的血栓性疾病。

## 食用禁忌

该品寒滑，脾胃虚寒泄泻及阳虚者不宜服用。

## 选购与存储

女贞子以粒大、饱满、肉质、色黑紫、无泥杂者为佳。该品根据炮制方法的不同分为女贞子、酒女贞子、盐女贞子、醋女贞子，炮制后储干燥容器内，密闭，置阴凉干燥处。

## 名医偏方

**脱发** 女贞子15克，熟地30克，制首乌20克。水煎服。

**白发，斑秃，全秃** 女贞子500克，巨胜子250克。熬膏。每次服20毫升，温水送下，每日2~3次。

**咳嗽** 沙参、麦冬各9克，玉竹6克，生甘草3克，冬桑叶、生扁豆、花粉各4.5克。水5杯煮至2杯，每日2次。对于长期咳嗽者，加9克地骨皮配服，效果更佳。

**眼疾** 用女贞叶捣烂，加朴硝调匀贴眼部。

**口舌生疮，舌肿胀出** 取女贞叶捣汁，含在嘴里，1分钟后吐掉。

**化疗、放疗后白细胞减少** 枸杞子30克，桑葚、女贞子各15克，黄芪20克。水煎服。

## 养生药膳

### 女贞子粥

**原料** 女贞子15克，大米100克，白糖适量。

**制用法** 将女贞子洗净，放入锅中，加清水适量，水煎取汁，再加大米煮粥，待熟时调入白糖，再煮一两沸即成，每日1剂。

**功效** 适用于肝肾阴虚所致的头目眩晕、视物昏花、眼目干涩、视力减退、腰膝酸软等症。

### 山药枸杞女贞子汤

**原料** 山药、枸杞子各30克，甲鱼1只，女贞子、熟地各15克，鸡汤、料酒、葱、姜、熟猪油各适量。

**制用法** 将甲鱼宰杀，去内脏，放入热水中浸泡，去皮膜、甲壳，然后切为6块，放入开水锅内焯去血水，捞出洗净。将甲鱼、山药、枸杞子、女贞子、熟地、料酒、葱、姜放入炖盅内，然后加入适量鸡汤煮沸，煮至甲鱼熟烂，拣去葱、姜，淋上熟猪油即成。

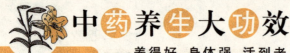

## 中药养生大功效
——养得好,身体强,活到老

**功效**

用于治疗肝肾阴虚、消瘦乏力、腰膝酸软、头晕目眩等症。

**功效**

滋补肝肾。

### ▼ 女贞子莲草糕

**原料** 女贞子20克,桑葚、旱莲草各30克,面粉200克,白糖300克,鸡蛋10个,酵母、碱水各适量。

**制用法** 将女贞子、桑葚、旱莲草放入锅中加水煎约20分钟取汁。面粉、酵母、鸡蛋液、白糖与药汁拌匀揉成面团,待发酵后加入碱水揉好,做成蛋糕,上蒸笼蒸约15分钟至熟即可当做点心吃。

### ▼ 女贞子枣茶

**原料** 茶叶60克,女贞子、干枣各10克。

**制用法** 先把上述药材烘干,然后将其粉碎制成颗粒。取适量的颗粒放入杯中,以清水冲泡饮用即成。

**功效**

此方益寿健体、明目,适宜于眼目昏花、阴虚便秘等患者食用。

### 中药典故

从前有个善良的姑娘叫贞子,嫁给一个老实的农夫。两人都没了爹娘,同命相怜,十分恩爱地过着日子。但婚后不到三个月,丈夫却被抓去当兵。三年后的一天,同村一个当兵的逃了回来,带来她丈夫已死的噩耗。这一打击让贞子一病不起,最终离开了人世。按照贞子的遗愿,贞子的二姐在她坟前栽了一棵冬青树。又过了几年,贞子的丈夫回来了。他在贞子的坟前哭了三天三夜,泪水洒遍了冬青树。或许受到泪水的淋洒,冬青树不久便结出果实。为了纪念贞子对爱情的忠贞,人们给这种果子取名为"女贞子"。

# 第四章 体质不同，分清体质进补得当

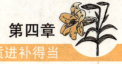

## 阳虚体质

## 鹿茸——补肾壮阳，强筋壮骨

鹿茸又称花鹿芷、马鹿茸、斑龙珠等，为鹿科动物雄梅花鹿或雄马鹿尚未骨化而带有茸毛的幼角。前者习称花鹿茸，后者习称马鹿茸，是名贵的强壮温补药之一，《神农本草经》将其列为中品。鹿幼角上的茸毛脱落，完全骨化，就成了鹿角，将鹿角锯成小段，加水煎取胶汁，经浓缩、冷凝、切块，阴干，即是鹿角胶。鹿角熬去胶质后剩下的灰白色药渣，叫鹿角霜，均可供药用。

【性味归经】

性温，味甘、咸。归肝、肾经。

【地域分布】

东北、华北、华东、西北、西南等地有出产。

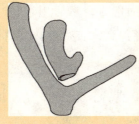

【本草成分】

鹿茸主要含有雌二醇、胆固醇、氨基酸、胶质、葡萄糖胺、钙、磷、镁等。

## 中药功效

鹿茸可以提神醒脑，提高抵抗力，有强身健体的效果。

鹿茸能加速心肌收缩，提高心跳速率，对治疗老年人心血管病有特效。

鹿茸能壮阳补肾，提高性功能，增强性欲，对治疗早泄、阳痿有疗效。

鹿茸对长期不愈和新生不良的溃疡与创口有增强组织再生的能力，可促进骨折的愈合。

鹿茸可以提高机体的细胞免疫和体液免疫功能，促进淋巴细胞的转化，具有免疫促进剂的作用。

## 食用禁忌

有"五心烦热"症状属阴虚者不宜服用。

小便黄赤、咽喉干燥或干痛、不时感到烦渴而具有内热症状者不宜服用。

经常流鼻血,或女子行经量多、血色鲜红、舌红脉细,表现为血热者不宜服用。

正逢伤风感冒,出现头痛鼻塞、发热畏寒、咳嗽多痰等外邪正盛者不宜服用。发热患者也应忌服。

有高血压症,头晕、走路不稳,脉弦易动怒而肝火旺者不宜服用。

由于本品药性温热,不可突然大量使用,以防阳升风动,头晕目赤,口鼻出血。

## 选购与存储

从选购鹿茸片的角度来说,要掌握一个原则:不宜太嫩,也不宜太老。太嫩功效不强,太老鹿茸就变成了鹿角,补虚作用就弱了。鹿茸的保存要特别小心,要注意空气湿度问题,如果空气太潮湿,鹿茸就容易发霉、生虫。所以要把鹿茸放在一个通风的地方,然后用布包一些花椒,放在鹿茸旁边,这样就不会招虫了。如果保存得当,3~5年内鹿茸的药效是不会发生变化的。

## 名医偏方

**老年性遗尿症** 鹿角霜60克,五味子30克,共为细末,装瓶备用,每晚用黄酒冲服6克,10天为1个疗程。

**通乳汁** 鹿角霜研粉,每服3克,以热黄酒冲服。本品煎汤内服每日量为5~10克,或研末服,外用磨汁涂或研末敷。

**尿路结石** 以鹿角霜为主药,每剂30克,疗效显著。

**慢性淋巴结炎** 鹿角霜90克,研极细末,用麻油调敷患处,每日涂2次。

### 养生药膳

#### 鹿茸酒

**原料** 鹿茸2克,淮山药30克,白酒适量。

**制用法** 将鹿茸、淮山药切碎,放酒瓶中,注满白酒,盖好浸泡1个月后饮用。酒饮完再注入白酒浸泡。

**功效**

壮元阳，补气血，益精髓，强筋骨。用于阳痿、小便频数、劳损诸虚等病症，还有润肤健美的作用。

## ▼ 鹿茸扒猴头蘑

**原料** 鹿茸粉6克，水发猴头蘑250克，冬笋、火腿各25克，植物油75克，精盐2克，料酒、花椒水、葱、姜各10克，鸡汤3000毫升，味精3克，湿淀粉5克。

**制用法** 将水发猴头蘑用水洗净，切成厚长片，正面向下，码在盘内；火腿、冬笋切成小片；葱切段，姜切块。炒锅内放植物油，烧热后，用姜、葱炝锅，加鸡汤、料酒、花椒水、精盐、味精、冬笋、火腿片。再把猴头蘑、鹿茸粉放入锅内，用盖盖严，移在文火上煨10分钟，再用中火，加葱、姜，用湿淀粉勾芡，淋上明油，翻匀即成。

**功效**

壮元阳，补血气，益精髓，强筋骨。

## ▼ 鹿茸淮山鸡汤

**原料** 鹿茸4克，怀山药40克，竹丝鸡120克。

**制用法** 将鹿茸、淮山药洗净；竹丝鸡肉去皮，洗净切块，放入开水中煮5分钟，取出过冷水。把全部用料放炖盅内，加入适量开水，隔水小火炖2~3小时，趁热服用。

**功效**

温壮肾阳，收敛止带。可治疗腰酸肢冷、带下过多、宫冷不孕、小便清长等症。

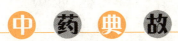
中 药 典 故

有三个兄弟，老大毒辣，老二吝啬，老三忠厚。一天，三兄弟相约打猎，老三击中了一只鹿的头部，狡猾的哥哥们要求分鹿肉，还规定谁击中鹿的哪里就分哪里。就这样，老三最终只拎回一只鹿头。为了让乡亲们尝尝野味，老三用鹿头熬了一锅汤，给每个人端去一碗。怪事出现了，凡是喝了鹿头汤的人，个个身体变强壮了。原来，这全是鹿角发挥的功效。因为鹿角有很多茸毛，大家就称这种大补药为鹿茸了。

# 锁阳——补益精血，温阳强肾

锁阳又名地毛球、锈铁棒、锁严子，为锁阳科植物锁阳的干燥肉质茎。它分布在新疆、甘肃、青海、宁夏以及内蒙古等地。在先秦就有其文字的记载，汉代的时候开始成为药物使用。锁阳有补肾润肠、治阳痿、尿血等功效，被人们称为"不老药"。《本草纲目》是这样形容锁阳的："甘、温、无毒。大补阴气，益精血，利大便。润燥养筋，治痿弱。"

【性味归经】

性温，味甘。归脾、肾、大肠经。

【地域分布】

新疆、青海、宁夏、甘肃、内蒙古、陕西等省区有出产。

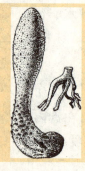

【本草成分】

主要含有锁阳萜、花色苷、谷甾醇熊果酸，胡萝卜素及锌、锰、铜等多种微量元素。

## 中药功效

锁阳具有润肠通便的功效，可以治疗肠燥便秘。

锁阳中含有铬，能提高抗病能力，保护免疫系统。尤适宜免疫力低下、易感染疾病者，以及亚健康者服用。

锁阳中含有钙、镁、锌、锰等元素，可以防治冠心病。

## 食用禁忌

阴虚火旺、脾虚泄泻及实热便秘者忌服。

长期食用锁阳，会引起便秘。

泄泻及阳易举而精不固者忌服。

大便滑、精不固、火盛便秘、阳道易举、心虚气胀者，皆忌服。

## 选购与存储

锁阳以条粗、体重、质硬、断面显油润者为佳。锁阳置于通风阴凉处，

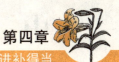

## 第四章 体质不同，分清体质进补得当

避免阳光直射。

### 名医偏方

**肾阳不足，遗精滑泻** 锁阳、桑螵蛸各30克，龙骨、茯苓各10克。共研为粉末，炼蜜为丸。每次10克，每日2次。

**肾虚阳痿** 锁阳、肉苁蓉、枸杞子、核桃仁各12克，菟丝子9克，淫羊藿15克。水煎服，每日1剂。

**神经衰弱** 锁阳、山茱萸各9克，何首乌、枸杞子各90克。共研为细末，每次6克，每日2次，用开水冲服。

**消化不良** 锁阳15克，水煎，分3次服，每日1剂。

**泌尿系感染，尿血** 锁阳、金银花藤各15克，白茅根30克。水煎服，每日1剂。

**老年人气弱阴虚，大便燥结** 锁阳、桑葚各15克，水煎取汁，加蜂蜜30克，分2次服。

### 养生药膳

#### 锁阳苁蓉膏

**原料** 锁阳、肉苁蓉各等量，炼蜜适量。

**制用法** 将2种中药加水煎取浓汁，加约等量的炼蜜，混匀，一同煎煮，收膏即可食用。每次吃1~2匙。

**功效** 补肾阳，益精血，润肠通便。

#### 锁阳粥

**原料** 锁阳30克，大米适量。

**制用法** 大米同锁阳共煮，煮成粥后拣出锁阳即可食用。

**功效** 壮阳固精，养血强筋。

#### 锁阳炒韭菜

**原料** 锁阳、枸杞子各15克，韭菜400克，葱、姜、精盐、味精、食用油各适量。

**制用法** 锁阳用清水泡1夜，加水煎成汁液，备用；韭菜洗净，切段；葱切段，姜切片；枸杞子洗净。炒锅加热，放入食用油，烧至六成热时，下入葱、姜炒香，随即下入韭菜、锁

# 中药养生大功效
## ——养得好，身体强，活到老

阳药液、枸杞子，炒熟后加入精盐、味精即成。

**功效**

补肾壮阳，行气解毒。适用于阳痿、早泄。

### ▼ 锁阳牛肉煲

**原料** 锁阳、枸杞子、菟丝子、山药、仙茅、金樱子各15克，黑枣30克，牛肉600克，熟地黄、仙灵脾各9克，五味子、花椒各3克，葱、姜、料酒、精盐、胡椒粉各适量。

**制用法** 将以上药材洗净，除黑枣外，其他的药材放入炖锅内，加清水500毫升，煎煮25分钟，倒出药液，再加400毫升水，煮25分钟，滤去药渣，合并2次药液。将牛肉洗净，切大块，放入开水中汆烫，然后将牛肉放入炖锅内，加入黑枣、姜、葱、花椒、胡椒粉、料酒，加水适量，倒入药液，加盐，先大火烧沸，再用小火炖煮1.5小时即成。

**功效**

补肾壮阳，益精填髓。

### ▼ 锁阳酒

**原料** 锁阳30克，白酒500克。

**制用法** 将锁阳洗净，切片，放入白酒瓶内浸泡，每日振摇1次，7日后即可饮用。

**功效**

此款药酒补肾助阳，用于肾虚火衰、阳痿、早泄、滑精、腰膝酸痛等症。

## 中药典故

当年薛仁贵征西，中了敌人埋伏，被困于甘肃的苦峪城，军中粮草断绝，只好到郊外挖野菜充饥。有一名士兵偶尔从沙土里挖到了一种像红萝卜似的野菜，吃起来很甜，当地人说是"锁阳"。薛仁贵大喜，连呼："救命菜，救命菜！天赐神粮也！"命令士兵多挖多采，煮粥当粮，渡过了难关。薛仁贵为了感谢锁阳的救命之恩，把苦峪城改为"锁阳城"，以示纪念。

# 第四章

**体质不同，分清体质进补得当**

## 牛膝——壮骨益智，补虚强筋

牛膝，又名土牛膝、红牛膝、白牛膝、牛踝膝、山苋菜、对节草、百倍、脚斯蹬、铁牛膝、杜牛膝、怀牛膝，为苋科植物牛膝的根。

牛膝既能补益肝肾，又可散瘀通经、利关节、止痹痛，临床上多用于淤血阻滞所致的经血不调，肝肾不足所致的腰膝酸痛，湿热蕴结所致的尿血淋痛，口舌生疮等症。

牛膝有多种，入药的有川牛膝、怀牛膝、土牛膝之分。怀牛膝偏于补肝肾、强筋骨；川牛膝偏于活血祛淤；土牛膝偏于清热利咽活血通淋。故临床上多种病症应用该药，为异病同治之要药。

【性味归经】

性微凉，味甘、苦。归肾、肝、肠经。

【地域分布】

主产于河南。

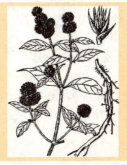

【本草成分】

含皂甙、牛膝甾酮、钾盐、黏液质等。

## 中药功效

现代研究表明，牛膝中含有牛膝多糖，该物质具有增强人体免疫力的作用。

牛膝含有蜕皮甾酮，具有较强的蛋白质合成促进作用。

牛膝所含的蜕皮甾酮能够调节人体的血糖、血脂，故对糖尿病、高血脂患者有益。

## 食用禁忌

孕妇及月经过多者忌用。

肾虚滑精者不宜服用。阴虚火旺、泻痢脾虚导致腿膝酸痛者不宜服用。忌与鳖甲、白芍、羊肉同食。恶萤火、龟甲、陆英，故不宜配伍。

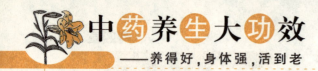

# 中药养生大功效
——养得好，身体强，活到老

## 选购与存储

牛膝以条长、皮细肉肥、色黄白者为佳。将牛膝置于干燥的容器中保存，注意防潮。

## 名医偏方

**牙齿疼痛** 牛膝碾末含漱，也可将牛膝烧灰敷于患处。

**偏正头风** 牛膝9克，白芷6克。同碾为末，取黄牛脑1个，和药在牛脑内，加黄酒炖熟。趁热和酒食之，以微醉为度。

**脱发** 牛膝60克，木瓜20克，木香、巴戟天、小茴香（炒）各30克，肉桂15克。上述药材（除木瓜）同碾为末，与木瓜共捣，制丸如梧桐子般大。每次20丸，饭前空腹温酒吞服，每日3次。

**手术后肠粘连** 牛膝、木瓜各50克。两药浸泡于500毫升白酒中，7日后饮用。每次量根据个人酒量而定，以能耐受为度。上述药量可连续浸泡3次，用药1~6个月。

**小儿幽门痉挛呕吐** 牛膝、赭石各10克。两药碾成极细末，等分成24包。每次1包，每日2~3次，口服。一般情况下，呕吐停止2~3日即可停服。

## 养生药膳

### 牛膝炒蚕蛹

**原料** 牛膝20克，蚕蛹300克，料酒、葱各10克，姜5克，精盐3克，鸡精2克，食用油35克。

**制用法** 将牛膝洗净，润透，切3厘米长的段；蚕蛹洗净，去杂质；姜切片，葱切段。将炒锅置大火上，加入食用油，烧至六成热时，下入姜、葱爆香，再下入蚕蛹、牛膝、料酒，炒熟，加入精盐、鸡精即成。

**功效** 补肝肾，补虚劳，降血压。

### 木瓜牛膝酒

**原料** 木瓜35克，牛膝25克，白酒600克。

**制用法** 将木瓜、牛膝放入容器中，注入白酒，密封浸泡2周后即可。每日2次，每次饮服10克。

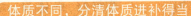

## 第四章
体质不同，分清体质进补得当

**功效**

舒筋活络，祛风除湿。适用于腰背酸痛、关节僵硬、活动不便等患者。

### ▼ 牛膝猪蹄汤

**原料** 猪蹄1只，牛膝、当归、黄芪各6克，杜仲9克，竹笋60克，香菇3个，香油、精盐、大葱、姜、大蒜各适量。

**制用法** 将猪蹄用热水洗净，再用适量清水，放入捣碎的姜、大葱和大蒜，以小火炖煮。药材放在一起，用2碗水煎至1碗。香菇用水浸软去蒂，与药汁一起加入炖猪蹄的锅内，约煮至4碗水，加精盐、香油调味即可。

**功效**

活血化淤，填肾精，健腰脚。

### ▼ 牛膝炖龟

**原料** 牛膝12克，金钱龟1只，姜、葱、精盐各适量。

**制用法** 牛膝洗净，润透切成长段；金钱龟宰杀后，去头、尾及内脏、爪，留下龟板；姜拍松，葱切段。把金钱龟和龟板放入炖锅内，加入清水适量，放入牛膝，用大火烧沸，改小火炖40分钟，加精盐调味即成。

**功效**

滋阴补肾，降脂降压。适用于高血压病肝肾阴虚型患者食用。

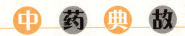

从前，有一个郎中，靠一种药草治愈了很多痨伤病人，但没有传授给徒弟。后来他年纪大了，想把这秘方传给一个心地善良、医德高尚的好徒弟。经过试探，郎中发现，他的四个徒弟中只有小徒弟人品最佳，于是便把药草的使用方法传授给了他。不久，郎中去世了，小徒弟靠师傅传下的秘方，成为一个有名的郎中。有人问起药草的名字，小徒弟见其形状特别，茎上有棱节，很像牛的膝骨，就给它起名为"牛膝"。

# 仙茅——温肾壮阳，祛寒除湿

仙茅又名独茅、独脚仙茅、蟠龙草、地棕、茅爪子、婆罗门参，为石蒜科植物仙茅的干燥根茎。为多年生草本植物。始载于《海药本草》，其叶似茅，根状茎久服益精补髓，增添精神，故有仙茅之称。

《开宝本草》记载仙茅："心腹冷气不能食，腰膝风冷挛痹不能行，丈夫虚劳，老人失溺，无子，益阳道，久服通神强记，助筋骨，益肌肤，长精神，明目。"

**【性味归经】**

性热，味辛、有毒。归肾、肝、脾经。

**【地域分布】**

主要分布于亚洲、非洲、南美洲和大洋州的热带以及亚热带地区，我国分布于中南、华东、西南等地。

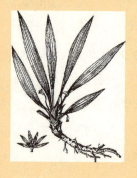

**【本草成分】**

含黏液质，水解后产生甘露糖、葡萄糖及葡萄糖醛酸、石蒜碱、丝兰皂苷元、β-谷甾醇、仙茅苷、苔黑酚葡萄苷及仙茅皂苷、微量元素等。

## 中药功效

中医认为，仙茅有补益肾阳、强壮筋骨、祛除寒湿的作用，适用于肾气亏虚所致的尿频。

现代研究表明，仙茅的主要化学成分为石蒜碱、葡萄糖苷及氮类、脂肪类化合物。它具有雄性激素样作用，对人体泌尿系统有较好的改善作用，能缓解由泌尿系统疾病引起的尿频、尿急等症状。

仙茅主要适用于如下病症及表现：肾阳不足所致的尿频；肝肾亏虚所致的筋骨痿软、四肢无力、腰膝冷痛；脾胃受寒所致的腹冷、腹痛、腹泻。

古方中有仙茅丸，能壮筋骨、益精神、明目、黑须发。

# 第四章
### 体质不同，分清体质进补得当

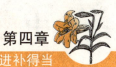

## 食用禁忌

阴虚火旺者忌服。燥烈有毒，不宜久服。

## 选购与存储

仙茅以其根茎入药，根茎一般为圆柱形，略弯曲。选购时以根条粗长、质地坚脆、表面黑褐色的干品为优。应将其置于干燥处，防霉，防蛀。

## 名医偏方

**老年性贫血，补肾阳，祛寒湿** 仙茅、当归、菟丝子、陈皮、代赭石各10克，鸡血藤、熟地黄各15克，熟附子5克，大枣10枚，水煎。每天2剂。咳嗽、咯血去附子、仙茅、鹿角霜，加仙鹤草30克、白及20克、茜草10克；消化道出血去附子、仙茅、鹿角霜，加海螵蛸、地榆炭各20克，浙贝母5克；慢性支气管炎伴感染去附子、仙茅，加鱼腥草、败酱草各20克，醋炙麻黄5克。煎法同上。

**再生障碍性贫血，阴阳俱虚，筋骨痿软** 仙茅、枸杞子、山茱萸、何首乌、天门冬、麦门冬、淫羊藿、菟丝子、党参、黄芪、当归、白芍、鸡血藤各20克，附子、甘草、肉桂各10克。加水煎沸15分钟，滤出药液，再加水煎20分钟，去渣，将2次煎好的药液调兑均匀，分服，每天1剂。

**小儿疳积** 土党参12克，仙茅2～4克，猪瘦肉60克。上物加水炖，服汤食用。

**阳痿** 仙茅、杏叶防风、淫羊藿根各30克，泡于500毫升酒中。每次服药酒15毫升，每日2次。

## 养生药膳

### ▼ 仙茅羊腰汤

**原料** 仙茅、淫羊藿、枸杞子、薏苡仁、杜仲各20克，羊腰2个，姜、葱各10克，料酒6毫升，精盐、味精、胡椒粉各3克，高汤800毫升。

**制用法** 将羊腰一切两半，去白色臊腺，洗净，切成3厘米见方的腰花。将前5味中药用清水煎煮成300毫升的汁液；姜拍松，葱切段。将羊

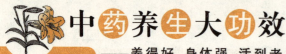

# 中药养生大功效
——养得好，身体强，活到老

腰花、药汁、姜、葱、料酒同放炖锅内，加入高汤和水500毫升，置大火上烧沸，再用小火炖30分钟，加入精盐、味精、胡椒粉即成。

**功效**

补肾壮阳。适用于阳痿、早泄、遗精等症。

## ▼ 不孕二仙汤

**原料** 仙茅、仙灵脾、肉苁蓉、巴戟天各10克。

**制用法** 水煎服。

**功效**

治疗女子不孕。

## ▼ 仙茅助阳酒

**原料** 仙茅（用黑豆汁浸3日，九蒸九晒）200克，白酒1000毫升。

**制用法** 将上药切碎，置容器中，加入白酒，密封。浸泡7天后，过滤去渣即成。

**功效**

补肾壮阳，祛风除湿。

## ▼ 仙茅金樱炖鸡肉

**原料** 仙茅10克，金樱子15克，鸡肉300克，精盐适量。

**制用法** 将仙茅用米泔水浸泡3日，然后取出备用；将鸡肉切块，放入砂锅，加适量水。先将水用大火煮沸，再用小火慢炖1个小时。放入仙茅、金樱子共炖1个小时，待鸡肉熟烂后，加入少量精盐即可。

**功效**

补肾壮阳。主治肾虚早泄、滑精、遗尿、尿频等症。

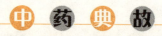

中药典故

相传公元3世纪初，东晋元帝时，道家药物学家葛洪来到粤北梅岭的嫦娥嶂，采集许多草药炼丹，炼成后，在丢弃了的药渣处，不久就生成了一种叶似芝兰的草来。这时正值八月中秋前后，葛洪把仙茅采集回来，在嫦娥嶂的流泉中洗濯，取它的根来炼丹丸。经尝试，丹丸药效良好，能起到补益正气的作用。

# 第四章 体质不同，分清体质进补得当

## 覆盆子——补阴壮阳，益肾固精

覆盆子，又名覆盆、小托盘。为蔷薇科植物华东覆盆子未充分成熟的果实。四五月份变红成熟时，山中人及时采来卖。它的味酸甜，外形像荔枝，大小如樱桃，软红可爱。过于成熟就会在枝条上腐烂生蛆，吃后多热。覆盆子的食养作用突出在"补肾固精"四字上，中老年体虚者，若能坚持服食养生，似有抗衰老效果。正如明代医家缪希雍所言："覆盆子，益精气也，肾藏精，肾纳气，精充气足，则身自轻，发不白也。皆取其益肾添精之义。"

【性味归经】
性温，味甘、酸。归肾、肝经。

【地域分布】
分布于安徽、江苏、福建、浙江、江西、广西等地。

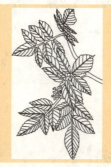

【本草成分】
含有机酸、挥发油、果脂严物质、葡萄糖、维生素C。

## 中药功效

中医认为，覆盆子益肾养肝，有缩尿、固精、明目的功效，能用来缓解肾虚引起的尿频。

现代研究表明，覆盆子的主要成分为糖类和枸橼酸、苹果酸等有机酸，并含有少量的维生素C。它具有性激素样作用，对泌尿系统和生殖系统有一定影响，能改善泌尿系统疾病，减轻尿频、遗尿等症状。

覆盆子主要适用于如下病症及表现：肾阳亏虚所致的尿频、遗精、滑精；肝肾亏虚引起的眼花、视力下降。

## 食用禁忌

肾虚有火，小便短涩者不宜服用。怀孕初期妇女慎服。

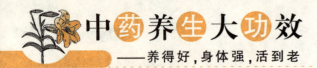

## 选购与存储

以个大、饱满、粒整、结实、色灰绿、无叶梗者为佳。根据炮制方法的不同分为覆盆子、盐覆盆子、酒覆盆子,炮制后的覆盆子储于干燥容器内,盐覆盆子、酒覆盆子密闭,置阴凉干燥处。

## 名医偏方

**心悸** 覆盆子20个,小米适量,蜂蜜1勺。同煮粥,粥熟后将蜂蜜调入粥内食用。

**阳痿** 覆盆子适量,水煎服。

**小儿遗尿** 覆盆子、金樱子、菟丝子、五味子、仙茅、桑螵蛸、芡实各15克,补骨脂、杜仲、肉桂各9克。诸药加清水1000毫升,煎沸5～10分钟,将药液倒入盆内,待温泡脚20分钟。每日1次。

**精液异常** 熟地、山药各30克,覆盆子、枸杞子、菟丝子各15克,枣皮10克,泽泻12克。将上述各味药材同水煮服用。每日2次,早、晚分服。

## 养生药膳

### ▼ 覆盆子猪肚汤

**原料** 覆盆子12克,白果8颗,猪小肚1个,姜3片,精盐、香油各适量。

**制用法** 覆盆子洗净;白果炒熟、去壳;猪肚处理干净,用精盐涂擦,清水冲净,切小块状。将覆盆子、白果、猪肚块与姜一起放进瓦煲,加入清水2500毫升,大火煲沸,改小火煲约2个半小时,加入适量精盐调味,淋入香油即可。

**功效** 补肝肾,缩小便。

### ▼ 海参覆盆子鹿肉汤

**原料** 海参200克,覆盆子10克,鹿肉150克,调味品适量。

**制用法** 将海参泡软,洗净,切片;鹿肉洗净,切块。取覆盆子10克,加水2碗,煎至1碗备用。在炒锅中放植物油适量,烧热后放入海参、鹿肉爆炒,而后放入覆盆子汁,大火烧沸后转小火焖至鹿肉烂熟，然后加精盐、味精及淀粉等，勾芡即成。

**功效**

补肾益气，温阳疗痿。适用于肾虚阳痿、小便频数等症。

## ▽ 覆盆子女贞酒

**原料** 女贞子、覆盆子、桑葚、枸杞子、西洋参、冰糖各150克。

**制用法** 将上药加米酒3瓶，入广口瓶密封浸泡3周，过滤出来装瓶冷藏备用。每晚饮20~30毫升。

**功效**

可用来治疗性冷淡与阴道干涩。

## ▽ 覆盆子蜜饮

**原料** 覆盆子15克，蜂蜜5克。

**制用法** 将覆盆子去杂，洗净，放入锅内，加入清水适量，煮沸约半小时，然后加入蜂蜜煮沸，出锅即成。作茶饮用，每日1次。

**功效**

具有补肾固精、缩小便、养肝明目的功效。

## ▽ 覆盆子汤

**原料** 覆盆子20克，芡实50克，白糖少许。

**制用法** 先将覆盆子加水煮汁，取汁去渣，加入芡实，放糖少许，煮成粥食用。

**功效**

补肾，健脾，收敛。对遗尿患儿有效。

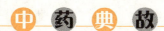

在希腊流传着关于覆盆子的故事。白色的覆盆子最早出现在地中海的克里特岛，年轻时的宙斯便住在此，后来成为古希腊时期中的众神之王。有一天，宙斯心情非常沮丧，仆人们便摘下一些覆盆子想借以安慰宙斯的情绪。然而，一个女仆不小心刺到手，她的鲜血将果实永远地染成了红色，从此覆盆子就是这个颜色了。

# 淫羊藿——祛风除湿，温肾壮阳

淫羊藿又称仙灵脾、黄连祖、千两斤、干鸡筋、放杖草、三枝九叶草、千雄金、羊藿、羊藿叶等，为植物淫羊藿的全草，是一味著名的补肾壮阳药，也是目前中药滋补类汤剂配方和中成药必不可少的原料之一，有"中药伟哥"之称。这种植物的叶子边呈锯齿状，叶背面长有柔毛，形状很像豆叶，羊吃了会不断交配。古代人们把这种草命名为"淫羊藿"。

## 【性味归经】

性温，味辛、甘。归肝、肾二经。

## 【地域分布】

山西、陕西、甘肃、青海、广西、湖南、安徽均有分布。

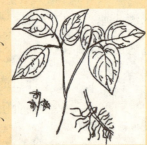

## 【本草成分】

淫羊藿主要含有黄酮类化合物、木脂素、生物碱和挥发油等。

## 中药功效

药理实验显示，淫羊藿能提高性机能、促进精液分泌，对性功能低下尤为适应，其叶及根的作用最强，这与中医学的说法相吻合。

淫羊藿所含多糖可诱生干扰素，有降血糖作用。淫羊藿还可以增加冠状动脉血流量，降低血压，提高耐缺氧能力。

淫羊藿能镇咳祛痰平喘、杀菌抗炎，对白色葡萄球菌、金黄色葡萄球菌、肺炎双球菌、流感嗜血杆菌等均有明显抑制作用。

## 食用禁忌

阴虚火旺、五心烦热、性欲亢进者不宜服用。

## 选购与存储

质量好的淫羊藿茎细秆状，平滑或略有棱，具光泽；叶片近革质，卵圆

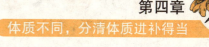

## 第四章 体质不同，分清体质进补得当

形，略有光泽，较脆，味微苦。将淫羊藿放在干燥的容器内，密闭，置阴凉干燥处，注意防潮。

### 名医偏方

**老人小便失禁** 淫羊藿15克，狗肉250克。水煎顿服。

**外阴白斑** 淫羊藿100克，研极细末，以鱼肝油软膏适量调匀，洗净外阴后以该药涂于患处，每日2次，痊愈为止。

**白细胞减少症** 将淫羊藿制成冲剂，每包相当生药15克，第1周每日3包，第二周每日2包，共治疗30～45天。

**排卵期出血** 淫羊藿10～15克，温开水洗净，开水泡10分钟饮用，泡饮3～5次无苦味时停用。自月经第9天起，每日饮1剂，连用1周为1个疗程，月经第15天后停用，下1个月经周期重复使用。

## 养生药膳

### ▼淫羊藿炒鸡片

**原料** 淫羊藿12克，鸡脯肉200克，水发木耳、湿淀粉各30克，清汤50毫升，鸡蛋1个，黄酒10毫升，豌豆1小把，碘盐、鸡精、葱末、姜末、香油、花生油各适量。

**制用法** 淫羊藿洗净，放入炖杯内，加水适量，煎煮25分钟，去渣留汁待用；将鸡脯肉切成长薄片，放入碗内，加入碘盐、鸡蛋清、湿淀粉拌匀；木耳洗净，与豌豆一起用沸水焯过；清汤、碘盐、黄酒、鸡精、湿淀粉放入另一碗内兑成芡汁。炒锅加热，倒入花生油，烧至六成热时，下入鸡片，搅动拨散，至八成熟时倒入漏勺内。炒锅内留油，放入葱、姜末，炸出香味后放入鸡片、木耳、豌豆、淫羊藿汁搅炒均匀，随即倒入兑好的芡汁，淋入香油，盛盘即成。

**功效** 补虚损，暖肾阳。适用于高血压腰痛、滑精阳痿患者食用。

### ▼淫羊藿猪肝汤

**原料** 淫羊藿、粉条各25克，猪肝、油豆腐、洋白菜、菠菜、海带各50克，肉汤1000克，精盐、味精、料酒、酱油各适量。

# 中药养生大功效
——养得好,身体强,活到老

**制用法** 将白菜、菠菜洗净备用;把粉条用温水泡开;将猪肝及豆腐切成薄片。将肉汤烧开,倒入海带、淫羊藿,把海带煮熟,倒入油豆腐、粉条。水开后把猪肝、洋白菜、菠菜倒入,再次沸后,加精盐、味精、料酒、酱油,即可食用。

**功效**

温阳明目,健脾开胃。

## ▼ 淫羊藿蒸羊腰

**原料** 淫羊藿20克,羊腰400克,葱、白糖、料酒、酱油各10克,姜、五香粉、盐各5克,香菜30克。

**制用法** 将淫羊藿洗净,用200毫升水煎煮25分钟,滤取药液;羊腰洗净,切成两半,除去臊腺,洗净,切成腰花;香菜洗净,切成段;姜切片,葱切段。将羊腰花放入碗内,加入淫羊藿药液、姜、葱、精盐、味精、料酒、酱油、五香粉、白糖,抓匀,腌渍35分钟。将羊腰花捞起,放入蒸碗内,置武火上蒸35分钟,停火,取出蒸碗,撒上香菜即成。

**功效**

补肾壮阳,强筋健骨,祛风除湿,止咳平喘。

## ▼ 淫羊藿汤

**原料** 淫羊藿9克,土丁桂24克,鲜黄花远志30克,鲜金樱子60克。

**制用法** 水煎服。

**功效**

治疗阳痿、早泄。

## 中药典故

南北朝时期的名医陶弘景,医术高超、医理娴熟,他对淫羊藿的发现与研究颇具传奇色彩。当时一些牧羊人观察到,羊啃吃一种小草之后,发情的次数特别多,公羊的阳具勃起不软,与母羊交配的次数增多,时间也延长了。陶弘景无意中听牧羊人谈及此事后,即行实地考察,最终认定该小草有壮阳作用。由于此草能使羊的淫性增加,因此为其命名为淫羊藿。

# 第四章
体质不同，分清体质进补得当

## 肉苁蓉——养肾补阳，益精润肠

肉苁蓉，又名甜苁蓉、咸苁蓉、甜大芸、盐大芸、苁蓉、淡大芸，是一种寄生在沙漠树木梭梭、红柳根部的寄生植物，药用部分为列当科植物肉苁蓉的干燥带鳞片的肉质茎，常生于荒漠沙丘上，多于春季刚出土时采挖。肉苁蓉属列当科濒危种，分布于内蒙古、宁夏、甘肃和新疆，素有"沙漠人参"之美誉。肉苁蓉具有极高的药用价值，是我国传统的名贵中药材，也是历代补肾壮阳类处方中使用频度较高的补益药物之一。《本草汇言》记载："肉苁蓉，养命门，滋肾器，补精血之药也。"

【性味归经】

性温，味甘、咸。归肾、大肠经。

【地域分布】

分布于内蒙古、甘肃、青海、陕西、宁夏、新疆。

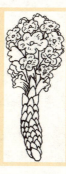

【本草成分】

肉苁蓉主要含有微量生物碱及结晶性中性物质。

## 中药功效

肉苁蓉具有润肠通便的功效，主治大便不畅。

肉苁蓉能增强免疫力，调整内分泌，促进代谢，促进生长发育。

研究表明，肉苁蓉可提高红细胞超氧化物歧化酶（SOD）的含量，有抗衰老的作用。

## 食用禁忌

便溏者慎用。

忌用铜、铁器烹煮。

心虚气胀者禁用。

# 中药养生大功效
——养得好，身体强，活到老

对于性欲旺盛、精关不固的遗精者忌用。

胃肠实热，大便干结，以及胃弱便溏者均应慎用本品。

## 选购与存储

肉苁蓉以条粗壮、密生鳞叶、质柔润者为佳。肉苁蓉应置于通风阴凉处，避免阳光直射。

## 名医偏方

**温补肾阳** 肉苁蓉、锁阳各500克，水煎浓汁，过滤留汁，加入蜂蜜250克，熬为膏状，装入瓷罐中备用。每次4匙，每日2次，饭前用温水送服。

**肾虚遗精，滑泄，小便频数** 肉苁蓉、桑螵蛸、芡实各15克，莲子18克，黑芝麻30克，共捣为粉末，过筛，炼蜜为丸如梧子大。每次9克，每日2次，用开水送服。

**肾虚腰痛腿软** 肉苁蓉、牛膝、狗脊、续断、桑寄生各10克。水煎服。每日1剂。

**阳痿** 酒炒肉苁蓉、鹿角霜各15克，制附子6克，每日1剂，水煎，分3~4次服，连用7日。

**肾虚白浊** 肉苁蓉、鹿茸、山药、白茯苓各等份，共研为末，加米糊做成丸，如梧桐子大，每服30丸，以枣汤送下。

## 养生药膳

### ▼ 肉苁蓉海参炖瘦肉

**原料** 肉苁蓉9克，猪瘦肉90克，海参60克，枸杞子30克，精盐适量。

**制用法** 将肉苁蓉洗净，浸软；海参浸泡，洗净，切丝；枸杞子洗净；猪瘦肉洗净，切片。把全部用料放入炖盅内，加开水适量，炖盅加盖，小火隔水炖2~4小时，然后加精盐调味即成。

**功效** 补肾壮阳，润肠通便。

### ▼ 肉苁蓉牡蛎汤

**原料** 巴戟、肉苁蓉、鸡血藤、金樱子各10克，牡蛎肉、水发墨鱼各250克，牡蛎粉6克，姜片、葱段、精

# 第四章
## 体质不同，分清体质进补得当

盐、料酒各适量。

**制用法** 将以上4味药材洗净，装入纱布袋内，扎紧口，制成药包；牡蛎肉洗净，切片；墨鱼处理干净，切块。往炖锅内放入牡蛎肉、牡蛎粉、药袋、墨鱼、姜片、葱段、精盐、料酒，加适量清水，先大火烧沸，改用小火煮45分钟即成。

**功效**

滋阴补肾，益气补血。适用于性神经减弱、前列腺炎、前列腺癌等症。

### ▼ 肉苁蓉煲石斑鱼

**原料** 肉苁蓉10克，石斑鱼200克，蛤蜊肉30克，豆腐50克，粉丝20克，小白菜150克，料酒、姜、葱、精盐、食用油、高汤、味精各适量。

**制用法** 石斑鱼剖洗干净，切薄片；蛤蜊肉洗净，切薄片；小白菜洗净，切丝；豆腐切成块；粉丝洗净；姜切片；大葱切段。炒锅大火烧热，放食用油，下葱、姜爆香，放入高汤、石斑鱼、蛤蜊肉、肉苁蓉、豆腐、粉丝、料酒，大火烧沸，小火煲25分钟，加入精盐、味精、小白菜丝即成。

**功效**

补肾益精，润肠通便。

### ▼ 肉苁蓉炖狗肉

**原料** 肉苁蓉片20克，狗肉200克。

**制用法** 将狗肉洗净切为小块，放入砂锅内，加入肉苁蓉和水适量，炖煮1~2小时，食肉喝汤。

**功效**

补肾助阳。适用于中老年人久病体质虚弱。

## 中药典故

金明昌元年，铁木真的结拜兄弟札木合联合3万人进攻铁木真。铁木真得报后，集结部众3万人迎敌。双方大战，铁木真失利，被围困于沙山。而札木合当众残忍地将俘虏分七十大锅煮杀，激怒了天神。天神派出神马，神马一跃来到铁木真面前，仰天长啸，将精血射向树根，然后用蹄子刨出了像神马生殖器一样的植物根块，它就是肉苁蓉。铁木真与部将们吃了根块，神力涌现，一举击溃了札木合部落。

## 杜仲——补肾健骨，填精开窍

杜仲，又名木绵、丝连皮、丝绵皮，为杜仲科植物杜仲的树皮。杜仲具有补肝肾、强筋骨、安胎的功效。我国最早的中药学典籍《神农本草经》中记载杜仲有「主腰脊痛，补中益精气，坚筋骨，强志」之功效。现代研究还发现，杜仲具有与党参、黄芪一样的免疫促进功能。这些都证实了杜仲"久服轻身耐老"的功效。

【性味归经】

性温，味甘、微辛。归肝、肾经。

【地域分布】

分布于陕西、河南、浙江、甘肃、湖北、贵州、四川、云南等地。

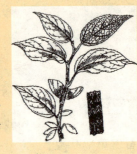

【本草成分】

杜仲主要含有杜仲胶、杜仲苷、松脂醇二葡萄糖苷、桃叶珊瑚苷、鞣质、黄酮类化合物等。

## 中药功效

杜仲对原发性高血压和肾性高血压有一定疗效，特别对头晕头痛、身体困重等高血压症状有较好的治疗效果。

杜仲能促进肾上腺皮质功能，提高体内激素水平，改善肾小球血流等，长期服用可减少蛋白尿。

杜仲有明显增强机体免疫功能的作用，有细胞免疫的双向调节作用。

## 食用禁忌

阴虚火旺者慎服。

对杜仲过敏者忌用。

不宜与蛇皮、元参同服。

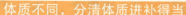

## 第四章 体质不同，分清体质进补得当

### 选购与存储

杜仲以皮厚、块大、内表面呈暗紫色，并且断面丝较多者为佳品。储存时应避免受潮，多储于干燥、阴凉处。

### 名医偏方

**颈部筋脉拘急，落枕，肾虚腰痛，闪腰岔气** 杜仲、南山楂、北山楂、川续断各50克，葛根20克，青皮、延胡索各15克，羌活10克。加水煎沸15分钟，滤出药液，再加水煎20分钟，去渣，两煎药液调兑均匀，分服，每日1次。

**腰肌劳损，腰痛** 杜仲10克，炒黄，为末，黄酒冲服，每日1次。

## 养生药膳

### ▼ 羊肾杜仲五味汤

**原料** 杜仲15克，五味子6克，羊肾2克，精盐、味精、黄酒各适量。

**制用法** 将羊肾剖开，放入开水中去臊腺、筋膜，洗净切片。杜仲、五味子用纱布包扎，与羊肾一同放入砂锅内，加入黄酒及水适量，炖至熟透后，加入精盐、味精调味即可。

**功效** 温补肾阳，强筋壮骨。适用于肾虚腰痛、腰膝酸软、筋骨无力等症。

### ▼ 杜仲桂皮狗肉汤

**原料** 杜仲12克，桂皮9克，狗肉200克，精盐适量。

**制用法** 将狗肉洗净切块，与桂皮、杜仲共放入砂锅内，加水适量，大火煮沸后改小火慢炖至狗肉烂熟，去药渣，加精盐调味即可。

**功效** 补养肝肾，坚筋强骨。

### ▼ 杜仲羹

**原料** 炙杜仲10克，水发银耳20克，冰糖50克，猪油适量。

**制用法** 将银耳去蒂，洗净，撕成碎片。往锅内放入冰糖，加适量水搅化，用小火熬至呈微黄色，去渣取液。另取锅，放入炙杜仲，加适量水

# 中药养生大功效
## ——养得好,身体强,活到老

煎煮,取药液,锅内加水再煎,共煎取3次药液,共1000毫升。往砂锅内倒入药液,加银耳、适量清水,大火烧沸,改用小火炖煮3～4小时,冲入冰糖汁略煮,加猪油搅匀即可。

**功效** 补肝肾,壮腰膝。适用于肝肾不足所致的头晕头痛、骨质增生等症。

### ▼ 杜仲陈皮煨鸭肉

**原料** 鸭肉500克,杜仲12克,核桃仁100克,陈皮15克,姜50克,葱、黄酒、精盐各适量。

**制用法** 将杜仲洗净,用温水浸泡发涨,水煎取药汁;鸭肉用木棒捶打,用清水反复冲洗2～3次;姜、葱洗净。锅内放入清水和鸭肉,以大火煮鸭肉,并撇去浮沫。加入杜仲药汁、姜、葱、陈皮、黄酒烧煮30分钟,改用中小火,再加入核桃仁,煨至熟烂时,加精盐即成。

**功效** 温肾壮阳。

### ▼ 杜仲煲排骨

**原料** 杜仲30克,排骨200克,精盐适量。

**制用法** 将排骨洗净砍成小段;杜仲洗净,切成条状。将排骨和杜仲一同放入锅中,加适量水,用武火煮沸,再用文火煎熬40分钟,以排骨烂熟为度,最后加入精盐调味即可。佐餐温热服食。

**功效** 补益肝肾,壮骨填髓。

## 中 药 典 故

从前,有一个人叫杜仲,靠上山砍柴为生。由于积劳成疾,年纪轻轻便落下了腰腿疼痛的毛病。有一天,他砍柴时腰腿痛发作了,疼得难忍,他便啃一棵皮色灰白的树的树皮。啃了一会儿,他感觉腰腿痛减轻了。他想,这树皮一定有药性,于是剥了些带回家,每当犯病就用其熬水喝。说也怪,慢慢地,他的腰腿痛痊愈了。后来,杜仲把剥来的树皮分给其他患病的人,为了感激他,人们把这种树皮称为"杜仲"。

# 第四章
体质不同，分清体质进补得当

## 湿热体质

### 槐花——清肝泻火，抗癌止血

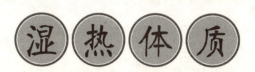

槐花又称槐蕊、槐米。为豆科植物槐的花朵或花蕾。多产于北方。花初开时采，花朵称「槐花」，花蕾称「槐米」，阴干入药。二者性微寒，味微苦；归肝、大肠经，都被列入卫生部公布的「既是食品又是药品的物品」名单中。

槐树、槐花自古就深受人们的喜爱，唐代岑参有诗曰：「庭槐宿乱鸟，陈草夜悲虫。」宋代梅尧臣亦有：「六月御沟驰道间，青槐花上夏云山。」苏轼也有「细细槐花暖欲零」的诗句。

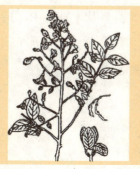

**【性味归经】**
苦，性微寒。归肝、大肠经。

**【地域分布】**
南北大部分地区均有栽培。

**【本草成分】**
含芦丁、槲皮素、桦木素、多种糖类等。

## 中药功效

槐花所含的芸香甙（芦丁）是具有增强毛细血管抵抗力的维生素，可增强血管壁弹性，提高毛细血管的韧性，对高血压患者有防止脑血管破裂的功效，可预防中风；槐花液有显著降血压作用。

槐花主要用于出血属于血热的病症，可配合地榆治疗下部出血如便血、尿血、痔疮出血；配合仙鹤草、白茅根治疗上部出血如咯血、衄血等。

槐花清热泻火，适用于肝热头昏、目赤肿痛。

槐花还有祛风湿、抗氧化以及抗菌作用。

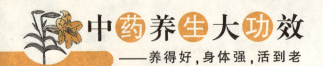

## 食用禁忌

槐花性寒凉，所以阴气不足、阴气太重者慎食。

槐花易伤胃阳，阴虚发热而无实火者忌用。

脾胃虚寒、食少便溏或腹泻者忌服。

孕妇不宜食用。

## 选购与存储

干燥后的槐花体轻，无臭，味微苦。最好在夏季花初开时采收，除去杂质，当天晒干。这种槐花干呈黄色或淡棕色，色泽鲜艳，不易变质，若沾露水或雨，隔日晒干者，则色易变黑，易霉烂。最好将其置于干燥处，防潮，防蛀。

## 名医偏方

**蚕豆病，因食新鲜蚕豆导致的急性溶血性贫血** 槐花、茵陈各15克，艾叶60克，党参30克，大黄8克。加水煎沸15分钟，滤出药液，再加水煎20分钟，去渣，两煎药液调兑均匀，分服，每日1剂。

**呕吐** 藿香、竹茹、半夏各10克，水煎服，每日1剂。腹泻去大黄，加茯苓、山药各10克。

**眩晕** 槐花、茶叶各10克，菊花、决明子各20克，甘草5克。一同研磨成粗末，泡水代茶多饮，每日1剂。

## 养生药膳

### ▼ 槐花凉拌莲藕

**原料** 槐花6克，地榆4.5克，生甘草3克。莲藕1节，蒜末2匙，香菜1株，酱油、黑醋、糖、香油各适量。

**制用法** 将药材洗净，用3碗水煮成1碗药汁；香菜洗净，摘成小叶备用。莲藕洗净、去皮、切薄片，入滚水煮熟，捞起沥干水分。把所有调味料、药汁、蒜末、香菜和莲藕混合均匀即可。

**功效** 清热凉血，止血。

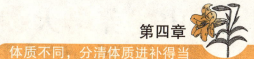

## 第四章
### 体质不同，分清体质进补得当

### ▼ 槐花冰糖粥

**原料** 晒干的槐花 50 克（或新采摘的槐花 200 克），粳米 100 克，冰糖适量。

**制用法** 将药材洗净，用水泡开备用。粳米煮粥，待粥煮至五成熟时，将泡好的槐花倒入锅中，加入冰糖，盖锅盖，煮至黏稠，待粥冷却至温和后即可食用。

**功效** 清热解毒，凉血消肿。

### ▼ 槐花酒

**原料** 槐花 110 克，黄酒 500 毫升。

**制用法** 将槐花微炒黄，趁热入酒，煎数十余沸，去渣。热服取汗。疮毒未成者每日服 2~3 次，已成者每日服 1~2 次。

**功效** 清肝泻火。适用于疮毒、湿热疮疥、肠风痔漏等症。

### ▼ 槐花糕

**原料** 鲜槐花 100 克，鲜茅根 30 克，玄参 20 克，玉米面 1000 克，白糖适量。

**制用法** 茅根、玄参水煎，提取药液 2 次；槐花清水洗净。用药液调和玉米面，加槐花和白糖拌匀后摊在蒸锅屉上，蒸为发糕。食用。

**功效** 清肝泻火，补中健胃，凉血化斑。适用于血热内蕴之皮肤发斑，伴有大便干结、咽喉疼痛、小便色黄等症。

## 中药典故

《晏子春秋》记载，齐景公很喜欢槐树，遂订"犯槐者刑，伤槐者死"之法。一人醉酒伤槐，按律当死。其女找到时任宰相的晏子，说："君不为禽兽伤人民，不为草木伤禽兽。今君以树木之故罪妾父，恐邻国谓君亲爱树而贱人也。"晏子遂进宫禀告齐景公，景公颇受感动，遂令"废伤槐之法，除犯槐之囚"。

# 鱼腥草——清热解毒，消肿排脓

鱼腥草，学名蕺菜，又名猪鼻孔、九节莲、臭腥草、侧耳根，是三白草科植物蕺菜的全草，因鲜草有鱼腥味而得名。其花一般在5~8月开放，我国江苏、安徽、云南、贵州、四川等省分布较多。鱼腥草不仅是人们爱吃的桌上佳肴，也是一种重要的中药材，其根茎有利尿通淋、清热解毒之功效。现代药理研究表明，鱼腥草具有抗菌、抗病毒、抗感染、镇痛、止咳、止血等作用。

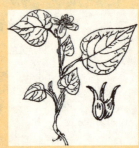

【性味归经】

性寒，味辛。归肺、胃经。

【地域分布】

我国西南、东南、中部各省区及陕西、甘肃均有分布。

【本草成分】

主要含挥发油，油中主要为癸酰乙醛、甲基正壬酮及月桂醛等。

## 中药功效

鱼腥草所含的槲苷具有扩张血管的作用，能有效扩张肾血管。

服用鱼腥草可增加尿液分泌，能取得利尿的疗效。

鱼腥草中含有一种黄色油状物，可促进白细胞的吞噬能力，增强机体免疫力。

鱼腥草含鱼腥草素、月桂醛等挥发油成分，对多种球菌、杆菌和各种微生物都有明显的抑制作用。

## 食用禁忌

虚寒性体质不宜服食。

疔疮肿疡属阴寒，无红肿热痛者慎服。

## 第四章 体质不同，分清体质进补得当

### 选购与存储

鱼腥草以淡红褐色、茎叶完整、无泥土等杂质者为佳。将鱼腥草洗净，晒干，置于干燥处保存。

### 名医偏方

**急性湿疹** 绿豆30克，海带20克，鱼腥草15克，糖适量。将海带、鱼腥草洗净，同绿豆煮熟。喝汤，吃海带和绿豆。每日1剂，连服6~7日。

**慢性支气管炎** 鲜鱼腥草100克，洗净，炒食。

**热淋** 鱼腥草30克，用水煎服。

**外阴瘙痒** 鱼腥草适量，煎汤熏洗外阴。

**习惯性便秘** 鱼腥草8克，沸水浸泡12分钟，代茶饮。

**腮腺炎** 鱼腥草鲜品适量，捣烂外敷患处，以胶布包扎固定。每日换药2次。

## 养生药膳

### 金银花鱼腥草饮

**原料** 金银花、土茯苓各15克，鱼腥草、炒荆芥各10克，甘草3克。

**制用法** 将上药以水煎煮2次，取药汁200毫升。

**功效** 每日1剂，分2次服用。适用于湿毒蕴结型子宫肌瘤。

### 虎杖鱼青汤

**原料** 鱼腥草、大青叶各30克，虎杖60克，栝楼仁15克。

**制用法** 水煎服。

**功效** 适用于急性肺炎患者食用。

### 鱼腥草紫菜汤

**原料** 鲜鱼腥草50克，猪瘦肉100克，紫菜20克。

**制用法** 猪瘦肉洗净切成丝，入食用油锅炒片刻，备用；鱼腥草去杂质，加入适量清水，大火煎煮15~20分钟，去渣留汤备用；紫菜用水适量浸泡10分钟，等泥沙沉淀后，捞起滤干备用。将鱼腥草再煮沸，加入猪瘦肉丝和紫

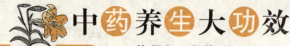

# 中药养生大功效
## ——养得好，身体强，活到老

菜，煮10~15分钟，调味。

**功效**

清热解毒，滋阴润燥。

### ▽ 腥草拌莴笋

**原料** 鱼腥草100克，莴笋500克，香油15克，大蒜10克，精盐、生姜、葱白、酱油、味精、醋各适量。

**制用法** 鲜鱼腥草择去杂质、老根，洗净，切成小段。用沸水略焯后捞出，加精盐，拌和腌渍待用。莴笋去叶，削去皮，洗净，切成3~4厘米长的段，再切成细丝，或刮为细丝，加精盐，腌渍后沥去水。生姜、葱白、大蒜择洗后，姜切成末，蒜切成米状，葱白切成葱花。莴笋丝放盘内，加入鱼腥草，再放酱油、味精、香油、醋、姜末、葱花、蒜米，拌和均匀即成。佐餐食用。

**功效**

清热解毒，利湿排脓。治肺痈或胃热，痢下赤白，热雍毒聚的实热证、皮肤热毒痈疡。

### ▽ 鱼腥草煲猪肺

**原料** 鱼腥草50克，猪肺300克，精盐3克。

**制用法** 先将猪肺挤压去泡沫，洗净放入沸水中焯去血水，切成块。将猪肺放入瓦煲内，加清水适量，武火煲汤，肉熟透加入鱼腥草、精盐，水沸即可食用。

**功效**

清热解毒，治肺痈，止咳嗽。日常食用，用于利尿通淋、流行性感冒、肺虚咳嗽、肺痈咯脓血。

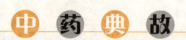

## 中药典故

当年，越王勾践做了吴王夫差的俘虏，勾践忍辱负重假意百般讨好夫差，方被放回越国（今绍兴）。传说勾践回国的第一年，越国碰上了罕见的荒年，百姓无粮可吃。为了和国人共渡难关，勾践翻山越岭终于寻找到一种可以食用的野菜，而且生长能力特别强，总是割了又长，生生不息。于是，越国上下竟然靠着这小小的野菜渡过了难关。这种野菜有鱼腥味，被勾践命名为"鱼腥草"。

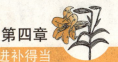

第四章
体质不同，分清体质进补得当

# 马齿苋——清热解毒，凉血止痢

马齿苋又名马齿草、五行草、蚂蚁菜、长寿菜，为马齿苋科一年生肉质草本植物马齿苋的全草。在民间，它享有"太阳花""死不了""长命花""五行草"之称，是一种自古深受人们喜爱的野菜，田间、路旁、原野、庭院随处可见其踪迹。马齿苋也是一味常用的中药材，中医认为，马齿苋具有清热解毒、凉血止痢、除湿通淋等功效，经常服用对人体极为有益。

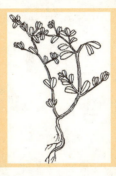

【性味归经】

性寒，味酸。归大肠、肝经。

【地域分布】

分布于全国各地。

【本草成分】

马齿苋的成分较复杂，主要含生物碱、黄酮苷、蒽醌苷以及营养性成分等。

## 中药功效

马齿苋中含有较多的钾元素，常食能起到利尿消肿的功效，还有降低血压的作用。

研究表明，食用马齿苋能治疗某些炎症，对白癜风等疾病也有一定的缓解作用，还可帮助溃疡愈合。

马齿苋对大肠杆菌等细菌有很好的杀灭功效，能起到辅助治疗炎症的效果。

马齿苋对心脑血管有积极的保护作用，常食能起到防治心脑血管疾病的功效。

## 食用禁忌

脾胃虚寒、肠滑腹泻者忌食。

孕妇，尤其是有习惯性流产者，应禁止食用。

马齿苋忌与胡椒、甲鱼同食。

### 选购与存储

马齿苋以棵小、质嫩、叶多、青绿色者为佳。可晒成干菜，置于干燥处保存。

### 名医偏方

**急性阑尾炎** 马齿苋、蒲公英各60克。水煎服。

**上消化道出血，大便色黑** 鲜马齿苋250克，醋适量。先将马齿苋加油、精盐炒至将熟，加醋调拌服，每日1次。

**带下症** 鲜马齿苋120克，山药30克，粳米100克。煮粥食，每日1次。

**淋病** 用马齿苋150克（鲜者加倍），每日1剂，水煎服，早、晚分服，连服10天为1个疗程，可服1~3个疗程。

**剖宫产后子宫复旧不全** 以马齿苋、益母草各30克煎服，每日1剂。

**细菌性痢疾** 马齿苋15克，水煎服。或以鲜马齿苋60克，洗净做菜食。

**急性乳腺炎** 鲜马齿苋200克捣汁，入朴硝调匀外敷患处，4~6个小时换药1次。

**渗出性皮肤病** 鲜马齿苋300克（干品60克），黄柏30克。用水煎后冷湿敷患处，每日4次，每次30分钟，用药3~10天。

## 养生药膳

### 蛋炒马齿苋

**原料** 马齿苋300克，鸡蛋3个，蒜、精盐、味精等调料适量。

**制用法** 将马齿苋择净洗好，放入开水中烫一下捞出，挤干水分切段备用。鸡蛋打散，放入调味品，略炒出锅。再起锅放入少量油，煸炒马齿苋后与鸡蛋一起翻拌调味即成。

**功效** 清热解毒、散血消肿。

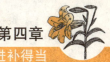

## 第四章
### 体质不同，分清体质进补得当

### ▼ |马齿苋绿豆汤|

**原料** 鲜马齿苋200克，绿豆100克。

**制用法** 先将绿豆洗净，浸泡几小时，然后煮至烂熟，将鲜马齿苋洗净后加入锅中同煮，熟后即可食用。

**功效** 有清热、解毒、止痢的作用。适用于痢疾、肠炎、腹痛、脓血大便等。

### ▼ |马齿苋荠菜粥|

**原料** 马齿苋、荠菜、粳米各100克。

**制用法** 将马齿苋去根，除去黄叶，用清水洗净，用刀切碎；将荠菜除杂物，洗净备用。把粳米淘洗净，直接放入锅内，加入适量清水，置于火上，用武火煮沸，再改用文火慢煮，至米开花，八成熟时，加入马齿苋、荠菜，再煮几沸，即成。

**功效** 清热解毒，止痢。

### ▼ |马齿苋肉丝汤|

**原料** 马齿苋200克，绿豆、猪瘦肉各150克，大蒜（白皮）10克，猪油（炼制）15克，精盐3克，味精2克。

**制用法** 先将马齿苋去除根、老茎，清水洗净，用刀切成段备用。放适量清水在煲内，先把绿豆淘洗净后，直接放入煲内煮约15分钟。向煲内放入瘦肉丝、马齿苋、蒜，煮1~2小时，至瘦肉软熟，放入猪油、精盐、味精调味即成。

**功效** 止痢消毒，解毒凉血。

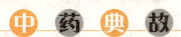

中 药 典 故

相传上古之时，天上有十个太阳，人间极度炎热。为救百姓脱离疾苦，后羿一口气射下来九个太阳。正当他准备射第十个，也就是最小的"太阳女儿"的时候，美丽的公主情急之中藏在了马齿苋的叶下。以后，太阳为了报答马齿苋的救命之恩，就答应它，只要它不离开土地，就可以生长不死。而且太阳始终不晒马齿苋，天旱无雨时，其他植物都蔫乎乎的，唯独马齿苋绿油如初，开花吐蕊，结子繁殖。

# 白头翁——清热凉血，明目消赘

白头翁又称胡王使者、白头公。为毛茛科植物白头翁的干燥根。春季采挖，晒干切片入药。白头翁虽是野草，但药用价值却很高，历代本草专著多有记述。中医认为，白头翁有清热解毒、凉血、明目、消赘的功效。有诗云：「苦温味性白头翁，主入心经与肾经，温证发狂为主治，并消积聚瘕和证。瘰疬瘿瘤皆能散，鼻衄金疮亦可平。阴疝痰分偏肿胀，秃疮腥腥治亦能。腹痛骨病牙痛止，红痢能将毒性愈。肠垢搜刮堪竭净，佐之以酒效尤灵。」

【性味归经】

性寒，味苦。归胃、大肠经。

【地域分布】

江苏、安徽、河南、广东等地有产。

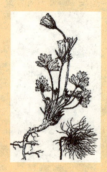

【本草成分】

含三萜类皂苷和内酯等成分。包括白头翁皂苷A、B、C、D，白桦脂酸，白桦脂酸-3-O-α-l-阿拉伯吡喃糖苷，3-氧代白桦脂酸，胡萝卜苷，原白头翁素，白头翁素，白头翁灵，白头翁英和糖蛋白等。

## 中药功效

白头翁为治阿米巴痢疾的要药，单用较大剂量，即有效果。常用成方白头翁汤，即以本品为主药，配合黄连、黄柏、秦皮而成，既可治阿米巴痢疾，也可治菌痢。

白头翁对金黄色葡萄球菌、绿脓杆菌、枯草杆菌等有明显的抑制作用。

现代研究证明，白头翁中的乙醇提取物具有镇静、镇痛及抗痉挛的作用。

## 食用禁忌

虚寒泻痢者忌服。

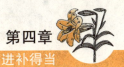

## 第四章 体质不同，分清体质进补得当

### 选购与存储

白头翁以条粗长、整齐、外表灰黄色、根头部有白色茸毛者为佳。将白头翁置于通风干燥处保存。

### 名医偏方

**热痢下重** 用白头翁100克，黄连、黄柏、秦皮各150克，加水1400毫升煮成400毫升。每次服200毫升，不愈可再服。

**下痢咽痛** 春夏季得此病，可用白头翁、黄连各50克，木香100克，加水1000毫升，煎成300毫升，分3次服。

**产后下痢虚极** 白头翁、甘草、阿胶各62克，秦皮、黄连、柏皮各93克。加水1400毫升煎至300毫升，分3次服。

**外痔肿痛** 适量白头翁草的根，捣烂涂在患处，止痛效果很好。

**热毒痢疾** 白头翁15克，黄柏、秦皮各12克，黄连6克。上药4味，以水1400毫升，煮取400毫升，去滓，温服200毫升，不愈再服200毫升。

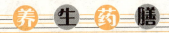

### ▼ 白头翁粥

**原料** 白头翁50克，粳米100克，白糖适量。

**制用法** 将白头翁水煎，取汁备用。粳米淘洗干净，煮粥，粥快熟时加入白头翁药汁，加白糖再煮1～2沸即可服用。

**功效** 本粥能清热利湿、健脾止泄、清利肠道疫毒。

### ▼ 白头翁酒

**原料** 白头翁120克，白酒1升。

**制用法** 将白头翁洗净切为粗末，放入白纱布袋，做成药包，然后将药包放入容器中，再倒入白酒，密封。经常摇动，7日后开封，然后把酒过滤澄清。

**功效** 清热凉血，解毒。适用于热毒血痢、鼻衄、血痔等症。

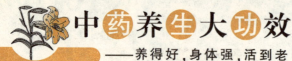

## 白头翁解毒汤

**原料** 白头翁500克,银花、木槿花各30克,白糖适量。

**制用法** 将白头翁、银花、木槿花洗净,放入锅内,然后加水煎取浓汁200毫升,加白糖趁温服下,每日3次。

**功效** 清热解毒。本方对中毒型痢疾、湿热型菌痢特别适合。

## 白头翁黄芪汤

**原料** 白头翁210克,生黄芪105克,蜂蜜280克。

**制用法** 先将白头翁、生黄芪用清水漂洗并浸泡1昼夜,然后用文火浓煎2次去渣取上清液。另将蜂蜜煮沸去浮沫加入药液中浓缩成糖浆,备用。用时,每次服20毫升,每日服3次,于饭前用热开水冲服。

**功效** 益气活血。主治胃、十二指肠溃疡。

## 白头翁清热解毒茶

**原料** 白头翁30克。

**制用法** 水煎15分钟,去渣,滤汁,代茶徐徐温饮。

**功效** 对于麻疹退后、腹痛、身热不退、大便黏腻、里急后重、脓血混杂等均有疗效。

### 中药典故

有个年轻人患了痢疾,在半路上疼得肠如刀绞,行动不得。这时,一位白发苍苍的老头挂着拐杖走来,他指着路边一棵果实上长着白毛的草说:"这东西的根就是药,你挖回去煎汤,只要连吃3剂就好。"年轻人照做,果然见效了。为了感激那位救过他的老人,年轻人每天坐在与老人相遇的道边,然而久久等不到老人的身影。一天,年轻人望着药草出了神,他发现药草的白毛很像那位老者的白发,便为其取名为"白头翁"。

# 第四章
体质不同，分清体质进补得当

## 痰湿体质

### 薏米——健脾渗湿，除痹止泻

薏米又名药玉米、薏仁、薏苡仁、六谷米等，为禾本科植物薏苡的干燥成熟种仁。薏米是我国传统的食品资源之一。薏米的营养价值很高，尤对老弱病者更为适宜，被誉为"世界禾本科植物之王"。在欧洲，它被称为"生命健康之友"。薏米大多种于山地，武夷山地区就有着悠久的栽培历史。古代人把薏米看作自然之珍品，用来祭祀，现代人把薏米视为营养丰富的食疗佳品，可做成粥、饭、各种面食供人们食用。

【性味归经】

性微寒，味甘。入脾、肺、肾经。

【地域分布】

分布于全国大部分地区。

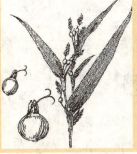

【本草成分】

薏苡仁主要含有薏苡仁油、薏苡仁酯、脂肪油、氨基酸等。

### 中药功效

薏米中含有丰富的维生素E，可以有效治疗脚气。

薏米含有多种维生素和矿物质，对于人体有补益作用。

薏米对于慢性肠胃炎、消化不良等症状有疗效。

薏米含有丰富的硒元素，能有效抑制癌细胞的增殖，可用于胃癌、子宫颈癌的辅助治疗。

食用薏米可使人保持皮肤光泽、细腻，消除粉刺、色斑，改善肤色。

207

# 中药养生大功效
—— 养得好,身体强,活到老

## 食用禁忌

妇女怀孕早期忌食薏米。

汗少、便秘者不宜食用薏米。

薏米不可生食。

## 选购与存储

薏米以颗粒饱满、质硬有光泽、多粉性、呈白色或黄白色、味甘淡或微甜者为上品。储藏前要筛选薏米中的粉粒、碎屑,以防生虫和发霉,少量薏米可密封于缸中或坛中。

## 名医偏方

**脾胃虚弱,食少泄泻** 党参、炒山药各12克,茯苓、白术、薏苡仁、莲肉、炒扁豆各9克,陈皮、砂仁、桔梗各5克,甘草3克。水煎服。

**慢性肾炎** 生黄芪10克,薏苡仁、炙龟板各60克。先将龟板捣碎入锅煎1个小时,再入其余2味药文火煎煮1个小时。

## 养生药膳

### ▼ 冬瓜薏米煲老鸭

**原料** 老鸭1只,连皮冬瓜1500克,薏米75克,姜茸10克,米酒10毫升,精盐、味精、陈皮、植物油各适量。

**制用法** 姜茸浸泡入米酒中成姜汁酒。中火烧热炒锅,放入老鸭肉略煎,烹米酒后盛起。取大瓦煲一个,放入冬瓜、薏米、陈皮,加清水3000毫升,先用大火烧沸,放入老鸭,改用小火煲至汤浓缩至约1500毫升便成。上菜时,把冬瓜盛在碟底,将老鸭切块排在冬瓜上,汤调入精盐、味精,上桌即可。

**功效** 冬瓜和薏米具有清热去湿、健脾的功效,加上滋补的鸭肉,是夏季清热除烦的最佳药膳。

### ▼ 薏米百合粥

**原料** 干百合25克,薏米100克,秋梨1个,胡萝卜2根,冰糖少许。

**制用法** 先将百合和薏米淘洗干净,用水浸泡2~4个小时后一起放

# 第四章
体质不同，分清体质进补得当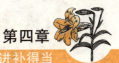

入锅中熬煮，大火煮沸后转为小火继续熬1个小时，然后将梨、胡萝卜切成大块，放入锅中，继续熬炖。30分钟后加入冰糖，熄火闷10分钟即可，每天早、晚各吃1次。

**功效** 该方能清热除湿，是爱美女士治疗痤疮和减肥的良方。

## ▼ 葵子芝麻薏苡仁粥

**原料** 向日葵子1000克，芝麻500克，薏苡仁1000克。

**制用法** 将薏苡仁洗净，晒干或烘干，研成细粉；向日葵子、芝麻分别洗净，炒香；向日葵子去壳，与芝麻一同趁热研成细末。将薏苡仁末与向日葵、芝麻末搅拌均匀待用。每次取30克，用沸水调成糊即可，每日2次。

**功效** 健脾抗癌，清热利湿。对于慢性肠胃炎、胃窦炎、高脂血症、慢性贫血、口腔炎及宫颈癌和胃癌有良好的防治作用。

## ▼ 薏苡仁炖鸡

**原料** 鸡1只（1200～1400克），薏苡仁50克，橙子汁、绍酒、精盐、葱花、姜丝、胡椒粉各适量。

**制用法** 将鸡洗净，连骨头一起切成块，备用。锅内加适量水，放入薏苡仁、鸡块，炖至鸡肉熟烂后拆骨为度。最后，加入绍酒、精盐、葱花、姜丝、橙子汁、胡椒粉调味即成。

**功效** 本品补益元气、健脾渗湿。

## 中药典故

汉朝名将马援即"伏波将军"领兵到南疆打仗，军中士卒很多都患了病。当地民间有用薏苡治瘴的方法，马援下令为士卒使用，祛病效果非常显著。马援平定南疆凯旋时，带回几车薏苡的药种。谁知马援死后，朝中有人诬告他带回来的几车薏苡是搜刮来的大量明珠。这一事件，朝野都认为是一宗冤案，故称其为"薏苡之谤"，白居易也曾写有"薏苡谗忧马伏波"之诗句。

## 红豆——健脾祛湿，利水消肿

红豆又名小豆、赤豆、猪肝赤、朱赤豆、朱小豆、金红小豆、米赤豆，为豆科植物赤豆或红小豆的干燥成熟种子。红豆具有很高的药用价值和良好的保健作用，药用可以清热解毒、健脾益胃、利尿消肿、通气除烦，治疗小便不利、脾虚水肿、脚气病等。李时珍称红豆为"心之谷"；《神农本草论》中认为红豆是食物药，属中品；《药论》载，红豆可"散气令人心孔开，止小便数"；《本草新编》中论述得更为精辟，认为红豆"专利下身之水而不能利上身之湿"。

【性味归经】

性微寒，味甘、酸。归心、小肠经。

【地域分布】

广东、广西、湖南、江西、江苏等地有产。

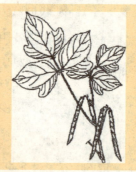

【本草成分】

红豆含蛋白质、脂肪、碳水化合物、粗纤维及钙、铁、磷、铜等矿物质，并含有微量的维生素$B_1$、维生素$B_2$、尼克酸等成分。

### 中药功效

红豆有刺激肠道的功效，并且能清除体内毒素和多余的水分，促进血液和水分新陈代谢，有良好的利尿作用。

红豆可以很好地降血压、降血脂、调节血糖，并且可以使毛细血管扩张，降低血液黏稠度，改善微循环。

红豆能清理身体内长期淤积的毒素，使身体健康有活力。

红豆可延缓和抑制癌细胞生长、扩散，长期食用可使癌细胞退化、萎缩。

### 食用禁忌

阴虚而无湿热者忌食。

红豆能通利水道，故尿多之人忌食。

如若被蛇咬伤，百日之内不宜食用红豆。

红豆不宜与鲤鱼同煮。

## 选购与存储

选购红豆时以豆粒完整、颜色暗红、大小匀实、紧实薄皮的为佳；红豆颜色越深，则铁含量越高，药用价值越大。

红豆可用有盖的容器装好，放于阴凉、干燥、通风的地方保存。

## 名医偏方

**急性出血性小肠炎，突然发热，呕吐，腹胀，腹痛** 红小豆、黄连、葛根、地榆、黄芩、白芍、枳壳、赤茯苓、赤芍、荷叶炭各10克。加水煎沸15分钟，滤出药液，再加水煎20分钟，去渣，两煎药液调兑均匀，分服，每天2剂。

**血栓闭塞性脉管炎，患处溃烂，疼痛剧烈，久不收口** 红小豆、紫花地丁、忍冬藤各30克，连翘、玄参、当归各15克，牛膝、赤芍、川楝子各10克，红花、生甘草各5克。加水煎沸15分钟，滤出药液，再加水煎20分钟，去渣，两煎药液调兑均匀，分服，每日1剂。

**肝硬化腹水** 红小豆30克，冬瓜子15克，玉米须60克。加水煎沸15分钟，滤出药液，再加水煎20分钟，去渣，两煎药液调兑均匀，分服，每日2剂。

## 养生药膳

### ▼ 红豆炖羊脊骨

**原料** 羊脊骨500克，红豆250克，料酒10克，姜、葱、精盐、鸡精、胡椒粉、鸡油各适量。

**制用法** 将红豆淘洗干净；羊脊骨洗净后从每节骨缝间剁开；姜切成片；葱切成段。将红豆、羊脊骨、姜片、葱段及料酒一同放入炖锅内，加入清水用大火烧沸，再用小火炖煮45分钟，加入精盐、鸡精、鸡油及胡椒粉略煮即可。

**功效** 具有补肝肾、强筋骨的功效，适于肝肾虚损、腿抽筋、骨折、骨质疏松等症患者食用。

### ▼ 茅极煮红豆

**原料** 白茅根250克，红小豆120克。

# 中药养生大功效
——养得好，身体强，活到老

**制用法** 将上述配料加水煮至水干，除去白茅根，将红小豆分数次嚼食。

**功效** 白茅根为凉性利尿药，其味甘甜，用以煮豆，既可增强利尿作用，又较适口，故颇为得法。常用于水肿、小便不利及肾炎或营养不良性水肿的辅助治疗。清热利尿。

## ▼ 红豆饮

**原料** 红豆30克，西瓜皮、玉米须、冬瓜皮各15克。

**制用法** 将上述食材捣烂，放入砂锅，加适量清水煎煮2次，每次大概半小时，然后合并汁液，冲成300毫升茶饮，每天3次。

**功效** 清热解毒，利水消肿。适用于肾炎水肿、小便不利、尿路感染等症。

## ▼ 苦酒红豆散

**原料** 红小豆100克，醋1茶盅，米酒适量。

**制用法** 用醋煮红小豆至熟，取出晒干，再入适量米酒中浸渍至酒尽，经干燥后研为细末。分3次服，每次3~6克，用米酒送服。

**功效** 红小豆能散血，醋又有止血之效，故本方有散血消肿和止血作用。用于痔疮淤肿疼痛，大便带血。

## 中药典故

相传在汉代，闽越国有一位男子被强征戍边。男人的妻子非常思念他，终日盼望他能平安归来，但同去戍边的人都回来了，只有她的丈夫不知下落。她思念更切，终日立于村前道口树下，朝盼暮望，哭断柔肠，最终泣血而死。后来，在她坟前长出了一棵树，树上结有荚果，其子半红半黑，晶莹鲜艳，人们都认为这种果实是由这位妻子的血泪凝结而成的，便称之为"红豆"，又叫"相思子"。

# 第四章
体质不同，分清体质进补得当

## 藿香——化湿和胃，祛暑解表

藿香又名海藿香、广藿香。为唇形科植物广藿香的地上部分。藿香这个名字大家都熟悉，如著名的藿香正气丸就是用藿香来取名的。藿香含有很多挥发成分，中医一般是把鲜藿香晒干入药的，但过去也有鲜藿香这味药，因为鲜藿香祛暑力量较强，夏天常会用到。关于藿香的作用，《本草正义》说："藿香，清芬微温，善理中州湿浊痰涎，为醒脾快胃，振动清阳妙品……芳香能助中州清气，胜湿辟秽，故为暑湿时令要药。"

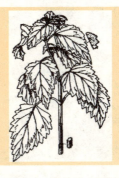

【性味归经】

性微温，味辛。归脾、胃、肺经。

【地域分布】

我国海南、广东和广西均有栽培，广东、海南等地为其主产区。

【本草成分】

藿香含有藿香苷、异藿香苷、藿香素、鞣质、苦味质等功能性成分。

## 中药功效

藿香中含有广藿香酮，该物质具有良好的抗真菌活性。虽抗菌范围不广，但能抑制金黄色葡萄球菌、白色葡萄球菌及枯草杆菌的生长。

藿香中含有挥发性油，该物质对胃肠道有解痉的作用，并能促进胃液分泌，增强消化能力，所以对食欲不振、消化不良引起的恶心、呕吐有一定的疗效。

藿香含有黄酮类物质，该物质有抗病毒作用，可以抑制消化道及上呼吸道病原体——鼻病毒的生长繁殖。

## 食用禁忌

藿香味辛、性微温，有发汗作用，阴虚火旺、邪实便秘者忌用。

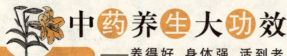

# 中药养生大功效
——养得好，身体强，活到老

## 选购与存储

藿香以茎枝色绿、叶多、香气浓郁者为佳。将藿香放在干燥容器内，密闭，置于阴凉干燥处保存。注意防潮。

## 名医偏方

**头痛恶心** 广藿香、苍术、厚朴各6克，制半夏、紫苏各10克。水煎服。

**脾虚** 广藿香、葛根、党参、白术各10克，木香3克。水煎服。

**胃痛** 广藿香、厚朴、枳实、青木香各10克，砂仁5克，陈皮3克。水煎服。

**疟疾** 高良姜、广藿香各15克。水煎服。

**呕吐** 广藿香、丁香、木香、半夏、人参、白术各3克。碾末制丸，以沉香、朱砂各3克为衣，阴干服。

## 养生药膳

### 荷叶藿香饮

**原料** 荷叶15克，广藿香6克，姜4片。

**制用法** 以上3味，水煎服用。

**功效** 化湿降脂。

### 藿香生姜汁

**原料** 藿香（鲜品）50克，生姜、红糖各15克。

**制用法** 将藿香洗净，切成短节；生姜洗净，切成薄片。往锅内加入适量清水煮沸，将姜片、藿香、红糖同放入沸水中煮3~5分钟，去渣取汁即可。每日1剂，分2次服用。

**功效** 健脾除湿，和胃止呕。

### 藿香炸排骨

**原料** 藿香3克，猪排骨300克，酱油、料酒、鸡精、食用油、花椒各适量。

**制用法** 将藿香洗净，猪排骨剁成长段，与藿香一起放在锅内，煮至八成熟，捞出沥净水分，用酱油、料

# 第四章 体质不同，分清体质进补得当

酒、花椒、鸡精淹渍 10 分钟。炒锅加热，加入食用油烧至九成热，放入排骨稍炸，等排骨变色后捞出，等油温热至冒烟时再放入锅中炸 1 次，炸至深红色时捞出装盘即成。

**功效**

化湿和中，祛暑解表。适用于夏季胸闷食少、恶心呕吐、腹胀腹泻等病。

## 藿香米粥

**原料** 广藿香 10 克，粳米 50 克。

**制用法** 煎取藿香汁 100～150 毫升。粳米淘洗后，放入锅内，加清水适量，煮粥，粥将成时，兑入藿香煎汁，稍煮 1～2 分钟即成。

**功效**

解暑祛湿，醒脾开胃。

## 藿香姜枣茶

**原料** 藿香叶 15 克，姜 5 克，红枣、白糖各适量。

**制用法** 将姜洗净，切片；红枣和藿香叶用水过滤。将藿香叶、姜片、红枣用沸水冲泡，静置 15 分钟后即可饮用。饮用时可依个人口味加入适量白糖。每日 1～2 剂，代茶饮用。

**功效**

藿香具有化湿、消暑、止呕吐的功效，可用于湿寒脾虚、外感风寒和呕吐；姜片能帮助排汗散热，与红枣搭配服用具有利湿醒脾、清暑辟浊的功效。适用于夏季肠胃发炎、恶心呕吐、胃痉挛等症。

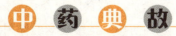

相传，有一位叫藿香的姑娘，其哥哥娶亲后一直在外从军，她与嫂子二人相依为命。一年夏天，嫂子因劳累中暑，突然病倒。藿香听说后山上有一种草药能治中暑，便进深山采药。谁知藿香不慎中了蛇毒，她带着采到的药刚进家门就昏了过去。等乡亲们闻声赶来时，藿香已离开了人世。为了牢记小姑的救命之情，嫂子把这种有香味的药草称为"藿香"。久之，人们便在霍字头上加了一个"草"字头，写成了"藿香"。

## 茯苓——利水渗湿，健脾宁心

茯苓，又名白茯苓、云苓、茯菟、松苓、松薯。为多孔菌科植物茯苓的干燥菌核。茯苓是医家常用的中药，又是滋补食品。在《神农本草经》中，茯苓被列为上品，认为它可以"主胸胁逆气，心下结痛，口焦舌干，利小便，久服安魂养神，不饥延年"。梁代名医陶弘景称其能"通神而致灵，和魂而炼魄，利窍而益肌，厚肠而开心，调营而理胃"，因而称之为"上品仙药"。

【性味归经】

性平，味甘、淡。归心、脾、肾经。

【地域分布】

主产于湖北、安徽、河南、云南、贵州、四川等地。

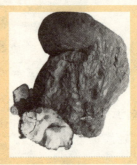

【本草成分】

茯苓主要含有多糖如β-茯苓聚糖，另含茯苓酸、蛋白质、脂肪、卵磷脂、胆碱、组氨酸、麦角固醇等。

### 中药功效

茯苓富含钾元素，能促进人体内钠的排泄，进而有利尿、降低血压的功效。茯苓能减少胃酸的分泌，对消化道溃疡病有预防的效果。

近年药理研究还证明，茯苓中富含的茯苓多糖能增强人体免疫功能，可以提高人体的抗病能力，起到防病、延缓衰老的作用。

### 食用禁忌

肾虚多尿、虚寒滑精、气虚下陷、津伤口干者慎服。

儿童、孕妇不宜服用。

茯苓忌米醋，在食用茯苓的过程中最好不要加入米醋。

### 选购与存储

茯苓以体重坚实、外皮色棕褐、皮纹细、无裂隙、断面白色细腻、黏牙

# 第四章
### 体质不同，分清体质进补得当

力强者为佳。将茯苓置于干燥处保存，但不能过于干燥或通风，以免失去黏性或发生裂隙。

## 名医偏方

**婴幼儿秋冬季腹泻** 将茯苓研细过筛成粉末，炒后盛入瓶内备用，1岁以内每次0.5克，1~2岁每次1克，每日3次口服。

**小便频多** 白茯苓、干山药各等份，去皮在白矾水中渍过，焙干，研为末。每次用米汤送服6克。

**肾衰水肿** 桑白皮、生姜皮、茯苓皮各15克，冬瓜皮30克。水煎服。

**水肿尿涩** 茯苓皮、椒目各等份，水煎，每日1服。

**虚滑遗精** 白茯苓62克，缩砂仁31克，共研为末，加入精盐6克，再将瘦羊肉切成薄片蘸药炙熟吃，酒送下。

**斑秃** 茯苓500克烘干，研为细末，每服6克，每日2次，或者于睡前服10克。并同时外用酊剂（补骨脂、旱莲草各25克，用200毫升75%的酒精浸泡2周即可），每天数次涂患处。

**小儿肾病综合征** 茯苓、太子参各9~12克，白术、陈皮各6~9克，鸡内金6克。水煎服，每日1剂。

## 养生药膳

### ▼ 乌鸡茯苓汤

**原料** 乌鸡750克，茯苓、陈皮、白术、山药各15克，紫河车粉5克，姜、精盐各适量。

**制用法** 乌鸡洗净，斩成小块；生姜去皮洗净，切片；山药去皮，洗净，切块。汤锅加入适量清水，用大火烧开，再放入乌鸡。待烧开后撇净浮沫，放入陈皮、白术、山药、茯苓、姜片，用中火煮约60分钟。待乌鸡熟烂时，将汤倒出，加入紫河车粉，用精盐搅匀即可饮用。

**功效** 本汤品有补血、补虚的功效。

### ▼ 茯苓包子

**原料** 茯苓30克，面粉1000克，鲜猪肉500克，生姜、胡椒、香油、料酒、精盐、酱油、大葱各适量。

# 中药养生大功效
## ——养得好，身体强，活到老

**制用法** 将猪肉绞碎，倒入盆内，加入生姜、香油、料酒等调料，搅拌成馅备用；将茯苓切块放入锅内煎煮，每次加水约250毫升，煮1小时，共煮3次，3次药汁合并，滤净成茯苓水待用。在面粉中加入茯苓水揉成面团，然后做成包子，上笼用大火蒸熟即可，可作早晚餐或点心食用。

**功效** 安心养神，健脾开胃，除湿化痰，利水肿。适用于脾胃虚弱、小便不利、心悸失眠等症。

### ▽ 茯苓粉蒸排骨

**原料** 茯苓20克，排骨500克，大米100克，生姜粒、料酒、酱油、精盐、味精、白砂糖、大料、花椒各适量。

**制用法** 先将茯苓碎成粉，然后将大米、大料、花椒分别用小火炒香，磨成粉；排骨洗净，剁成段。取一蒸盆，加入大米粉、大料粉、花椒粉、茯苓粉、料酒、酱油、精盐、味精、白砂糖、姜粒，放入排骨，抓匀，上笼，大火蒸45分钟即成。

**功效** 补气血，健脾胃，渗湿利水。

### ▽ 白苓粥

**原料** 白茯苓粉15克，大米100克。

**制用法** 将米淘净煮粥，米熟时下茯苓粉，再用小火炖，粥稠即可。随意服食，或加味精、精盐调味，日服1次。

**功效** 健脾益胃，利水消肿。用于老年性水肿、肥胖症、脾虚少食、泄泻、小便不利、水肿诸症。

## 中药典故

有一个名叫小玲的姑娘，患了严重的风湿病。一天，她的丈夫小伏进山为她采药，看见前面有只野兔，便拔箭射中了兔子的后腿。兔子带伤逃跑，小伏紧追不舍。突然，兔子不见了，小伏发现在一棵松树旁，一个球体上插着他的箭，这个球体表皮裂口处露出白色的东西。他把这种东西挖回家，做熟了给小玲吃。不久，小玲的风湿病便痊愈了。由于这种药是小玲和小伏发现的，人们就把它称为"茯苓"。

# 第四章
体质不同，分清体质进补得当

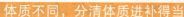

## 血瘀体质

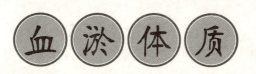

丹参——活血祛瘀，活血通经

丹参，又名紫丹参、赤丹参、红根、活血根、萧山红、大红袍、蜜罐头等。丹参是我国传统常用中药材，始载于《神农本草经》，有近两千年的应用历史。中国药典记载，本品为唇形科植物丹参的干燥根和根茎，有活血祛瘀、通经止痛、清心除烦、凉血消痈的功效。《日华子本草》谓："其养神定志，通利关脉，治冷热劳，骨节疼痛，四肢不遂，排脓止痛"。

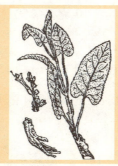

【性味归经】

性微寒，味苦。归心、肝经。

【地域分布】

全国大部分地区均有出产。

【本草成分】

含多种丹参酮、丹参酸、丹参酚、鼠尾草酚、维生素类。

## 中药功效

丹参能扩张外周血管，降低门静脉压力，改善肝内血液循环，增加肝细胞的营养和氧的供给，进而改善肝脏的生理功能，对迁延性肝炎和慢性肝炎有一定的作用。

丹参具有止痛作用，能改善脉管炎患者的症状。多数患者服后四肢有发热感觉，或有明显发热感向肢体远端冲动，对游走性浅静脉炎也有效果。

丹参在临床上广泛地用于治疗心绞痛、慢性冠状动脉缺血病变等。

丹参能使主动脉粥样斑块形成面积明显减少，血清总胆固醇、甘油三酯均有一定程度的降低。

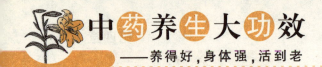

## 食用禁忌

无淤血者慎服。感冒时不能服用丹参,否则会加重病情。

丹参不能与藜芦、葱同用,否则有效成分会发生变化。服用丹参时不宜饮用牛奶,因为牛奶会降低丹参的药效。此外,丹参还不宜与其性味相反的榛子、蛋黄、醋同食,以免影响药效。

服用丹参不可同服抗凝结药物。

## 选购与存储

丹参以色紫红、质坚脆、条粗壮、易折断者为佳。装入密闭的储物罐中或用纸袋封装,置于阴凉干燥处保存。注意防潮、防蛀。

## 名医偏方

**经血不调** 丹参碾粉,每服6克。

**胸痹** 丹参30克,党参10克,参三七粉2克(冲服),白菊花15克,沸水泡服当茶饮。

**肝炎** 丹参60克,茵陈30克,红糖15克。水煎服。

**神经衰弱** 丹参200克,白酒1000毫升。丹参碾粗粉,加白酒,密封浸渍14日,每次10毫升,每日2次。

## 养生药膳

### 丹参首乌煲大枣

**原料** 何首乌40克,猪腿肉240克,丹参20克,大枣(干)100克,精盐4克。

**制用法** 何首乌、丹参、大枣、猪腿肉分别用水洗净;将何首乌、丹参切片;大枣去核。放入全部药食材(除盐外),加适量水,大火煲至水沸。改用中火继续煲2小时。加精盐调味,即可饮用。

**功效** 滋补血气,养心安神,活血祛淤,乌须黑发。

### 丹参粥

**原料** 丹参10克,大米100克,白糖适量。

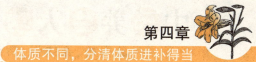

第四章 体质不同，分清体质进补得当

**制用法** 将丹参择净，放入锅内，加清水适量，浸泡 10 分钟后，水煎取汁，加大米煮粥，待煮至粥熟后，白糖调味服食，每日 1 剂。

**功效** 活血化淤，凉血消痈，养血安神。适用于月经不调、血滞经闭、产后腹痛、恶露不净等。

## ▽ 桑枝丹参鸡肉汤

**原料** 老桑枝 60 克，丹参 15 克，川芎 10 克，鸡 1 只，精盐、味精各适量。

**制用法** 将鸡去毛及内脏，洗净。老桑枝、丹参、川芎分别用清水洗净。将以上用料放入砂锅中，加水适量煲汤，炖至鸡肉熟烂为止，加精盐、味精调味即成。

**功效** 行气活血，健脾养胃。

## ▽ 丹参红花蒸鱼翅

**原料** 红花、丹参各 6 克，核桃仁 3 克，川芎 4 克，鱼翅 20 克，火腿 50 克，菜胆 100 克，葱、姜、精盐、鸡汤各适量。

**制用法** 将 4 味药材洗净，装杯加水蒸约 1 小时，去渣留药液；鱼翅发透，撕丝；火腿切片；菜胆洗净切段；姜拍松；葱切段。全部食材与药液放杯内，加鸡汤，上锅蒸约 30 分钟至熟。

**功效** 滋阴活血。

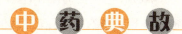

## 中药典故

传说在很久以前，有个叫阿明的男孩为了救母，需要一株开紫蓝色花、根部是红色的草药。这种药草一般的地方没有，必须要在一个无名岛上才会有，但无名岛非常危险，去那儿的人一般都是九死一生。阿明最终还是决定去无名岛采药，他凭着高超的水性，游上小岛，采回药草，治好了母亲的病。因为这种药草凝结了阿明对母亲的一片丹心，村里人称其为"丹心"。后来在流传过程中，取其谐音就变成"丹参"了。

# 三七——散瘀止血，消肿止痛

三七，又名田七、汉三七、金不换、人参三七。为五加科植物三七的干燥根茎。三七被誉为"人参之王"，是我国特有的药材品种，自《本草纲目》收录以来，已有500年的历史。三七具有止血散瘀、消肿止痛的功效，对人体各部分出血和跌打肿痛具有显著疗效。《本草纲目拾遗》中说："人参补气第一，三七补血第一，为中药之最珍贵者。"

【性味归经】

性温，味甘、微苦。归肝、胃经。

【地域分布】

云南、广西为主要栽培区。四川、湖北、江西、广东、福建、江西、浙江等省也有栽培。

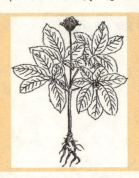

【本草成分】

三七主要含有皂苷、黄酮苷、氨基酸等。

## 中药功效

丹参具有良好的止血功效，同时具有显著的造血功能。

能加强和改善冠状动脉微循环，提高心血管系统的功能。

三七具有抗疲劳、提高学习和记忆能力的作用。

三七具有免疫调节剂的作用，能使过高或过低的免疫反应恢复到正常，但不干扰机体正常的免疫反应。

## 食用禁忌

孕妇慎服。

三七粉易引起过敏、药疹，故服用剂量不宜过大。

三七不可与富含铁的动物血、瘦肉、菠菜等一同食用。

三七含有皂苷，不可与富含有机酸的水果一同食用。

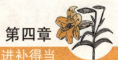

## 第四章 体质不同，分清体质进补得当

### 选购与存储

三七以个大、肥壮、体重、质坚实、表面黄褐色、断面灰绿色者为佳。三七置于阴凉干燥处保存，注意防蛀。

### 名医偏方

**胃出血** 三七7~10克，郁金、熟大黄、牛膝各10克。水煎服。

**上消化道出血** 三七粉，每次1~1.5克，温开水送服，每日2~3次。

**心绞痛** 三七粉，每次1~1.5克，每日3次，温开水送服。

**褥疮** 三七鲜叶洗净甩干，捣烂敷于伤口表面，纱布包扎，1~2天更换1次，至愈合。

**胃及十二指肠溃疡** 三七粉12克，白及9克，乌贼骨3克。一起碾为细末，日服3次，每次3克，开水送服。或用三七单味碾末内服。

## 养生药膳

### ▼ 三七酒

**原料** 白酒500毫升，三七30克。

**制用法** 将三七择净，放入容器中，倒入白酒一起研磨，取汁饮服即可。每日1次，每次50毫升。

**功效** 化淤止痛，活血定痛。适用于跌打损伤、肿胀疼痛。

### ▼ 三七何首乌粥

**原料** 三七5克，何首乌50克，粳米100克，大枣5枚。

**制用法** 将三七、制首乌洗净，放入砂锅内煎煮，取浓汁。粳米淘洗干净，与大枣放入锅中加水煮粥，然后放入药汁搅匀，用小火烧沸，即可。每周食用2次。

**功效** 高脂血症、高血压者，可用这种粥来强心、降脂、降压。

### ▼ 三七蒸鹌鹑

**原料** 三七15克，鹌鹑2只，料酒、姜、葱、精盐、鸡精、胡椒粉、鸡油各适量。

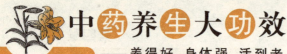

**制用法** 将三七润透，切片；鹌鹑宰杀，去毛及爪、内脏；姜切片，葱切段。将三七、鹌鹑、料酒、姜、葱、精盐、鸡精、胡椒粉、鸡油同放一个大碗内，加少量清水，置大火上，隔水蒸半小时即成。

**功效** 活血化淤，通经止痛。适用于血脂异常、湿痹、五脏虚损等症。

### ▼ 三七蒸鸡

**原料** 三七9克，鸡1只，油菜、葱段、姜块、精盐、绍酒、味精、清汤各适量。

**制用法** 把鸡去爪，用水洗净，放入汤锅中煮至半熟捞出。从鸡脊背劈开，掰开胸骨，鸡脯朝下，放入大碗内，加入三七，添上鸡汤，加精盐、绍酒、葱段、姜块，上屉蒸熟透取出。下屉后，将碗内的鸡汤滗在锅内，除去葱段、姜块。把鸡扣在汤盘中，把锅内汤烧开，加味精、精盐调好味，放入油菜叶，浇在鸡身上即成。

**功效** 补血和血。适用于失血、贫血、气血不足等症。

## 中 药 典 故

相传，有个叫张小二的人，患了一种出血症，危在旦夕。他的母亲请来一个郎中医治，郎中诊治后拿出一种草药的根研末让张小二服用，张小二服药后果然好了。临走时，郎中将这种药的种子送给张小二，叫他种下，长大后可治出血症。一年后，知府大人的千金得了出血症，张小二挖出草药给小姐治病，结果小姐却一命呜呼了。原来，这种药草必须生长三至七年才能药用，张小二用的药仅生长了一年，没有药效。为记取教训，郎中便给它起名为"三七"。

## 第四章 体质不同，分清体质进补得当

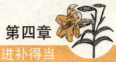

# 川芎——行气活血，祛风止痛

川芎，又名香果、抚芎、西芎、胡芎、台芎、贯芎、杜芎、芎藭、京芎、铁芎等。为伞形科多年生草本植物川芎的根茎。川芎入血分，又为血中气药，被历代医家誉为气血病之要药。川芎还能"上行头目"，治疗头痛，前人有"头痛不离川芎"之说。川芎也是中成药的主药，如十全大补丸、柏子养心丸、越鞠丸、再造散等。特别是妇科著名方剂"四物汤"，以川芎、当归、白芍、熟地四味药组成，有补血调经的功效，广泛应用于妇科病症。

【性味归经】

性温，味辛。归肝、胆、心包经。

【地域分布】

主产于四川、贵州、湖北、陕西、云南等地。

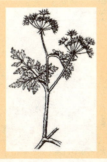

【本草成分】

川芎含挥发油、川芎内酯、阿魏酸、生物碱、酚性物等。

## 中药功效

川芎能抑制血管平滑肌收缩，扩张冠状动脉，增加冠脉血流量，对冠心病、高血压、动脉硬化、血清胆固醇过高都有很好的疗效。

川芎对宋内氏痢疾杆菌、大肠杆菌及变形、绿脓、伤寒、副伤寒杆菌等有抑制作用。

川芎能降低血小板表面活性，抑制聚集，可预防血栓的形成。

## 食用禁忌

川芎活血且性温，阴虚火旺、月经过多、有出血性疾病者忌用，孕妇忌用。

川芎不宜与黄芪、山茱萸、狼毒、硝石、滑石、黄连、黎芦同食。

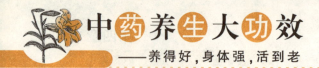

## 中药养生大功效
——养得好，身体强，活到老

### 选购与存储

川芎以个大饱满、质坚实、断面色黄白、油性大、香气浓者为佳。将川芎置于阴凉干燥处保存，注意防蛀。

### 名医偏方

**急性鼻炎** 川芎20克，绿茶5克，红糖适量。用沸水400毫升煎至250毫升，去渣取汁，饮用。

**右心衰竭** 川芎、赤芍、丹参、鸡血藤、泽兰各15克，党参、益母草、麦门冬各25克，附子、五加皮各10~15克。水煎服。

**阴血亏虚** 川芎、生地、当归、黄芪、防风、天麻、秦艽、全蝎、白术、荆芥等，碾末制成蜜丸，每次6克，每天3次。

**药物性皮炎** 生甘草、白芍、熟地各30克，川芎、地肤子各15克。水煎服，每日1剂。

## 养生药膳

### 川芎二冬白鸭汤

**原料** 川芎、天冬各10克，麦冬20克，百合15克，白鸭1只，料酒、精盐、味精、姜、葱、胡椒粉各适量。

**制用法** 将川芎洗净，润透；麦冬用清水浸泡1夜，锤扁，取出内梗；天冬用清水浸泡2小时，顺切薄片；百合洗净润透；白鸭宰杀，去毛、内脏及爪；姜洗净，切片；葱切段。将川芎、麦冬、天冬、百合、鸭肉、料酒、姜、葱同放入炖锅内，加清水适量，置大火上烧沸，再用小火炖煮45分钟，然后再加入精盐、味精、胡椒粉即成。

**功效** 清热利水，行气活血。适用于阴虚、水肿、肥胖等症。

### 川芎散酒

**原料** 甘草35克，川芎30克，白芷20克，黄酒适量。

**制用法** 将甘草、白芷、川芎加工成细末，混合均匀放入玻璃容器中；将黄酒倒入杯中备用。用时，取药粉2克与黄酒调匀即成。每日3次，每次30毫升，连服30天为1个疗程。

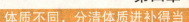

## 第四章 体质不同，分清体质进补得当

**功效**

该药酒具有清热解毒、祛痰止咳、生肌止痛、活血行气的功效，可用于治疗头痛、牙痛、口臭等症。

### ▽ 川芎党参汤

**原料** 白酒、白芍、生地、红花、香附、党参、白术、当归各10克，沙参15克，茯苓、川芎、木香各6克。

**制用法** 以上各味药材同入砂锅，先大火后小火煎取药汤。再取药渣煎1次，合2次药汤为液食用。

**功效**

养血美容。

### ▽ 川芎乌药茶

**原料** 川芎、乌药各等份，葱白2根，茶叶6克。

**制用法** 将川芎、乌药碾成细末，混合均匀。每次取30克药末，加入葱白、茶叶，放入保温瓶，用适量沸水冲泡，盖瓶盖闷15分钟即可。

**功效**

补气，活血，通络。适用于气虚血淤导致的糖尿病患者。

### ▽ 川芎煮鸡蛋

**原料** 川芎8克，鸡蛋2个，红糖适量。

**制用法** 将川芎、鸡蛋加水同煮，鸡蛋熟后加水再煮片刻，加红糖调味即成。每日分2次服，连服5~7剂，吃蛋喝汤。

**功效**

行气开郁，活血通经。

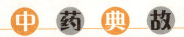

唐朝初年，药王孙思邈带着徒弟来到四川的青松林采集药材。一天，药王看见一只雌鹤头颈低垂，双脚颤抖，不断地哀鸣，药王当即明白，这只雌鹤患了病，无奈自己捉不住雌鹤来医治。又隔了几天，药王师徒再次到青松林，发现雌鹤已完全恢复健康。经过观察，才发现雌鹤受伤后，会跑到一个古洞中寻找一种植物，它救了雌鹤，这就是川芎，它具有活血通经、祛风止痛的作用。

# 红花——活血通经，祛瘀止痛

红花，又名红蓝花、制红花、草红花。为菊科植物红花的干燥花。早在两千多年前的东汉时期，红花已经作为中药材应用于临床治疗，张仲景就曾用红花治疗妇女病，并将其记载于《金匮要略》中："妇人六十二种风，及腹中血气刺痛，红蓝花酒主之。"红花有活血通经、化瘀止痛的功效，擅长通经，治疗妇女血瘀痛经、经闭、产后瘀阻有较好的功效，另外也可用于血瘀型的冠心病、心绞痛及跌打损伤等病症。

【性味归经】

性温，味辛。归心、肝经。

【地域分布】

全国各地均有栽培。

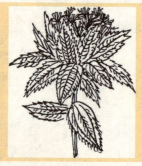

【本草成分】

红花主要含有红花醌苷、新红花苷、红花苷、红花黄色素和黄色素、红花油等。

## 中药功效

药理学研究表明，红花对子宫有明显的兴奋作用，并有明显的镇痛效果，对妇女痛经有较好效果。

红花能改善心肌及脑组织的微循环障碍，并有降血压、降血脂和预防血栓形成的作用，对防治心脑血管疾病有益。

研究证明，红花可使支循环扩张，增加脑缺血区的血流量，从而明显减轻由脑卒中引起的脑水肿。

## 食用禁忌

红花为活血通经之药，并有明显的兴奋子宫作用，所以孕妇及月经过多者忌用。有各种出血性疾病的人也应忌用。

有个别应用红花后出现鼻出血等不良反应的报道，服用时应注意。

第四章 体质不同，分清体质进补得当

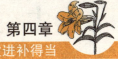

## 选购与存储

红花以花冠长、色红、鲜艳、质柔软无枝刺者为佳。将红花置于阴凉干燥处保存，防潮，防蛀。

## 名医偏方

**痛经** 红花适量，加黄酒煎汤服。

**鸡眼** 地骨皮、红花各等份，同碾细末，香油调敷。若已割去者敷之，次日即痂落。

**产后腹痛** 红花10克，以米酒1碗煎减余半，分2次温服。

**扁平疣** 红花9克，沸水冲泡。饮用红色汁水，汁水饮完后可再次冲服，至红色极淡为止，1日内服完。次日重新冲泡，连续10日为1个疗程。

**肿块** 红花5克，隔水蒸10分钟，捣汁服用，每日1次。

## 养生药膳

### 荷叶红花凤脯

**原料** 红花6克，荷叶1张，鸡胸脯肉200克，糯米300克，料酒、精盐、味精各适量。

**制用法** 将荷叶用开水煮透，平均分成四份；糯米浸泡1夜，沥干水分；鸡胸脯肉洗净，用开水氽去血水，切成4份；红花洗净。将鸡肉放入盆内，加入料酒、红花、精盐、味精腌渍30分钟。将荷叶摆平，将糯米分4份放入荷叶上，再将鸡胸脯肉放在糯米上，然后将荷叶包成四方形，用绳扎紧，置大火大汽蒸笼内，蒸45分钟即成。

**功效** 补气血，减肥，祛淤。

### 红花三七煮鸽蛋

**原料** 鸽蛋200克，三七、红花各3克，葱末10克，姜末、精盐各5克。

**制用法** 三七碾细粉；红花洗净；鸽蛋煮熟去壳。锅内加入适量水，放入三七粉、红花、熟鸽蛋，加入姜末、葱末、精盐同煮25分钟即可。

**功效** 活血养血，补肝祛淤。

# 中药养生大功效
## ——养得好，身体强，活到老

### ▽ |花肝煎饼|

**原料** 红花6克，鸡肝50克，面粉200克，精盐5克，食用油1大匙。

**制用法** 将鸡肝除去苦胆，洗净，剁成末，加入精盐、红花拌匀，倒入面粉中，加水适量，揉成面团，切成小团，用擀面杖擀成鸡肝小饼。炒锅置大火上烧热，加入食用油，烧至六成热时，放入鸡肝饼，炸至两面金黄色时捞起，沥干油。

**功效** 补肝明目，养血祛淤。

### ▽ |红花山药粥|

**原料** 红花6克，山药30克，粳米100克。

**制用法** 将干山药用清水浸泡1夜，切成薄片；红花洗净；粳米淘洗干净。将山药、红花、粳米放入锅内，加清水适量，置大火上烧沸，再用小火煮35分钟即成。

**功效** 补脾，减肥。

### ▽ |黄连红花膏|

**原料** 黄连、红花、大黄、乳香、没药各20克，冰片5克，松节油适量。

**制用法** 共研细末，用松节油调成糊状，敷于患处，用纱布绷带包扎好。

**功效** 清热消肿，活血化淤。主治软组织损伤。

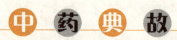

有一位妇女产后病危，家人请来名医陆日严诊治，待他赶到病人家中，患者气已将绝，唯有胸膛微热。陆日严诊治后，思虑再三说："此乃血闷之证，速购十斤红花方可奏效。"主人如数购来，陆日严用大锅煮红花，沸腾后倒入三个大木桶，取窗格放在木桶上，让病人躺在窗格上用药气熏之。半天左右，病人渐渐苏醒，脱离了危险。后来有人问陆日严："此药为何如此神效？"陆日严回答说："盖以红花活血之故也。"

# 益母草——活血调经，利尿消肿

益母草又称茺蔚、坤草。为唇形科植物益母草的干燥地上部分。夏季花开时采，切段晒干入药。

益母草具有去瘀生新、活血调经的功效。因其常用于妇女血脉阻滞之月经不调、经行不畅、小腹胀痛、产后恶露不尽等病症的治疗，被视为"妇科经、产要药"。因此，也有人说，益母草是专为女人而生的草，因而益母草有"神草"之别称。

## 【性味归经】

性微寒，味苦、辛。归肝、心、膀胱经。

## 【地域分布】

我国大部分地区均有分布。

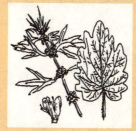

## 【本草成分】

含生物碱、益母草碱、水苏碱、益母草定。另含甾醇、香豆精、氨基酸等。

## 中药功效

益母草煎剂或益母草膏对子宫有兴奋的作用，可以增加子宫张力，促进子宫收缩。

益母草有强心、增加冠脉流量和心肌营养血流量的作用。

益母草对许兰氏毛菌、羊毛样小孢子菌、红色表皮癣菌、星状奴卡氏菌等细菌均有抑制作用。

益母草对血小板聚集、血小板血栓形成、纤维蛋白血栓形成以及红细胞的聚集性均有抑制作用。

## 食用禁忌

益母草有活血作用，阴虚血少、血虚无瘀者忌用，孕妇忌用。

益母草能导致过敏反应，过敏体质者慎用。

煎煮益母草忌用铁器。

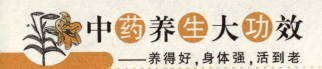

# 中药养生大功效
——养得好，身体强，活到老

## 选购与存储

益母草以质嫩、叶多、色灰绿者为佳。干益母草置干燥处；鲜益母草置阴凉潮湿处。

## 名医偏方

**崩漏** 益母草30克，香附15克，鸡蛋2个，加水适量同煮，鸡蛋熟后去蛋壳，再煮片刻，去药渣，吃蛋饮汤。每日1次，连服4~5天。

**产后腹痛** 益母草、生姜各30克，大枣20克，红糖15克，水煎服。每日1剂。

**疮疡肿毒** 大黄、黄柏、姜黄、白芷各10克，苍术5克，研末。鲜益母草100克（捣烂），用武火煮沸后，改用文火煎2个小时，呈糊状，冷却后，放入其他药物，搅拌成膏。常规消毒患处后，将益母草膏直接涂搽，厚度为3毫米，敷药范围略大于疮面，用消毒敷料覆盖并包扎，每日换药1次。

**痛经** 益母草30克，延胡索20克，鸡蛋2个，加水同煮，鸡蛋熟后去壳，再煮片刻，去药渣，吃蛋饮汤。月经前每日1次，连服5~7日。

## 养生药膳

### 益母草蜜饮

**原料** 新鲜益母草120克（干品减半），红糖15克，蜂蜜20克。

**制用法** 将新鲜益母草拣洗干净，晾干，切成碎小段，放入砂锅。加水浓煎2次，每次30分钟，过滤，合并2次滤汁，回入砂锅，再用小火浓缩至300毫升，调入红糖，溶化后再加入蜂蜜，拌匀即成。早、晚2次分服。

**功效** 对气血淤滞所引起的月经延后、过少、前后不定期等尤为适合。

### 益母草木耳煲猪肝

**原料** 鲜益母草、猪肝各250克，木耳15克，精盐、味精、料酒各适量。

**制用法** 将鲜益母草捣烂，放纱布内绞汁备用；木耳温水浸泡半小时后

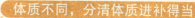

洗净备用；猪肝洗净切薄片。将适量清水放入锅内煮沸，放入木耳和益母草汁后煮沸，再放入猪肝，直至猪肝熟透，加入精盐、味精、料酒调味即成。

**功效**

活血化瘀，养气益血。适用于产后恶露不下。

▼ |益母草土豆牛肉|

**原料** 益母草、茯苓各9克，牛膝3克，牛肉片250克，马铃薯2个，胡萝卜1根，洋葱1颗，蒜头5瓣，毛豆少许，砂糖5大匙，酒3大匙，味霖（即料理米酒）、酱油各2大匙，太白粉1小匙。

**制用法** 药材洗净，用3碗水煮成1碗药汁备用；牛肉对切后加入太白粉、酱油、酒拌匀；马铃薯切滚刀块；胡萝卜切小块；洋葱切块；蒜头切成末。起油锅放入蒜末爆香，再加入牛肉炒至八分熟后捞起。爆香蒜末，先放入一半洋葱炒香，再加入马铃薯、胡萝卜、酱油、糖、味霖、酒、药汁，盖上锅盖用中火煮至入味，再加入另一半洋葱翻炒。接着放入牛肉炒匀，再盖上锅盖煮至收汁。起锅前再加入酱油翻炒盛盘，最后再放入熟毛豆即可。

**功效**

祛痰除湿，活血通经。

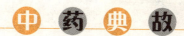

夏商时，有一贫妇李氏，在生孩子时留下淤血腹痛之症，很多年都没有治好。一天，她的儿子找到一位采药人，诉说了母亲的病苦。采药人想趁机讹诈病人一笔钱，儿子假装答应，却在背地里偷偷跟踪他，发现了一种叶子呈手掌状，开着红花和紫花的草。儿子将草药带回家，给母亲煎汤喝，半个月后，母亲的淤血不见了。后来，李氏的儿子用这种草药给很多妇女治好了病，人们就称这种草为"益母草"。

# 延胡索——活血散瘀，行气止痛

延胡索又称元胡、玄胡索。为罂粟科植物延胡索的干燥块茎。立夏后采挖，晒干入药，醋制炒后入药。延胡索高20多厘米，叶似鸡爪，开粉红色花，地下有圆球样的块茎。块茎入药，既能活血散瘀，又能行气。中医说"气为血之帅，气行则血行，行则通，通则不痛"，故延胡索又是难得的止痛良药。其止痛功效显著，作用部位广泛，且持久不具毒性是其他活血药所难比拟的，临床可用于多种痛症。

**【性味归经】**

性温，味苦、辛。归肝、心、胃经。

**【地域分布】**

延胡索分布于浙江、江苏、上海、安徽、江西等省市。主产于浙江东阳、磐安、永康、缙云等地。

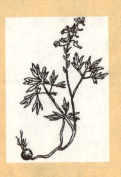

**【本草成分】**

含生物碱、延胡索甲素、乙素、丙素、丁素等，及白屈菜碱、黄连碱、防己碱、延胡胺碱等。

## 中药功效

延胡索有明显扩张冠状动脉、增加冠脉血流的作用，可以降低血压。

延胡索具有显著的镇痛作用，现代临床可用于局部麻醉、急慢性扭伤、内脏痉挛性或非痉挛性疼痛等。

延胡索中的延胡索乙素具有镇静、安定的作用，可用于失眠，且服用后无头昏、眩晕等不适。

## 食用禁忌

血热、气虚者忌服。

孕妇忌服。

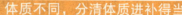

## 第四章
### 体质不同，分清体质进补得当

### 选购与存储

延胡索以个大饱满、质坚硬而脆、断面黄色发亮、有蜡样光泽者为佳。将延胡索置于干燥处保存，注意防蛀。

### 名医偏方

**乳腺癌** 延胡索、七叶一枝花、蛇毒、楝果、王不留行、蜀羊泉各15克，蒲公英、龙葵各30克。水煎服，每日1剂，分3次服。

**白血病** 延胡索、山慈姑各12克，当归、五灵脂、桃仁、红花、甘草、赤芍、川芎、乌药、牡丹皮各9克，香附、枳壳各3克。酒、水各半，煎服。

**痛经** 延胡索、当归、赤芍、炒蒲黄、肉桂各15克，姜黄、乳香、没药、木香各9克，甘草6克，共为细末。每服6克，每日2次，温开水送服。

## 养生药膳

### ▽ 延胡香泽汤

**原料** 泽兰、木防己各15克，延胡索12克，香附10克。

**制用法** 水煎服。

**功效** 适用于痛经。

### ▽ 佛手延胡索猪肚汤

**原料** 猪肚1个，鲜佛手15克，延胡索10克，生姜4克。

**制用法** 猪肚去肥油，用精盐擦洗，并用清水反复漂洗干净，再用开水洗去腥味；佛手、延胡、生姜洗净。把全部用料一齐放入锅内，加适量清水，大火煮开后，小火煮1~2个小时，调味即成，饮汤食肉。

**功效** 适用于肝郁气滞型胃、十二指肠溃疡。

### ▽ 延胡红糖姜茶

**原料** 延胡索6克，桂枝9克，姜片5片，红糖3~4匙。

**制用法** 将药材洗净放入药袋中，与姜片一同放入锅中，加水煮开后，小火煎煮20分钟。加入红糖，再煮沸2分钟即可。

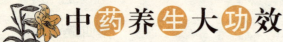

**功效**

温经散寒，暖宫止痛。

## 郁金延胡索蚶肉汤

**原料** 郁金、生姜各10克，延胡索6克，蚶肉、猪瘦肉各100克，红枣10枚。

**制用法** 将郁金、延胡索、红枣、猪肉、蚶肉洗净；生姜洗净、拍烂。先将郁金、延胡索放入锅内，用小火煮30分钟，取汁去滓，然后放入蚶肉、猪肉、姜、枣再煮1小时，加盐调味。随意服用。

**功效**

理气解郁，活血祛淤。

## 延胡索调经酒

**原料** 延胡索20克，炒白芍、白茯苓、丹皮各18克，当归、川芎各24克，香附（醋炒）、熟地黄各36克，茴香、砂仁各12克，白酒2500毫升。

**制用法** 将前12味捣碎，放入布袋，置容器中，加入白酒，密封。隔水蒸煮2小时，静置24小时后，过滤去渣。每次服20毫升，每天服2次。

**功效**

活血调经，开郁行气。对于月经不调、腹内疼痛，伴有胀、满、痛等症有疗效。

## 中药典故

延胡索又名玄胡索、元胡索。宋朝时因避宋真宗"赵延"名讳而将"延胡索"改为"玄胡索"。到清朝时，又因避康熙大帝"玄烨"名讳将"玄胡索"改为"元胡索"。延胡索具有活血止痛的功效。相传，明代荆穆王妃胡氏患了胃脘疼痛的疾病，发病时痛不可忍。后来，名医李时珍为其诊视，使用延胡索3钱，王妃服用后就可以吃饭了，不再呕吐，过了一会儿，她的大便也通畅了，胃痛也停止了。

# 气郁体质

## 沉香——暖胃和脾，调中止痛

沉香又称蜜得，为芸香科植物。我国的药用价值极高，是我国沿用历史悠久的珍贵中药。沉香具有降气除燥、暖肾养脾、顺气制逆、纳气助阳等功效。《大明本草》谓之「调中补五脏，益精壮阳，暖腰膝」。

沉香在常温下香气淡雅，而点燃之后则浓郁甘甜，温和醇厚，且历久不散。加之成香时间漫长，稀少难得，故自古为世人推崇，称其为「集千百年天地灵气」。

【性味归经】

性温，味辛、苦。归脾、胃、肾经。

【地域分布】

主产于印度、越南等国，我国台湾、海南岛、广西也有栽培。

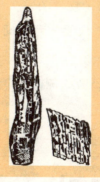

【本草成分】

沉香含挥发油、氢化桂皮酸、沉香醇、沉香呋喃等。

## 中药功效

沉香煎剂对结核杆菌、伤寒杆菌和福氏痢疾杆菌有强烈抑制作用。

最新研究发现，沉香还具有明显的抗癌功效。

沉香含有挥发性油，具有麻醉、止痛的作用。近代临床试验研究表明，沉香是胃癌特效药和很好的镇痛药。

## 食用禁忌

阴亏火旺、气虚下陷者慎服。

沉香宜研末冲服，不作煎剂。

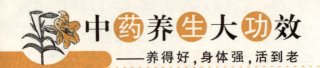

# 中药养生大功效
——养得好，身体强，活到老

## 选购与存储

沉香以质坚沉重、香浓油足、色紫黑者为佳。沉香炮制后储干燥容器内，置阴凉干燥处保存，防止走油、干枯。

## 名医偏方

**病症** 沉香、木香、黄连各1.5克，乳香、大黄、芥子各0.5克，白丁香、熊胆各30克，麝香0.8克，红小豆0.3克，青皮1.8克，莪术、鹤虱、雷丸、陈皮各3克，轻粉1.4克。共为细面，面糊为丸，每丸6克，朱砂为衣。每次服1丸，1日2次。

**新生儿便秘** 沉香、槟榔、炒乌药、陈皮、厚朴花、木香各4克，生大黄3克。每日1剂，水浓煎，多次喂服，一般服药2~3次即愈。

**呃逆** 将沉香粉3克用纸卷成香烟状（无沉香粉可用刀片把沉香木削成木屑卷好），点燃后将未燃烧的一头放入口中深吸后，以咽食的方式将烟吸入，再次吸3口，3次无效者，间隔30分钟，重复1次直至呃逆症状消失。

**支气管哮喘** 沉香1.5克，侧柏叶3克，共研极细末，于睡前顿服。治疗支气管哮喘有效。

## 养生药膳

### 沉香莲子蒸仔鸡

**原料** 沉香15克，莲子100克，童子鸡1只，料酒、葱、姜、精盐、味精、水淀粉各适量。

**制用法** 将童子鸡洗净，剁成小块，放入碗中，加入料酒、味精、精盐、水淀粉腌制；沉香洗净，放入锅里用水煎煮20分钟后，过滤取汁；莲子浸透，上笼蒸熟；姜切丝；葱切段。将鸡肉放入蒸盘中，摆放好，将莲子、姜、葱一同放入蒸盘内，掺入沉香汁，放入蒸笼内，大火隔水蒸40分钟，即可食用。

**功效** 降气温中，暖肾纳气，补益心脾，养心安神。

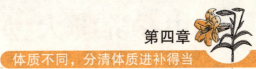

第四章 体质不同，分清体质进补得当

## 沉香煲猪心

**原料** 沉香2克，太子参10克，猪心1个，冬菇30克，西芹100克，绍酒、葱、姜、精盐、酱油、植物油、鸡汤各适量。

**制用法** 将沉香研成粉末；太子参洗净；冬菇发透，洗净，一切两半；西芹切成长段；葱切段；姜切丝；猪心切片，洗净。把锅置中火上烧热，加入植物油，烧至六成热时，下入猪心翻炒几下，再加入绍酒、精盐、酱油、西芹、冬菇、沉香、太子参、鸡汤，用小火煲至浓稠即成。

**功效** 补气血，益心气。

## 沉香熟地酒

**原料** 熟地黄50克，沉香25克，黄酒2000毫升。

**制用法** 研粗末（以细绢袋包扎），放入黄酒中浸7个昼夜后可饮。

**功效** 凡噎膈、反胃、梅核气、行气止痛以及气淋精冷者，每餐前饮20毫升即可。

## 沉香粥

**原料** 沉香2克，大米100克，白糖适量。

**制用法** 米淘洗干净，放入锅中加适量清水煮；沉香研为细末。待粥将熟时，加入白糖、沉香末，再煮一两沸即可食用。

**功效** 行气止痛，降逆调中，温肾纳气。

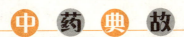

## 中药典故

清代皇帝讲究养生和服用补药，所以就有不少人把向皇帝敬献秘方、验方作为升官的途径。末代皇帝溥仪一生未有子女，他的病历中记载："患者于三十年前任皇帝时，就有阳痿，一直在求治，疗效欠佳……曾三次结婚，其妻子均未生育。"后来，京城有数位著名老中医也为其诊断，四代祖传世医张荣增为溥仪献出了两剂妙方，其中一剂妙方，使用到了中药沉香。据说，此药服后，溥仪的症状有了明显的好转。

# 乌药——行气解郁，温中止痛

乌药又称台乌、香桂樟、矮樟。为樟科植物乌药的干燥块根，产于江南，春秋采挖。晒半干切片，晒干入药。乌药具有顺气、开郁、散寒、止痛的功效，上理脾胃元气，下通少阴肾经。乌药始载于唐代陈藏器《本草拾遗》：「乌药树生似茶，高丈余，一叶三丫，叶青阴白，根状似芍药及乌樟根，色黑褐，作车毂纹，横生，八月采根，直者不用。」《本草求真》称：「乌药逆邪横胸，无处不达，故用以为胸膈逆邪要药耳。」

【性味归经】

性温，味辛。归肺、脾、肾、膀胱经。

【地域分布】

分布于安徽、陕西、江西、浙江、台湾、福建、湖南、湖北、广西、广东、四川等地。

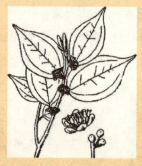

【本草成分】

乌药含樟醇、龙脑、倍半萜、烯类、有机酸、乌药烃、乌药薁、内脂类等。

## 中药功效

乌药对心肌有兴奋作用，其挥发油内服有兴奋心肌、加速回流循环、升压及发汗作用，也有兴奋大脑皮质、促进呼吸的作用。局部涂用可使血管扩张、血液循环加快、缓解复合肌肉痉挛性疼痛。

乌药20%的药液对呼吸道合胞病毒、柯萨基病毒有明显的抑制作用，对金黄色葡萄球菌、甲型溶血链球菌、伤寒杆菌、变形杆菌、绿脓杆菌、大肠杆菌也有不同程度的抑制作用。

乌药能增加消化液的分泌，还能对抗临床应用大黄引起的腹痛。另外，乌药水煎液还可以显著抑制溃疡的形成。

## 食用禁忌

阴虚内热者以及高血压患者忌服用本品。

孕妇及体虚者慎服。

乌药具有兴奋作用,故临睡前不宜服用。

## 选购与存储

乌药以个大、肥壮、质嫩、折断面香气浓郁者为佳,质老、不呈纺锤形的直根不供药用。将乌药置于阴凉干燥处保存,注意防蛀。

## 名医偏方

**尿频** 益智仁、山药各10克,乌药7.5克,水煎服。

**肾积水** 乌药20~30克,泽泻15~20克,水煎2次合并药液,于上午9时顿服。每天1剂,20天为1个疗程。

**肝硬化腹水** 乌药30~40克,鳖甲20~30克(醋炙,先煎30分钟),水煎2次,药汁混合,早、晚分服。每天1剂,20天为1个疗程。

**血痢** 将适量乌药烧存性,研为细末,加入陈米饭做成绿豆大丸。每次以米汤送服30丸。

**咽喉闭痛** 生乌药适量,加酸醋2碗,煎成1碗,先嗽后咽,吐出痰涎后愈。

**小儿疝气** 乌药31克,升麻2.4克,加入2碗水,煎成1碗,放在外面露宿一夜,煨热。空腹服用。

## 养生药膳

### ▼ 荔楝乌药百合茶

**【原料】** 荔枝核、乌药各15克,川楝子、百合各20克。

**【制用法】** 将上述中药用适量清水浸泡半小时,再放火上煎煮半小时,然后取汁,再次加入清水,继续煎煮,每剂煎3次。将煎好的汁液放入保温杯中,作茶饮用,每日1剂。

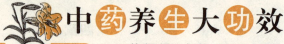

# 中药养生大功效
## ——养得好，身体强，活到老

**功效** 理气止痛。适用于胃脘痛、腹胀、恶心、吐酸等症。

**功效** 此方温脾散寒、益气补虚。

### ▼ 乌药羊肉汤

**原料** 乌药、高良姜各10克，羊肉100克，白芍25克，香附8克，生姜、葱、黄酒、花椒、白糖、精盐各适量。

**制用法** 将乌药、高良姜、白芍、香附、花椒研末，装入纱布袋中，放入砂锅内。羊肉洗净，切小块，放入砂锅，加水适量，先用大火煮沸，改文火慢炖至羊肉烂熟时，加入生姜、葱、黄酒、白糖，煮1~2沸，取出纱布袋，加入精盐即可。食肉饮汤。每日1剂。

### ▼ 甘露茶

**原料** 枸杞5克，蜜甘草、金银花、绿茶各3克，冰糖10克。

**制用法** 将枸杞、金银花分别洗净。将所有材料放入大茶壶，倒入沸水，闷5分钟搅匀后饮用即可。

**功效** 理气消积，温肾散寒，行气止痛。适用于食积停滞引起的脘腹胀闷、不思饮食及水土不服等症。服用期间，忌生冷、油腻的食物。

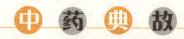

## 中药典故

相传，浙江某县有刘、阮两青年，为医治村上流行的心痛病，远离家乡去天台山桃源洞采药。他们遇见两位司药的仙女，赠予他们一种叫乌药的仙药。虽然彼此一见钟情，但为了救治村中父老，刘、阮忍痛告别了二位仙女，返回家乡。想不到，他们入山才半年，人间已过七世。二人将乌药分赠众乡亲后又返天台，可桃源洞中的仙女不见了，洞边多了两座山峰，人们称为"双女峰"。由此，天台山的乌药声名远播。

# 第四章
**体质不同，分清体质进补得当**

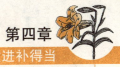

## 柴胡——和解退热，疏肝解郁

柴胡又称茈胡、地熏、山菜、茹草、柴草等。柴胡为伞形科多年生草本植物柴胡（北柴胡）和狭叶柴胡（南柴胡）的根。药材于春秋采挖，洗净晒干切片入药，具有轻清升散，又能疏泄的特点。既能透表退热、疏肝解郁，又可用于升举阳气。因此，它在临床上是一味既可用于实证又可用于虚证的药物。《本草纲目》言其"治阳气下陷，平肝胆三焦包络相火"。

【性味归经】

性微寒，味苦。归肝、胆经。

【地域分布】

北柴胡主产于河北、河南、辽宁、黑龙江、吉林等地。南柴胡主产于江苏、安徽、辽宁、黑龙江、吉林等地。

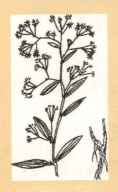

【本草成分】

北柴胡根含挥发油、柴胡醇、油酸、亚麻酸、棕榈酸、硬脂酸、二十四酸、葡萄糖及皂苷等；狭叶柴胡根含皂苷、脂肪油、挥发油、柴胡醇；茎、叶含芸香苷。

## 中药功效

柴胡中的有效成分丁香酚、柴胡皂苷能起到解热的作用，有降低体温、缓解发热的功效。

柴胡中的皂苷能对很多炎症起到较好的治疗作用。

柴胡中的柴胡多糖能杀灭某些细胞，起到提高免疫力的作用。

研究表明，柴胡中的某些物质对辐射有很好的抵御功效。

## 食用禁忌

气机上逆者慎用。

柴胡有发汗作用，真阴亏损、肝阳上亢及阴虚火旺者忌用。

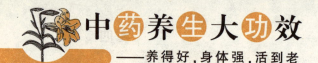

# 中药养生大功效
## ——养得好,身体强,活到老

### 选购与存储

柴胡以根条粗长、皮细、支根少者为佳。将柴胡置于阴凉干燥处密封保存,注意防蛀、防霉。

### 名医偏方

**慢性肝炎** 甘柴合剂(甘草、柴胡各半),每次10毫升,每日3次,小儿减半。对降低谷丙转氨酶效果显著。

**结节性痒疹** 桃仁、红花各8克,防风、赤芍各12克,川芎、柴胡、苦参、白鲜皮各10克,当归、银花、连翘各15克,生地20克,水煎服。

**乳腺小叶增生** 柴胡、栝楼各15克,夏枯草、牡蛎各30克,橘叶、穿山甲各10克,甘草6克,水煎服。

**胆囊炎** 柴胡、川楝子各15克,法半夏、乳香、没药各10克,莪术、三棱各6克,甘草5克,生姜2片。水煎服,每日1剂,连服15日为1个疗程。

### 养生药膳

#### 柴胡麦门冬烧豇豆

**原料** 柴胡10克,麦门冬20克,枸杞15克,豇豆250克,葱、姜、植物油、料酒、精盐等调味品各适量。

**制用法** 将柴胡洗净,放入锅中加适量清水煎煮20分钟,取汁去渣,备用;麦门冬用清水浸泡1夜,锤扁,取出内梗,洗净;枸杞洗净;豇豆去两端及筋,洗净,切成4厘米长的小段;大蒜去皮,洗净,切片;姜切片;葱切成段。将炒锅置大火上烧热,加入植物油,烧六成热时,放入姜、葱爆香,接着放入麦门冬、枸杞、豇豆、大蒜、料酒、精盐、味精、柴胡汁,加适量清水煮熟即可。

**功效** 滋阴,清热。适用于阴虚、烦热、口渴、肥胖等症。

#### 柴胡奶汁卷心菜

**原料** 柴胡、香附各6克,卷心菜1棵,鲜奶1盒,火腿3片,小黄瓜半条,精盐、糖、奶油、太白粉各适量。

**制用法** 药材洗净,用3碗水煮成1碗药汁备用;卷心菜洗净后分剖为

# 第四章
## 体质不同，分清体质进补得当

两半。锅内加水七分满，煮开，将菜放入烫熟取出。将鲜奶加热煮开并加精盐、糖、奶油、药汁，烫好的菜入锅煮一下与奶汁拌和，再将菜取出盛盘。留在锅中的牛奶倒入太白粉水勾芡成奶糊，淋于卷心菜上。最后撒上火腿丝、小黄瓜丝即可。

**功效** 理气和胃。对长期情绪压力导致消化性溃疡有效。

### ▼ 柴胡丹栀牡蛎汤

**原料** 柴胡、栀子、牡丹皮、红枣（去核）各15克，牡蛎肉（鲜品）60克，黑豆30克。

**制用法** 将柴胡及其他食材洗净；黑豆事先用清水浸泡1小时。将全部用料放入锅内，加清水适量，先用大火煮沸，接着改用小火再煮2～3小时，煮熟后加精盐调味即成。

**功效** 舒肝，解郁，清热。适用于产后乳汁自出，量多，质较黏稠，乳房胀痛不适；烦躁易怒或心悸寐差，便秘尿赤。

### ▼ 柴胡青叶粥

**原料** 大青叶、柴胡各15克，粳米30克，白糖适量。

**制用法** 先将大青叶、柴胡洗净。锅中加入1500毫升水，放入大青叶、柴胡煎至水约1000毫升。去渣取汁，再加入粳米煮粥，粥熟，入白糖调味即可。

**功效** 清泻肝火。

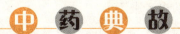

从前，一地主家有两个长工，一人姓柴，一人姓胡。有一天胡姓长工病了，地主便把他赶出家门，柴姓长工见状很生气，也随之出走。二人逃入一山中，又冷又饿，便寻找一些野草野菜充饥。不久，胡姓长工的病情加重了。有一次，柴姓长工无意中发现有一种草的根，吃下去后身体非常舒服。于是，他认定这种草有治病的功效。柴姓长工拔下一些，让胡姓长工咀嚼食用，不久，胡姓长工的病居然好了。此后，二人便用此草为百姓治病，并为此草起名为"柴胡"。

## 佛手——舒肝理气，和胃止痛

佛手又名九爪木、五指橘、佛手柑，为芸香科柑橘属植物佛手的干燥果实，不仅有较高的观赏价值，而且具有珍贵的药用价值。佛手主产于闽、粤、川、江、浙等省，其中以浙江金华佛手最为著名，雅称"金佛手"，集药用、观赏于一体，被称为"果中之仙品，世上之奇卉"。《本草纲目》言"佛手柑，气味辛，温，无毒；主治下气，除心头痰水；煮酒饮，治痰多咳漱；煮汤，治心下气痛"。《滇南本草》言其"补肝暖胃，止呕吐，消胃寒痰，治胃气疼痛。止面寒疼，和中行气"。

**【性味归经】**

性温、无毒，味辛、苦、甘。入肝、脾、胃经。

**【地域分布】**

主产于广东、福建、云南、四川等地。

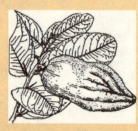

**【本草成分】**

佛手中含柠檬油素、橙皮甙。

### 中药功效

佛手可预防气管的收缩，能起到平喘的效果，而且佛手所含的挥发油具有祛痰的功效，适于哮喘患者服用。

佛手中的佛手多糖对人体免疫功能有明显的促进作用，可促进腹腔巨噬细胞的吞噬功能，明显对抗环磷酰胺所致的免疫功能低下。

在患荨麻疹、风疹时服用佛手，可以起到止痒的作用。

有扩张冠状血管、增加冠脉血流量的作用，可以抑制心肌收缩力、抗心肌缺血、减缓心率、降低血压等。

佛手味辛、性温、无毒，能有助肠胃的消化，调理肠胃的不适。

### 食用禁忌

阴虚有火、无气滞症状者慎服。

# 第四章
## 体质不同，分清体质进补得当

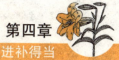

### 选购与存储

佛手以皮黄肉白、香气浓郁者为佳。新鲜采摘的佛手应晾35天，以蒸发大部分的水分，然后纵切成5～10毫米厚的薄片，放在太阳下晒干，密封储存，可以防止香气散失。

### 名医偏方

**慢性胃炎，胃腹寒痛** 佛手30克，洗净，清水润透，切片成丁，放瓶中，加低度优质白酒500毫升。密封，浸泡10日后饮用，每次15毫升。

**哮喘** 佛手9克，藿香6克，姜皮2克。水煎服。

**湿痰咳嗽** 佛手10克，或加姜6克。水煎去渣，加白糖温服。

**消化不良** 山楂10克，佛手、陈皮各6克，粳米50克。煮粥食。

**慢性气管炎** 茯苓12克，佛手、半夏、陈皮各6克，莱菔子10克。水煎服。

## 养生药膳

### 香橼佛手煎

**原料** 香橼皮、佛手各10克，红花5克。

**制用法** 先将香橼皮、佛手、红花分别拣洗干净，晒干或烘干，备用。食用时将香橼皮、佛手切成丝或切成片，与红花同放入砂锅，加水浸泡片刻，接着用中火煮15分钟，用洁净纱布过滤取汁，即成。早、晚2次分服。

**功效** 对肝气郁结所致月经前后不定期、月经延后治疗效果较好。

### 佛手桃仁丹参羹

**原料** 嫩佛手瓜125克，核桃仁50克，丹参15克，冰糖、淀粉、植物油各适量。

**制用法** 将佛手瓜洗净，去皮、瓤，切成丝；核桃仁洗净，用温水浸泡一会儿，剥去衣；丹参洗净。砂锅内放入适量清水，放入丹参，先用大火烧开，改用小火煎15分钟，拣出丹参不用，药汁备用。锅内放油，放入核桃仁，用小火炒酥，接着放入佛手瓜丝、冰糖，煮至冰糖溶化，用湿淀粉勾芡，放入核桃粒搅匀，出锅装

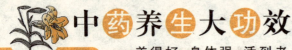

# 中药养生大功效
—— 养得好，身体强，活到老

碗即成。

**功效**
疏肝解郁，理气和胃。

### ▼ 佛手炒鱿鱼

**原料** 鲜佛手300克，鱿鱼1条，猪肉50克，青椒1个，葱白、精盐、料酒、淀粉、胡椒粉、食用油、香油各适量。

**制用法** 将发好的鱿鱼切丝浸入适量料酒；猪肉切丝，放入料酒、淀粉、精盐腌制；佛手洗净，切成细丝；青椒去子，切丝；葱白切斜片。食用油锅烧热，放入猪肉煸炒，变色后取出待用。食用油锅烧热，放入葱白、鱿鱼、佛手、青椒翻炒，加入猪肉、精盐拌匀，撒入胡椒粉，淋上香油即可。

**功效**
行气强身。

### ▼ 佛手玫瑰花茶

**原料** 佛手10克，玫瑰花6克。

**制用法** 将佛手和玫瑰花用沸水冲泡5分钟即可。

**功效**
和胃止痛，理气解郁。

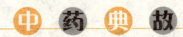

中 药 典 故

有一位母亲久病体衰，常觉胀闷不适。儿子为了给母亲治病，四处求医无效。一天，他梦见一位美丽的仙女，赐给他一个果子，母亲一闻，病就好了。儿子醒来后，决心要找到梦中的仙女和仙果。他不分昼夜，翻山越岭，终于实现了愿望，得到了仙女赠予的仙果。他治好了母亲的病，并辛勤培植仙果苗，将这味神药分享给乡亲。大家认为，这位仙女就是观世音，仙果很像观音的玉手，因此称之为"佛手柑"。

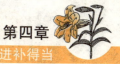

# 第四章
体质不同，分清体质进补得当

## 特禀体质

### 防风——祛风解表，除湿止痛

防风又名铜芸、百枝、茴草、屏风、风肉，为伞形科多年生草本植物防风的干燥根，生用或炒炭用。防风，顾名思义，有"防风"作用。中医认为，防风性味辛、甘、微温，入膀胱、肝、脾经，有祛风解痉、祛风止痒之功。本品性缓质润，微温而不燥，味甘而不峻，散而不窜，尤善祛风，为祛风解表要药。《本草正义》言其"通治一切风邪，为风病之主药"。《本草纲目》记载："防风，得葱白能行周身。"

【性味归经】

性温，味辛。归膀胱、肝、脾经。

【地域分布】

分布于黑龙江、吉林及辽宁等地。

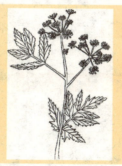

【本草成分】

含挥发油、甘露醇、多糖类、酚类、有机酸等成分。

## 中药功效

实验证明，防风对三联菌苗（百日咳、白喉、破伤风杆菌）引起的发热有显著的解热作用。

防风有明显的降低血浆黏度、延长凝血酶原时间和抗血小板聚集作用。

防风对于中枢部位具有镇痛、镇静的作用。

防风对绿脓杆菌及金黄色葡萄球菌有一定的抗菌作用。另外，防风煎剂对溶血性链球菌及痢疾杆菌也有一定的抗菌作用。

249

# 中药养生大功效
—— 养得好，身体强，活到老

## 食用禁忌

血虚痉急或头痛不因风邪、小儿脾虚发搐、阴虚盗汗、阳虚自汗等病者忌服。

防风与干姜、藜芦、白蔹、芫花相克。

## 选购与存储

防风以根条粗壮、皮细而紧、无毛头、断面有棕色环、中心色淡黄者为好。将防风置于阴凉干燥处保存，注意防蛀。

## 名医偏方

**眩晕** 以苍术、白术、茯苓、白芍各10克，防风6克，组成升阳除湿防风汤，临证加减。

**破伤风** 防风、荆芥穗（炒，制成粗末）各30克，鱼鳔（炒，为粗末）、蜜蜡各12克，黄酒1000毫升，放入坛中，重汤炖4个小时，饮酒100毫升，每天1~3次。服后取汗。

**破伤风，苦笑面容，牙关紧** 防风、天南星各5克，麝香0.1克。一起制成末，黄酒送服。

**跌打损伤，风湿性关节痛，周身神经痛症** 防风12克，当归15克，白芷、天南星、红花各9克。以上5味，酒洗焙干，研磨成细末。成人每次服3克，热黄酒送下，早、晚各服1次，病情严重的，每次服7克。

**风寒感冒** 荆芥、防风、白芷各9克，羌活、甘草各3克，生姜3片，葱白1段，水煎服。

## 养生药膳

### ▼ 防风大蒜拌黄瓜

**原料** 防风15克，大蒜5克，黄瓜300克，精盐、鸡精、芝麻油各适量。

**制用法** 将防风洗净，放入锅内加清水煮25分钟，用洁净纱布过滤取汁；将黄瓜洗净，切成薄片；大蒜洗净，切成薄片。将黄瓜片放入盘内，加入防风汁、大蒜、精盐、鸡精、芝麻油，搅拌均匀即可食用。每天1

第四章 体质不同，分清体质进补得当

次，佐餐食用。

**功效**

发表胜湿，祛风镇痛。适用于伤风感冒、头痛目眩、风寒湿痹、骨节酸痛等症。

## ▼ 防风黄芪牛肉汤

**原料** 牛肉250克，黄芪、防风、白术各10克，大枣10枚。葱、姜、精盐、味精各适量。

**制用法** 将黄芪、白术、防风、大枣分别洗净；牛肉洗净，切成小块放入水中煮沸，同时把上面的血沫撇掉。3分钟后将牛肉捞起，在凉水里过一下，捞出。往锅里加适量清水，将洗净的黄芪、白术、防风、大枣放进锅里，用大火煎煮半小时，然后把备好的牛肉块放入锅里，改用小火再炖2小时。等到牛肉熟透，将黄芪、防风、白术捡出来，加入适量的精盐、葱、姜，用大火再煮10分钟，最后放少许味精即可。佐餐食用。

**功效**

本方能够益气补肺、养心安神，强身健体，适用于平时稍受风寒就喷嚏连连，经常感冒，平素多汗者。

## ▼ 四时甘和茶

**原料** 防风、陈皮、稻芽、藿香、山楂、厚朴、紫苏叶、柴胡、乌药、薄荷叶、荆芥穗各3克，茶叶35克。

**制用法** 将上述药材以沸水冲泡或者煎煮。每次6~12克，每天1~2次，代茶饮。

**功效**

散寒，消食。主治食滞饱胀、感冒、中暑、泄泻、呕吐、醉酒。

## 中药典故

大禹治水成功后会盟诸侯，各诸侯纷纷赶到会稽山下，唯独防风氏没有赶到。原来，防风氏路上遇到洪水，为了救助灾民才晚了一天赶到。可大禹以为他居功自傲，二话没说便斩杀了他。防风氏的鲜血顺着山坡流下，没多久，山野里就长出一种伞形羽状叶的小草。后来，当地乡民们发现这种草能治风寒病。为了纪念冤死的防风，人们就为这种草药取名叫"防风"。

# 升麻——清热解毒，发表透疹

升麻，又名周麻、萀新妇、毛山七、本升麻，为毛茛科多年生草本植物大三叶升麻、兴安升麻或升麻的根茎。性无毒，能解百毒。升麻以解毒、透疹见长，为清解肺胃热毒、透发麻疹之药。《本草纲目》言升麻"解百毒，吐蛊毒"。《本草汇言》更明确指出升麻为"升解之药，凡风可散，热可清，疮疹可解，下陷可举，肉伏可托，诸毒可拔"。现代名医方药中也有"重用升麻解诸毒"的经验。现代药理研究证明，升麻有抗菌、解热、兴奋胃肠平滑肌、解毒等作用。

【性味归经】

味甘苦，性平、微寒。归肺、脾、胃、大肠经。

【地域分布】

自生于华中、华南山地林荫矮丛中，或路边斜坡处。

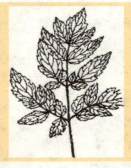

【本草成分】

升麻根茎含升麻碱、鞣质、树脂、水杨酸、咖啡酸、阿魏酸等成分。

## 中药功效

升麻有保护心血管系统的作用。动物实验证明，注射升麻水提取物后，有助于降低血压、抑制心肌、减慢心率。

升麻对金黄色葡萄球菌、炭疽杆菌有较强的抑制作用，对乙型链球菌、白喉杆菌、伤寒杆菌、绿脓杆菌、大肠杆菌、痢疾杆菌也有不同程度的抑制作用。

升麻水提取物有镇静的作用，在小白鼠实验中可以对抗樟脑或士的宁引起的惊厥。

## 食用禁忌

上盛下虚、阴虚火旺者忌服。

麻疹已透者忌服。

升麻不可服用过量，否则会产生头晕、震颤、四肢拘挛等症状。

## 选购与存储

升麻以个大、质坚、表面色黑褐者为佳。将升麻置通风干燥处保存。

## 名医偏方

**带状疱疹** 将升麻30~50克，水煎成浓汁，用纱布蘸药汁湿敷患处，并保持局部湿润，同时应禁食生姜、大蒜、辣椒、鱼和蛋等辛辣油腻的食物。

**胃下垂** 以100%的胃升液（升麻、黄芪）穴位注射，每穴3毫升，以足三里、胃俞或脾俞为主，交替选穴，每日1次，6次后休息1天，1个月为1个疗程，不超过3个疗程。

**牙周病** 取升麻、骨碎补、生石膏各等量，研为细末后和匀，水煎液口中含漱，每天上午、中午、下午各1次，每次15分钟。3天为1个疗程，连续用药至症状消失止。

**咽喉疼痛** 取升麻8克，水煎后含漱，每天3~4次。一般用药1~2剂后可痊愈。

**子宫脱垂** 用升麻4克研末，鸡蛋1个，将鸡蛋顶端钻一黄豆粒大的圆孔，把药末放入蛋内搅匀，取白纸一小块蘸水将蛋孔盖严，蒸熟，去壳内服，每日1次，10日为1个疗程。休息2日，再服第2个疗程。

## 养生药膳

### ▼ 升麻芝麻炖猪肚

**原料** 升麻15克，黑芝麻100克，猪肚1个，生姜、葱白、绍酒、味精、精盐各适量。

**制用法** 将猪肚洗净，升麻、黑芝麻洗净，装入猪肚内，然后将猪肚放入砂锅中，加生姜、葱白、绍酒及适量清水，用小火慢炖3小时即成。捞出猪肚，切片加味精、精盐少许即可。

**功效** 适用于中气下陷型胃下垂。

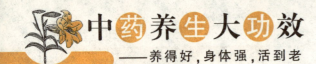

## 中药养生大功效
——养得好,身体强,活到老

### ▼ 人参升麻粥

**原料** 人参 5~10 克,升麻 3 克,粳米 30 克。

**制用法** 前 2 味煎取汁与粳米同煮为粥。口服连服 1 周。

**功效** 适用于气虚、月经过多、过期不止。

### ▼ 升麻乌龟

**原料** 乌龟肉 120 克,升麻 12 克。

**制用法** 乌龟肉切块,升麻用纱布包好。砂锅中加适量水,倒入以上 2 味药。先用大火煮开,去浮沫,再用小火炖至龟肉熟烂,拣去药袋,调味饮汤吃肉。

**功效** 健脾益肾。

### ▼ 升麻黄芪炖鸡肉

**原料** 升麻 10 克,黄芪 16 克,鸡 1 只。

**制用法** 将鸡去内脏洗净后,腹内纳入黄芪、升麻,加水 1 碗半,上笼旺火蒸熟,食肉喝汤。每天 2 次。

**功效** 补益气血,升提阳气。适用于气虚乏力、子宫脱垂等症。

## 中药典故

一个老妇得了重病,其女儿青梅贴出治病招亲的告示。当晚,青梅梦见一位神仙,说她的行为感动了上苍,玉帝送她一句话:"竹马到来日,洞房花烛时。"说来也巧,一个采药人当晚也梦见神仙对他说这句话,还命他上山挖药。第二天,他听说了青梅家的事,立刻起身寻找"竹马"。终于,他找到了这种植物,并用它治好了青梅娘的病。青梅与他成了亲,二人的事被传为佳话,而药材竹马也被传成了"升麻"。

# 第四章

**体质不同，分清体质进补得当**

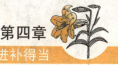

## 荆芥——发表散风，透疹消疮

荆芥又名姜芥、假苏。荆芥为唇形科植物，入药用其裂叶荆芥和多裂叶荆芥的茎叶及花穗。荆芥有疏风解表、宣散疹毒、止血之功，无论风寒感冒、风热感冒，均可应用。《本草纲目》记载："（荆芥）散风热，清头目，利咽喉，消疮肿，治项强，目中黑花，吐血衄血，下血血痢，崩中痔漏。"自此看来，荆芥虽其貌不扬，但药效和功能却很多。

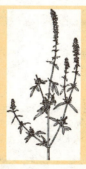

**【性味归经】**

性微温，味辛。归肺、肝经。

**【地域分布】**

分布于黑龙江、辽宁、河北、河南、山西、甘肃、陕西、四川、青海、贵州等地。

**【本草成分】**

荆芥的全草中含2%左右的挥发油，油中主要成分为右旋薄荷酮、消旋薄荷酮、右旋柠檬烯等。

### 中药功效

荆芥煎剂对金黄色葡萄球菌和白喉杆菌有较强的抗菌作用。此外，对炭疽杆菌、乙型链球菌、伤寒杆菌、痢疾杆菌、绿脓杆菌和人型结核杆菌等也有一定的抑制作用。

荆芥煎剂具有解热、镇痛的作用。

荆芥有止血的作用，临床上使用荆芥炭治疗各种出血疾病时，以散剂内服为佳。

荆芥能促进汗腺分泌而有发汗作用，可缓解肢体痉挛，增强皮肤血液循环。

### 食用禁忌

荆芥有发汗作用，表虚自汗、阴虚火旺者忌用。

荆芥与无鳞鱼相克。

255

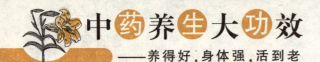

荆芥不可与驴肉同食，荆芥辛温，驴肉甘凉，两者性味相反。

## 选购与存储

荆芥以浅紫色、茎细、穗多而密者为佳。将荆芥置于阴凉干燥处保存。

## 名医偏方

**风气头痛，目赤，咽喉肿痛** 荆芥穗100克，研成细粉，每服10克。

**感冒，头痛，麻疹** 芦根、金银花、连翘、牛蒡子、淡豆豉各9克，荆芥穗、薄荷、淡竹叶、桔梗、甘草各6克，水煎服。

**痔疮肿痛** 荆芥煮水，洗患处。

**大便下血** 荆芥、槐花各30克。炒为末，清茶送服，每次3克。

**皮肤瘙痒** 荆芥、苦参各15~20克，煎水，洗患处。

**感冒，麻疹** 升麻、葛根、桔梗、枳壳、荆芥、防风、木通各3克，淡竹叶、生甘草各2克，前胡、牛蒡子、连翘各5克，苦杏仁6克，水煎服。

**局限性湿疹** 荆芥、防风、细辛、白芷各等份，为细末，先以花椒煎水熏洗患处，继以醋调外敷，每日2次。

### 养生药膳

#### ▼ 荆芥薄荷粥

**原料** 荆芥、淡豆豉各10克，薄荷6克，粳米60克，白糖适量。

**制用法** 将荆芥、薄荷、淡豆豉洗净，先用清水煮淡豆豉，然后放入荆芥、薄荷略煮10分钟，去渣，取汁备用。把粳米洗净，放入锅内，加清水适量，小火煮成稀粥，再加入上药汁，稍煮即可。食用时可加入白糖调味，随量趁热食用。

**功效** 发汗解表，清利咽喉。适用于风邪导致的恶寒发热、咽痒咽痛、鼻塞流涕、喷嚏连连等症。

#### ▼ 夏枯草荆芥饮

**原料** 夏枯草8克，荆芥10克，薄荷3克。

**制用法** 将夏枯草、荆芥、薄荷分别洗净备用。先将夏枯草放入锅内，

## 第四章 体质不同，分清体质进补得当

加清水适量，煎煮约20分钟，再入荆芥、薄荷。煮沸后改小火煮3分钟，去渣取汁，将汁放入保温杯供用。

**功效** 疏风清热，散结消肿。

### 石神汤

**原料** 荆芥、苏叶、生姜各10克，茶叶6克，红糖30克。

**制用法** 将荆芥、苏叶洗净，与茶叶、生姜一同放入盅内，备用。把红糖放入另一盅内，水煮至红糖完全溶化为止。将备用的药物盅，放在火上煮沸，取下加红糖水服用。

**功效** 发汗解表。适用于风寒感冒出现的畏寒、身痛、无汗等症。

### 荆芥葛粉羹

**原料** 葛粉250克，荆芥50克，淡豆豉150克。

**制用法** 葛粉捣碎成粉末，荆芥穗和淡豆豉用水煮6～7沸，去渣取汁。再将葛粉做面条下入淡豆豉汁中煮熟。空腹食。

**功效** 用于中风中老年人脑血管硬化等，预防中风。

## 中药典故

荆芥又称假苏。相传在古代，百姓遭遇大旱天气，民不聊生。有一天，一位老神仙飘然而至，他随手从路边采了一种植物说："这种草名为假苏，邪之将至，掺食可避之。"于是乡邻遍传，争相食之。没多久，当地发生瘟疫，很多人因食用这种草存活下来，而富豪之家或不食者死亡大半。至此，食用荆芥成为一种习惯，一直流传于今。据说，常吃的人，能够年逾古稀，从不落齿，所以民间又称之为"稳齿菜"。

# 桔梗——开宣肺气，祛痰止咳

桔梗，又名苦桔梗、白药、梗草、土人参等。桔梗和植物桔梗的干燥根。桔梗入药始载于《神农本草经》，为临床常用药。

桔梗以作用于肺经为主，主治以咳嗽、咽痛、肺痈等上部病症为主。

桔梗药性平和，无论外感或内伤所致寒或热、虚实之咳嗽皆可选用。

【性味归经】

性平、味苦。归肺、胃经。

【地域分布】

全国大部分地区均产，以东北、华北产量较大，华东质量较好。

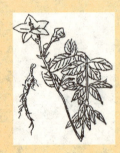

【本草成分】

桔梗主要含有多种皂苷如桔梗皂苷，还含有菊糖和植物甾醇等。

## 中药功效

桔梗能明显增加呼吸道黏液的分泌量，使痰液稀释，促使其排出。

桔梗有抗菌作用，对多种球菌、杆菌及絮状表皮癣菌有抑制作用。

服用桔梗可以减慢心率，起到镇静、安神的作用。此外，还可以镇痛并降低血压。

## 食用禁忌

脾胃虚弱者慎服。

桔梗性升散，凡呕吐、呛咳、眩晕、阴虚火旺咯血者忌用。

桔梗用量不宜过大，否则易致恶心呕吐。

桔梗与白及、龙眼、龙胆、猪肉相克。

不能与富含铁的食物，如猪血、菠菜等同食，也不能与有机酸含量高的水果，如橘子、猕猴桃等同食。

## 第四章
### 体质不同，分清体质进补得当

### 选购与存储

小指粗大小的桔梗为正常，购买时应选用形状规整的长约 10 厘米的桔梗。忌选有虫洞、发黑被蛀的桔梗。桔梗放置于通风阴凉干燥处，低温保存。

### 名医偏方

**伤寒腹胀** 桔梗、半夏、陈皮各 15 克，姜 5 片，水 2 盅，煎至 1 盅，温服。

**胸胁胀满** 桔梗与牡蛎、瓦楞子、郁金、海蛤壳等配伍，水煎服。

**肺癌** 桔梗与鱼腥草、蒲公英、栝楼皮、葵树子等配伍，水煎服。同时配合手术或化疗。

**支气管哮喘** 桔梗 10 克，鱼腥草 30 克，水煎服。

**慢性支气管炎** 桔梗、远志、杏仁、知母各 6 克，黄芩 10 克，水煎服。

**感冒、咳嗽痰多** 桔梗、白前、荆芥各 10 克，甘草 6 克，水煎服。

**咽喉肿痛** 桔梗、甘草各 6 克，牛蒡子、薄荷各 10 克，水煎服。

## 养生药膳

### 桔梗荠菜拌马兰

**原料** 桔梗 15 克，荠菜 100 克，马兰 100 克，味精、白糖、麻油、精盐各适量。

**制用法** 将桔梗洗净，水煮 25 分钟后，滤渣留取药汁；荠菜洗净，用沸水焯熟；马兰洗净，切段，用沸水煮熟。将马兰、荠菜放入盆内，加入桔梗药汁、味精、白糖、精盐、麻油，拌匀即成。

**功效** 祛痰排脓，清热解毒，降脂降压。适用于高血压患者食用。

### 桔梗生姜红糖水

**原料** 鲜生姜、桔梗各 20 克，红糖 30 克。

**制用法** 先将鲜生姜洗净，切片；桔梗洗净，切段。将桔梗段与生姜片同入砂锅，加水适量，大火煮沸后，改用小火煮大约半小时，然后用洁净

# 中药养生大功效
## ——养得好,身体强,活到老

纱布过滤,去渣留汁,加入红糖,继续煮沸即成。早、晚2次分服。

**功效** 宣肺固表。对风寒型急性支气管炎尤为适宜。

### ▼ 桔梗甘草茶

**原料** 生甘草5克,桔梗10克。

**制用法** 将生甘草和桔梗一起放入杯中,冲入开水,加盖闷泡10分钟即可。

**功效** 清火祛痰。适用于急慢性咽炎、支气管炎。

### ▼ 寒凉咳嗽酒

**原料** 桔梗、栝楼皮、贝母、半夏、枳壳、桑白皮、枇杷叶、茯苓各5克,杏仁、细辛、豆蔻仁、五味子、甘草各1克,全紫苏12克,陈皮、干姜各6克,低度白酒800毫升。

**制用法** 将以上药物一同放入玻璃瓶中,注入白酒,密封浸泡14日即可开封。每日早、晚各饮用1杯(约10毫升)。

**功效** 温阳散寒。主治寒凉咳嗽。

### ▼ 润肺止咳茶

**原料** 桔梗、玄参、麦冬各6克,乌梅、生甘草各3克。

**制用法** 将上几味一同放入保温杯中,以适量沸水冲泡,加盖闷15分钟即可饮用。

**功效** 润肺止咳。

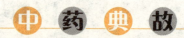

## 中药典故

"桔梗"的朝鲜文叫做"道拉基"。在朝鲜族的民间传说中,道拉基是一位姑娘的名字。她的家人欠了地主一笔债,地主见她长得漂亮,便提出用她来抵债。道拉基的恋人不肯,为保护心爱的人,他最后愤怒地砍死了地主,被关入监牢。道拉基悲痛而死,临终前要求将自己葬在她恋人从前砍柴必经的山路上。第二年春天,她的坟上开出了一种紫色的小花,人们都叫它"道拉基"。

# 第四章 体质不同，分清体质进补得当

## 连翘——清热解毒，消肿散结

连翘又名青翘、老翘、空壳、连台、旱莲子等，为木樨科灌木连翘的干燥果实。连翘是临床应用极其广泛的清热解毒药材，其根、茎、叶、果实均可入药，但主要药用部分是果实。连翘药用分青翘、黄翘（也称老翘）两种。青翘在9月上旬果皮呈青色尚未成熟时采下，置沸水中稍煮片刻或放蒸笼内蒸约半小时，取出晒干；黄翘在10月上旬果实熟透变黄、果壳裂开时采收，筛去种子（可作种用）、杂质，晒干即成。

【性味归经】

味苦，性微寒。归心、胆经。

【地域分布】

河北、山西、陕西、河南、山东、安徽、湖北、四川等省均有出产。

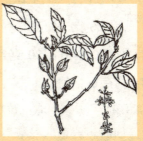

【本草成分】

连翘含连翘酚、本菇皂甙、香豆精类、齐墩果酸、甾醇等。

## 中药功效

连翘浓缩煎剂在体外有抗菌作用，可抑制伤寒杆菌、副伤寒杆菌、大肠杆菌、痢疾杆菌、白喉杆菌及霍乱弧菌、葡萄球菌、链球菌等。

连翘中含有多量芸香苷，该物质具有保持毛细血管正常抵抗力、减少毛细血管的脆性和通透性等作用，进而辅助治疗紫癜。

连翘有明显的消炎作用，可促进炎性屏障的形成，降低毛细血管通透性，减少炎性渗出。

连翘对皮脂腺分泌有一定的抑制作用，可防止皮肤过度油腻，减少青春痘和毛囊炎的发生，能改善油性皮肤肤质。

## 食用禁忌

脾胃虚弱、气虚发热者忌服。

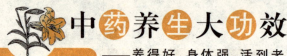

痈疽已溃、脓稀色淡者忌服。

### 选购与存储

青翘以色绿、不开裂者为佳；黄翘以色黄、瓣大、壳厚者为佳。将连翘置于干燥处保存。

### 名医偏方

**风疹** 牛蒡子、连翘各9克，荆芥6克（用纱布包）。水煎，加入白糖适量，代茶饮，每日1剂。

**小儿麻疹** 连翘、牛蒡子各6克，绿茶1克。研末，用沸水冲泡，每日1剂，代茶饮。

**疖肿** 蒲公英、紫花地丁、草河车、金银花各15克，连翘10克，黄芩8克，赤芍12克，马齿苋30克，防风6克。水煎服。

**慢性下肢溃烂** 荆芥、黄柏各20克，柴胡6克，连翘、黄芩、黄连、栀子、生地黄、当归、白芍、桔梗各15克，防风、薄荷、白芷、川芎、枳壳各12克，黄芪25克，甘草3克。水煎，待温，将患部置入药液中浸泡30分钟，然后用无菌敷料覆盖创面。若患部浸泡不便者，用消毒敷料蘸洗、湿敷均可。

**急性肾炎** 连翘18克，水煎150毫升，分3次于饭前服，小儿酌减。

## 养生药膳

### 连翘黑豆粥

**原料** 大枣、黑豆各50克，连翘5克。

**制用法** 将大枣、黑豆洗净，用清水浸泡30分钟。浸泡的水不用换，直接下锅熬粥，加入连翘，开始用大火煮，煮10分钟改用小火煮至黑豆熟烂即可。

**功效** 清热解毒，益精生发。

### 连翘黄瓜炒虾仁

**原料** 连翘粉10克，黄瓜、虾仁各100克，葱花、姜末各6克，酱油、料酒各5毫升，精盐、味精各2克。

**制用法** 炒制。佐餐食用。

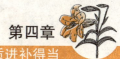

**第四章** 体质不同，分清体质进补得当

**功效**
清热解毒。对于风热型感冒有疗效。

### ▽ 连翘酒

**原料** 连翘、莲子心各10克，低度白酒500毫升。

**制用法** 将药物放入玻璃瓶中，注入白酒，密封浸泡15日即可。每日早、晚各饮用1杯（约10毫升）。

**功效** 散寒祛热，安眠。对于目眩头晕有疗效。

### ▽ 防风通圣饮

**原料** 连翘、防风、荆芥、麻黄、薄荷、川芎、当归、白芍、白术、山栀、大黄、芒硝、甘草各10克，石膏、黄芩、桔梗各5克，滑石15克。

**制用法** 将上述药物放入锅中，加水煎煮30分钟，取汁即可。每日1剂，分2次温服。

**功效** 主治风热壅盛、恶寒头痛、目赤眩晕。

### ▽ 连翘玉茶

**原料** 连翘10克，玉竹3克，绿茶5克。

**制用法** 用200毫升开水冲泡10分钟即可，冲饮至味淡。

**功效** 清热解毒，消肿散节，抗菌。适用于外感热病、斑疹、疮疡、炎症。

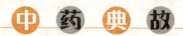

中 药 典 故

很久以前，摩天岭的山峦里住着大牛和莲巧这对兄妹。一天，莲巧上山给哥哥送饭，走到一个山坡上，忽然看到一条大蟒蛇缠住一个孩子。她搬起一块石头向蟒蛇砸去。蟒蛇疼痛难忍，松开了孩子，却张着血盆大口向莲巧扑来，孩子得救了，而莲巧却被蟒蛇缠死。莲巧死后不久，在她的坟旁长出了一棵棵小树，并且越长越多，越长越大，人们都说这是莲巧姑娘变的，为了纪念她，就叫这种树为连翘树。

# 板蓝根——清热解毒，凉血利咽

板蓝根，又名靛根、靛青根。为十字花科植物菘蓝的干燥根，是一味常用的抗病毒的中草药。药名源自于《神农本草经》，其神奇疗效在历代各家医书中都有记载。宋代《日华子本草》就推崇其能治"天行热毒"，清代张秉成认为板蓝根清热解毒、辟疫、杀虫。经现代研究证明，板蓝根有抗病原微生物（如细菌、病毒等）、解毒、抗癌、抗红白血病和提高人体免疫力等作用。

【性味归经】

味苦，性寒。归心、胃经。

【地域分布】

主要产于河北、北京、黑龙江、河南、江苏、甘肃。

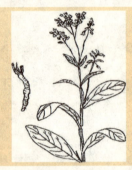

【本草成分】

板蓝根主要含有靛蓝、靛玉红、β-谷甾醇、棕榈酸、尿苷、次黄嘌呤、尿嘧啶、青黛酮和胡萝卜苷等。

## 中药功效

板蓝根、大青叶煎剂，对脑膜炎双球菌有很强的杀灭作用。

药理研究表明，板蓝根对流感病毒有明显的抑制作用。

板蓝根对特异性及非特异性免疫、体液免疫、细胞免疫均起到一定促进作用。

实验证明，板蓝根对于炎症发展过程的各阶段皆有一定的抑制作用，具有较为广泛的抗炎活性。

## 食用禁忌

体虚而无实火热毒者忌服板蓝根。

慢性胃肠炎、胃下垂、消化性溃疡患者慎服。

过敏体质者慎服。

板蓝根性味苦寒，服用最好不超过3天。

## 选购与存储

板蓝根以表面呈灰褐色、较光滑、质硬而脆、易折断、断面中央有灰白的髓、外层呈灰褐色、中层呈黄白色者为佳。将板蓝根置于干燥通风处保存。

## 名医偏方

**急性传染性肝炎** 板蓝根30克，茵陈50克，栀子9克，水煎服。

**感冒** 板蓝根15克，水煎服。

**流脑** 用板蓝根水煎剂或用其注射液静脉滴注。

**流行性腮腺炎** 板蓝根12克，黄芩、连翘、柴胡、牛蒡子、玄参各9克，黄连、桔梗、陈皮、僵蚕各6克，升麻、甘草各3克，马勃、薄荷（后下）各4.5克，水煎服。

**流行性感冒** 板蓝根50克，羌活25克。煎汤，1日2次分服，连服2～3日。

**失眠** 板蓝根、大青叶各20克，绿茶10克。洗净，共研粗末，放入杯中，沸水冲泡，代茶饮。

## 养生药膳

### 芍归板蓝炖田螺

**原料** 赤芍、北板蓝根各15克，当归10克，田螺肉100克。生姜、精盐、鲜汤各适量。

**制用法** 将赤芍、当归、北板蓝根分别洗去杂质；生姜洗净，拍碎后与上药一起装入纱布袋，扎紧袋口。田螺肉洗净，切薄片后共入砂锅内，加鲜汤，用小火炖沸40分钟，弃去纱布袋，加精盐调味。空腹热食田螺肉和汤，每日1剂。

**功效** 理血活血，利胆除湿。适用于肝内胆汁淤积等肝病患者。

### 板蓝根丝瓜汤

**原料** 板蓝根20克，丝瓜250克。

**制用法** 将板蓝根洗净；丝瓜洗

# 中药养生大功效
## ——养得好，身体强，活到老

净，连皮切片，备用。砂锅内加水适量，放入板蓝根、丝瓜片，大火烧沸，改用小火煮10~15分钟，去渣，调入精盐即成。每日1剂。

**功效**

适用于痤疮。症见面部或胸背部皮肤出现圆锥形丘疹，挤压时可有乳白色脂体排出，丘疹的顶端常有粉刺头。

### ▼ 夏枯草板蓝根糖饮

**原料** 夏枯草15克，板蓝根20克，生甘草2克，冰糖粉适量。

**制用法** 先将夏枯草、板蓝根、生甘草分别拣杂、洗净。再将板蓝根、生甘草切成片，与切碎的夏枯草同放

入砂锅，加水浸泡片刻，煎煮30分钟，用洁净纱布过滤。将取出的药汁放入容器内，趁热调入研细的冰糖粉，溶化后拌匀即成。

**功效**

清热解毒。适用于肝火型中老年带状疱疹患者食用。

### ▼ 板蓝根银花茶

**原料** 板蓝根30克，银花10克，薄荷5克。

**制用法** 共为粗末，煎水，取汁。

**功效**

对于腮腺炎发热、疼痛者有疗效。

## 中药典故

传说有一年，百姓们得了瘟疫。南海龙王的儿子青金龙带着东海龙王的龙孙紫银龙，一起来到人间除病。两叔侄去药王菩萨那里取了神药种子，然后扮作郎中模样，教人们栽种及服用药苗。百姓们一个个迅速康复。他们把青金龙和紫银龙奉若神灵，待若上宾。叔侄俩深受感动，决定永留人间，于是他们变成了两株茁壮的药苗。人们后来知道他们是龙子龙孙，便把这种良药叫做"龙根"，后世医家将其改为"板蓝根"。

# 第五章

## 选对中药，永葆青春活出美丽

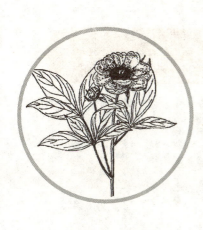

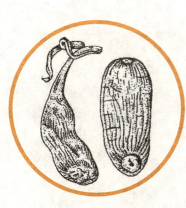

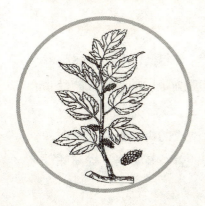

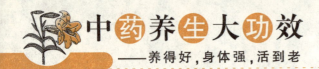

## 乌发秀发

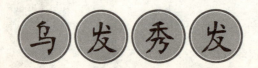

### 何首乌——补血益精，固肾乌须

何首乌，又名地精、赤敛、小独根、马肝石、黄花乌根，为蓼科植物何首乌的块根。何首乌有生首乌与制首乌之分，生首乌主要用于缓泻通便；制首乌则长于补养。历代医家也十分看重何首乌的补养抗衰功效。宋代《开宝本草》说："何首乌，益气血，黑髭鬓，悦颜色，久服壮筋骨，益精髓，延年不老。"明代医药学家李时珍也称赞何首乌："益血养肝，固精益肾，健筋骨，乌髭发，为滋补良药。"

**【性味归经】**

性微温，味甘、苦、涩。归肝、肾经。

**【地域分布】**

主产于河南、湖北、两广、贵州、四川、江苏等地，其他地区亦有栽培。

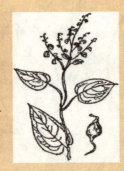

**【本草成分】**

何首乌主要含有蒽醌类化合物如大黄酚、大黄素，还含有卵磷脂、右旋儿茶精等。

### 中药功效

何首乌能使脑和肝中蛋白质含量明显增加，提高老年机体脱氧核糖核酸（DNA）的修复能力。还能增加机体的核酸含量，增强血液中的超氧化物歧化酶（SOD）活性，对抗氧化，进而延缓衰老。

何首乌能促进神经兴奋，充足气血，避免贫血造成的头晕目眩，红润颜面，祛除皱纹，使人容光焕发，神采奕奕，能有效改善神经衰弱，提高睡眠质量。

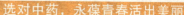

## 第五章 选对中药，永葆青春活出美丽

何首乌中富含多种维生素、磷脂、微量硒、酮及其羟基化合物，这些物质都是有效的抗氧化剂，它们可使机体免受自由基的侵害，防止动脉粥样硬化。

### 食用禁忌

外感风寒及脾虚泄泻者应忌服何首乌。

忌在铁器中煮食。

不宜与猪肉、羊肉、葱、蒜一起食用。

服用何首乌时，不得与各种动物血、无鳞鱼、萝卜同服。

### 选购与存储

真品何首乌的最大特点为外表面、断面均带红棕色，且断面有云锦状花纹。何首乌在储存时，可以将其晒干，包装好，放置于干燥处。

### 名医偏方

**血虚** 何首乌15克，菟丝子、当归、牛膝、补骨脂各9克。碾末，炼蜜为丸，每服9克，淡盐汤送下。

**失眠** 何首乌15克，夜交藤、酸枣仁各10克，大枣10枚。水煎代茶饮。

**高脂血症** 何首乌、决明子各10克，菊花5克。将3味药材水煎2次，将药液合并后，代茶饮用。

**高血压** 何首乌30克，槐角20克，乌龙茶3克。前2味药水煎20分钟取汁，再以小火煮沸药汁，冲入放乌龙茶的杯中，加杯盖闷15分钟。每日1剂，代茶饮（适用于肝肾阴虚型高血压）。

### 养生药膳

#### ▼ 首乌核桃乌鸡煲

**原料** 何首乌15克，核桃仁30克，乌鸡1只，料酒、精盐、味精、姜、葱、胡椒粉、棒子骨汤各适量。

**制用法** 将首乌洗净，沥干水分；核桃仁用沸水氽去皮；乌鸡宰杀后，去毛、内脏及爪，剁成小块；姜拍松，葱切段。将何首乌、核桃仁、乌鸡、精盐、味精、姜、葱、料酒、胡椒粉、棒子骨汤放入高压锅内，置大火上烧沸，盖上阀，10分钟后停火晾

# 中药养生大功效
——养得好，身体强，活到老

凉，倒入煲内，置炉上用大火烧沸即成。

**功效**

补脑益肾，乌发生发。

## ▼ 首乌炒鸡肝

**原料** 鸡肝200克，何首乌、黑木耳各20克，莴笋50克，淀粉30克，鸡蛋清1个，味精3克，料酒15克，精盐、姜各5克，酱油、葱各10克，食用油适量。

**制用法** 将何首乌入锅中煮软，然后切薄片；鸡肝洗净，切成薄片，加淀粉、酱油、鸡蛋清、精盐、味精，抓匀；莴笋洗净，切成薄片；姜切片；葱切段。将炒锅置大火上烧热，加入食用油烧至六成热时，下入姜、葱爆香，放入首乌片、鸡肝片、黑木耳、莴笋片、料酒、精盐、味精，炒熟即成。

**功效**

补肝肾，疗瘰积，益气血。

## ▼ 何首乌粥

**原料** 何首乌30克，粳米100克，大枣3枚，冰糖适量。

**制用法** 将何首乌放入砂锅内，加水煎取浓汁，去渣留汁。粳米淘洗后，放入砂锅内。大枣、冰糖也放入砂锅内。将砂锅置大火上烧沸，用小火煮熟即成。

**功效**

益肾抗老，养肝补血，补肾美容。

## 中药典故

开宝年间，有一位姓何的老人自幼身体虚弱，直至50还未娶妻。一天，他在山上突见两棵藤，相隔约三尺，苗蔓相交，久而才解，解了又相交。他认定这是神奇的藤，于是将其挖回家中，泡酒服用。连服数月，他的身体渐渐好转。经人介绍，他娶了妻子，在十年内生有数男，至160岁而终。因老人在服用这种藤根后头发变得乌黑，人们便称其为"首乌"，又因老人姓何，人们又改称它为"何首乌"。

# 第五章
## 选对中药，永葆青春活出美丽

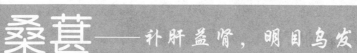

## 桑葚——补肝益肾，明目乌发

桑葚，又名桑果、桑葚子、乌葚、桑枣。为桑科植物桑的干燥果穗。桑葚历来是药食同源的重要食材。早在2000多年前，桑葚已是中国皇帝御用的补品。无论是传统医学还是现代医学都视桑葚为防病保健之佳品。国家卫生部把桑葚列为"既是食品又是药品"的农产品之一。

桑葚中含有脂肪酸，主要由亚油酸、硬脂酸及油酸组成，具有分解脂肪、降低血脂、防止血管硬化等作用。

桑葚中含有鞣酸、脂肪酸、苹果酸等营养物质，能帮助脂肪、蛋白质及淀粉的消化，故有健脾胃助消化之功，可用于治疗因消化不良而导致的腹泻。

桑葚中含有大量人体所需要的营养物质，还含有乌发素，能使头发变得黑而亮泽，可用来美容。

### 食用禁忌

脾虚便溏者不宜吃桑葚。

桑葚含糖量高，糖尿病患者应忌食。

桑葚中含有溶血性过敏物质及透明质酸，过量食用后容易发生溶血性肠炎。

少年儿童不宜多吃桑葚。因为桑葚会影响人体对铁、钙、锌等物质的吸收。

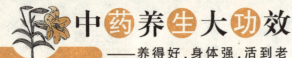

# 中药养生大功效
## ——养得好，身体强，活到老

熬桑葚时忌用铁器，因为桑葚会分解酸性物质，跟铁会发生化学反应而导致中毒。

### 选购与存储

买桑葚的时候要注意选择颗粒比较饱满、厚实、没有出水、比较坚挺的，如果桑葚颜色比较深，味道比较甜，而里面比较生，就要注意了，这种有可能是经过染色的桑葚。新鲜桑葚买来应该尽快食用，在冰箱存放不宜超过1天。桑葚可以做成果酱放入干净瓶中保存。

### 名医偏方

**贫血** 鲜桑葚60克，龙眼肉30克。炖烂食用，每日2次。

**闭经** 桑葚15克，红花3克，鸡血藤……

**自汗、盗汗** ……

**便秘** ……

**肝肾阴虚所致的……** ……克。水煎服，每日1剂，或将桑葚浸酒饮之。

**血虚腹痛、神经痛** 桑葚熬膏，每次10～15克，每日1次，用温开水和少量米酒冲服。

## 养生药膳

### ▼ 桑葚杞枣膏

**原料** 桑葚、枸杞子、红枣（去核）各250克，白糖500克。

**制用法** 将桑葚、枸杞子、红枣（去核）分别洗净，然后加水煎成膏，再加白糖500克搅拌均匀即成。每日服10～15克，温水冲服，连续服完。

**功效** 用于治疗肝肾阴虚、头晕目眩、腰酸腿软等症。

### ▼ 桑葚芝麻粥

**原料** 桑葚60克，黑芝麻、白糖各30克，大米100克。

# 第五章
## 选对中药，永葆青春活出美丽

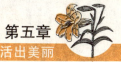

**制用法** 将桑葚、黑芝麻、大米均去杂，洗净，备用。往锅内加适量清水，然后放入桑葚、黑芝麻、大米煮粥，熟后调入白糖即可。

**功效** 滋阴养血，补益肝肾。

### ▼ 桑葚地黄甲鱼汤

**原料** 甲鱼1只，桑葚、生地黄、生牡蛎各15克。

**制用法** 将甲鱼活杀，去壳、头及内脏，用沸水除去血水；桑葚、生地黄、生牡蛎洗净。把全部药食材一起放入砂锅，加适量的水和调料同煮约1小时，至甲鱼肉烂熟即可。

**功效** 补益肾精。

### ▼ 黑豆桑葚汤

**原料** 黑豆、桑葚各30克。

**制用法** 黑豆与桑葚分别洗净，一同放入锅中，加入适量清水，用小火慢炖1小时，至熟烂即可。

**功效** 滋补肝肾，生津止渴，润燥通便。

### ▼ 桑葚百合煎

**原料** 桑葚、百合各30克，青果9克，大枣10枚。

**制用法** 水煎服，每日1次。

**功效** 养血，祛风，润燥。适用于湿疹。

## 中药典故

西汉末年，王莽篡位，太子刘秀起兵讨伐王莽，却被王莽的大将苏献杀得大败。刘秀从战场上逃走，由于身中箭伤，便躲在一处废弃的砖窑里。他白天在窑里避难，晚上在一棵树下捡果实充饥。一个月过后，刘秀的身体恢复好转，他手下的大将邓羽恰好带兵找到这里。君臣见面后，刘秀得知，他所食的酸酸甜甜的果实叫桑葚。因为这些果实功效神奇，刘秀在恢复汉室以后，便封这棵树为王。

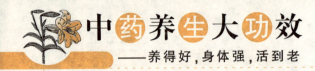

## 美容养颜

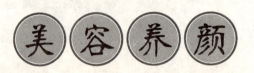

玉竹——滋阴润颜，养胃生津

玉竹又称葳蕤、山包米、菱香。玉竹为百合科多年生草本植物，以根入药。秋季采挖，蒸后晒干入药。《本草经集注》中称其"茎干强直，似竹箭杆，有节"，故有"玉竹"之名。医学上将玉竹用作滋补药品，并可作为滋补食品、佳肴和饮料。《本草正义》上说玉竹"治肺胃燥热、津液枯涸、口渴嗌干等症，而胃火炽盛、燥渴消谷、多食易饥者，尤有捷效"。

【性味归经】

性微寒，味甘。入肺、胃经。

【地域分布】

我国大部分地区有分布，以河北及江苏产者质量最佳。

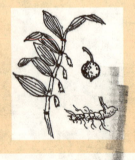

【本草成分】

玉竹含铃兰苦甙、铃兰甙、山柰酚甙、槲皮醇甙、淀粉等。

### 中药功效

玉竹富含甾苷，具有强心的作用。

玉竹富含维生素A，具有养阴生津、美容护肤的功效，能够改善皮肤干裂粗糙，使肌肤变得柔软润滑。

玉竹注射液对高甘油三酯血症有一定的治疗作用。对动物动脉粥样硬化斑块的形成（肉眼观察）有一定的缓解作用。

玉竹具有降血糖、调血脂和抗脂质过氧化作用，可明显改善糖尿病的糖脂代谢紊乱。

## 第五章 选对中药，永葆青春活出美丽

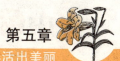

### 食用禁忌

玉竹畏咸卤。

痰湿气滞者不宜服用。

脾虚便溏者慎服。

### 选购与存储

选购玉竹以表面黄白色或淡黄棕色、质硬而脆或稍软、易折断、断面角质样或显颗粒性，气微、味甘、嚼之发黏者为佳。玉竹置于通风干燥处，避免阳光直射。

### 名医偏方

**虚痨咳嗽** 玉竹15克，猪肉适量，煮服，食肉喝汤。

**冠心病** 玉竹、黄芪、人参、枳壳、薤白、栝楼、麦冬各10克，炒枣仁、丹参、赤芍川芎各15克，生蒲黄（布包）、地龙各20克。每日1剂，水煎，早、晚分2次温服。连用30日。

**阴虚外感，头痛发热，微恶风寒** 玉竹12克，白薇、淡豆豉各9克，桔梗、薄荷各6克，炙甘草3克，生葱白3根，大枣3枚，水煎服。

**糖尿病** 玉竹、山药各18克，何首乌12克，黄芪、天花粉各9克，水煎服。

**慢性支气管炎** 玉竹15克，川贝母10克，知母、桔梗、枇杷叶各9克。水煎服，每日1剂。

**头痛** 玉竹15克，柴胡、法半夏、黄芩、钩藤、夏枯草、甘草各10克，丹参、牡蛎、白芍各20克，白蒺藜、菊花各12克。每日1剂，水煎，早、晚分2次服。20日为1个疗程。

### 养生药膳

#### ▼ 玉竹枸杞炖乳鸽

**原料** 玉竹15克，枸杞子12克，乳鸽1只，葱、姜、鸡汤、精盐各适量。

**制用法** 将乳鸽宰杀去毛及内脏；玉竹洗净，切成4厘米长的段；枸杞子去杂，洗净；姜切片成薄片；葱切成2厘米长的段；油菜心洗净。然后

# 中药养生大功效
——养得好，身体强，活到老

将乳鸽、玉竹段、枸杞子、姜片、葱段、精盐同入蒸盆内，加入适量鸡汤。把蒸盆放入蒸笼中，大火蒸45分钟即可。

**功效** 滋阴润肺，生津止渴。

## 玉竹黄芪兔肉煲

**原料** 黄芪、玉竹各30克，兔肉250克，枸杞子、龙眼、精盐、味精各适量。

**制用法** 先将兔肉放锅中，然后加适量清水煮沸，捞出，洗净，切成小块；将黄芪、玉竹去杂质，放入洁净的纱布袋中。将兔肉块及纱布包一并放入锅中，倒入清水适量，放入龙眼、枸杞子、精盐，大火煮沸后，改用小火煲2小时，再用味精调味即可。

**功效** 滋阴润燥，消烦止渴。

## 玉竹烧茄子

**原料** 玉竹30克，茄子500克，酱油20克，白糖、葱各10克，姜、精盐5克，味精3克，植物油35克。

**制用法** 玉竹用水润透，切成4厘米长的薄片；茄子切成细丝；姜切丝，葱切花。将炒锅置武火上烧热，加入植物油，烧至六成热时，加入姜、葱爆香，下入茄丝、玉竹、酱油、白糖，加水100毫升，用中火烧煮，熟后加入精盐、味精即成。

**功效** 滋阴，清热，美容，消肿。

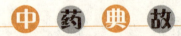

相传，唐代有一个宫女，因不堪忍受皇帝的蹂躏逃出皇宫，躲入深山老林之中。无食充饥，便采玉竹为食，久而久之，身体轻盈如燕，皮肤光洁似玉。后来，宫女与一个猎人相遇，结庐深山，生儿育女。到了60岁时宫女与丈夫及子女返回家乡，家乡父老见她依然是当年进宫时的青春容貌，惊叹不已。由此才发现玉竹有驻颜润肤、祛病延年的功效，成为后世人的滋阴补血之品。

# 第五章
## 选对中药，永葆青春活出美丽

# 菟丝子——暖胃止痛，养肌乌发

菟丝子，又名菟丝实、吐丝子、黄藤子、龙须子、豆须子、缠龙子、黄丝子。为旋花科植物菟丝子的干燥成熟种子。菟丝子是一种生理构造特别的寄生植物，其组成的细胞中没有叶绿体，利用爬藤状构造攀附其他植物，并且从接触宿主的部位伸出尖刺，戳入宿主直达韧皮部，吸取养分以维生，更进一步还会转为淀粉粒储存于组织中。在药用上，菟丝子有相当重要的地位，它既能治各种疮毒及肿毒，又能滋养强壮治黄疸，为中医良药。

【性味归经】

性温，味甘。归肝、肾、脾经。

【地域分布】

全国大部分地区均有分布。

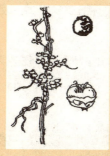

【本草成分】

含树脂苷、糖类、维生素、胡萝卜素、蒲公英黄质、叶黄素、胆固醇、菜油甾醇 B-谷甾醇、豆甾醇 B-香树精及三萜酸类物质等。

## 中药功效

菟丝子中含有黄酮，对实验性犬心肌缺血有明显改善作用。

菟丝子含有生物碱、香豆素、黄酮等成分，有增强性腺功能，提高机体免疫力的作用。

## 食用禁忌

阳虚火旺、阳强不痿及大便燥结者忌服。

若服用菟丝子后出现上火迹象，应立即停止服用。

## 选购与存储

菟丝子以颗粒饱满、无泥尘杂质者为佳。将菟丝子置于阴凉、干燥处保存。

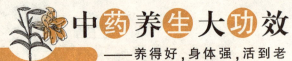

## 名医偏方

**尿路感染** 菟丝子 30 克，水煎 3 次。分早、中、晚 3 次服用，每日 1 剂。

**肾虚腰痛** 菟丝子（酒浸后晒干）、杜仲（精盐水炒）各等量。共研为细末，用山药末煮糊制丸，烘干，每次 10 克，早、晚各服 1 次，用淡盐开水送服。

**眼睛赤痛** 鲜菟丝适量，洗净，捣汁滴眼。

**男子不育** 菟丝子 20 克，海狗肾 1 具，蛇床子、五味子各 10 克，补骨脂、全当归各 12 克，桑螵蛸 30 克，韭菜子、覆盆子、生山药各 15 克，车前草（包）、知母、黄柏各 9 克，水煎，分早、晚 2 次服，每日 1 剂。

**黄褐斑** 菟丝子、白茯苓各 30 克，生地黄、枸杞子、何首乌、女贞子、白芍各 15 克，僵蚕 6 克，白蒺藜、桃仁各 10 克，水煎，早、晚分 2 次服，每日 1 剂。

**先兆流产** 菟丝子、桑寄生、川续断、阿胶各 45 克，椿根皮 15 克，共研为细末，每次 9 克，每月逢 1 日、2 日、3 日、11 日、12 日、13 日、21 日、22 日、23 日各服 1 次。

**身面水肿** 菟丝子 1 升，入白酒 5 升，浸泡两三夜，每次 20 毫升，每日 2 次。

**痔疮疼痛** 菟丝子适量，炒至黄黑色，研为粉末，用鸡蛋清调匀，涂搽患处。

## 养生药膳

### 菟丝子笋饭

**原料** 菟丝子 15 克，笋 200 克（去皮），白米、酱油、酒各适量。

**制用法** 将白米洗净，放入锅内煮饭；将菟丝子洗净，用约 2 杯水以小火煎煮 1 小时，待菟丝子煎成一半时，用布滤去渣滓，留汁备用。笋切碎，与菟丝子汁共同下锅，加水、酱油及酒，待笋煮熟即成。将煮熟的汤浇入煮好的饭里，拌和均匀即可食用。可供正餐食用。

**功效** 补肾益精。适用于肾虚腰膝酸软、男女性功能减退、劳累乏力、夜寐不安等症。

## 第五章
选对中药，永葆青春活出美丽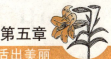

### ▼ 菟丝子炒鸡蛋

**原料** 菟丝子15克，鸡蛋2个，葱10克，精盐5克，植物油50克。

**制用法** 将菟丝子用文火炒香，研成细粉；鸡蛋打入碗内，用筷子搅散，放入精盐、葱花、菟丝子粉，搅匀。将炒锅置中火上烧热，加入植物油烧至六成热时，用筷子边搅鸡蛋，边徐徐倒入炒锅内，当一面煎黄后，翻转过来，两面均煎黄即成。

**功效** 补肝肾，益精髓，明眼目，补气血。

### ▼ 菟丝子羊脊骨汤

**原料** 羊脊骨（连尾）1副，肉苁蓉25克，菟丝子20克，精盐、味精、酱油各适量。

**制用法** 将菟丝子用酒浸3天，晒干，捣成碎；肉苁蓉酒浸1夜；羊脊骨洗净，剁块。把肉苁蓉、羊脊骨放入锅内，加清水适量，小火煮3小时，调入菟丝子末，加入精盐、味精、酱油、调味即可。

**功效** 补肾阳，强筋骨，益精髓。适用于腰膝酸痛、头晕耳鸣、两目昏花、夜尿频数等。

### ▼ 菟丝茯苓丸

**原料** 菟丝子25克，白茯苓15克，石莲肉10克。

**制用法** 研末，酒糊丸梧子大。每服三五十丸，空腹盐汤下。

**功效** 治疗遗精。

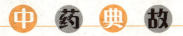

### 中药典故

一个负责养兔子的长工，不慎将一只兔子打伤，他怕雇主知道，便偷偷地把伤兔藏进豆子地。不曾想伤兔的病竟全好了。为探个究竟，长工又故意将一只兔子打伤放入豆子地，他细心观察，发现伤兔经常啃一种缠在豆秸上的黄丝藤。长工大悟，原来是黄丝藤治好了兔子的伤。于是，他用这种黄丝藤煎汤给有腰伤的爹喝，他爹的腰伤也好了。后来，他把这药称为"兔丝子"，后人又在"兔"字上冠以草字头，即"菟丝子"。

## 健身美体

## 补骨脂——补肾温脾、平喘固精

补骨脂,又名黑故子、胡韭子、婆固脂等,为豆科植物补骨脂的成熟果实,为温脾暖肾之药。《本草图经》有言,补骨脂今人多以胡桃合服,有延年益气、悦心明目、补添筋骨的作用。《本草经疏》评论说:"补骨脂,能暖水脏;阴中生阳,壮火益土之要药也。"

【性味归经】

性温,味苦。归肾、脾经。

【地域分布】

西南及广东、江西、福建、安徽、河南、山西、陕西等地均有出产。

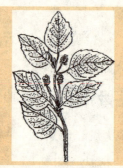

【本草成分】

补骨脂含挥发油、有机酸、皂甙、补骨脂素、脂黄酮、查耳酮、脂肪油、生物碱、甾醇等。

### 中药功效

补骨脂中含有补骨脂素,对白癜风有很好的疗效。

补骨脂提取物有明显增强免疫功能的作用,特别是对肺癌有较好的抵抗作用。

补骨脂素对多种出血症,如子宫、牙龈、鼻出血等,均有止血作用。

补骨脂所含的补骨脂乙素具有明显的扩张冠状动脉、增强心肌收缩力的作用,有利于血管健康。

### 食用禁忌

阴虚火旺及大便燥结者须谨慎服用。

补骨脂对眼睛、呼吸系统和皮肤有刺激作用。

不宜与甘草搭配。

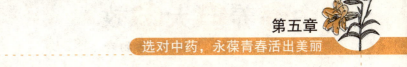

## 第五章 选对中药，永葆青春活出美丽

### 选购与存储

补骨脂以子粒饱满、干燥、无杂质者为佳。补骨脂储存宜密闭，置于干燥处。

### 名医偏方

**扁平疣** 补骨脂15克，破碎成块后放入75%的酒精100毫升，浸泡后密封1周后外用。每日早、午、晚用棉棒蘸药液涂患处，7天为1个疗程。

**腰膝冷痛** 补骨脂15克，桑寄生、杜仲各12克。水煎服。

**月经过多** 补骨脂、赤石脂各15克。研末，粥饮调下。

**阴阳两虚型糖尿病** 熟地黄、黄芪各15克，山芋肉、补骨脂、五味子各10克，元参、山药、丹参各12克，苍术6克，肉桂3克。水煎，当茶饮。

**银屑病** 补骨脂30克，用75%的乙醇100毫升浸泡1周，用纱布过滤浓缩至原量的1/3，涂搽患处。

## 养生药膳

### 补骨脂酱汁大虾

**原料** 补骨脂10克，大虾350克，豌豆50克，葱、姜、料酒、酱油、精盐、白糖、湿淀粉、植物油、熟猪油各适量。

**制用法** 将补骨脂洗净，装入纱布袋内，扎严做成药包；将豌豆洗净；葱洗净，切段；姜切成薄片；大虾剪去虾枪、虾须、虾足，洗净，沥去水分。炒锅内放植物油，烧热后放入葱段、姜片炝香，加料酒、酱油，加清水适量，放入药包烧开，煎煮20分钟，放入豌豆烧开，煎煮5分钟，拣出药包、葱段、姜片不用。放入大虾、精盐、白糖炒开，烧至熟透、汤汁将尽，用湿淀粉勾芡，淋入熟猪油即成。

**功效** 温肾健脾，强筋健骨。

### 补骨脂煲猪肚

**原料** 补骨脂15克，熟猪肚250克，精盐、味精各适量。

**制用法** 将补骨脂洗净，切成小块；猪肚洗净，浸泡30分钟，再冲洗1次，取出后切成小块。将猪肚、

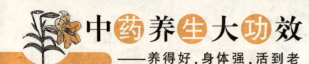

补骨脂块同入砂锅,加水适量,中火煲 45 分钟,待猪肚烂熟时,加精盐、味精等调料,拌和均匀即成。佐餐或当菜,随意服食。

**功效**

温肾助阳。

### ▼ 补骨脂蒸核桃肉

**原料** 补骨脂 50 克,核桃肉 1000 克,白糖 300 克,甜杏仁 30 克,生姜 4 片。

**制用法** 核桃肉用温水浸泡 15 分钟,滤干,微火烘干。铁锅内入精盐,炒热,再倒入核桃肉,炒香(10 分钟),到核桃变黄,再翻炒 3 分钟,筛出核桃肉,将大块切成小块,吹去已脱下的部分核桃衣。补骨脂、甜杏仁洗净,与核桃肉、白糖拌匀,一部分成泥,另一部分成碎粒,装入瓷盆,放上生姜,盖上一层白糖,旺火隔水蒸 1 个小时,冷却后装瓶盖紧,每日食 2 次。

**功效**

纳气化痰,温补肺肾。适用于年老阳衰,受寒即发作的咳嗽、哮喘。

### ▼ 补骨脂鱼鳔汤

**原料** 补骨脂 15 克,鱼鳔 20 个。

**制用法** 放入锅中一起煮,汤沸 50 分钟后,调味饮汤食鱼鳔。

**功效**

补肾壮阳,纳气止泻。用于腰部酸痛、下元虚冷、夜尿多、尿频、遗尿、遗精等症。

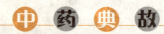

相传,唐朝元和年间,75 岁高龄的相国郑愚被皇上任命为海南节度使。年迈体衰的郑相国马不停蹄地去赴任,由于旅途劳顿和水土不服,使他一病不起。后来,诃陵国李氏三次登府推荐中药"补骨脂",郑相国抱着试试看的心理,按照李氏介绍的方法,连服十日,新疾旧疾竟然都被治愈了。郑愚觉得此药非常神奇,日后便经常服用,他的身体非常健壮,直到 82 岁时才辞官回京,还吟诗一首来赞美补骨脂:"七年使节向边隅,人言方知药物殊,奇得春光采在手,青娥休笑白髭须。"

# 第五章

选对中药，永葆青春活出美丽

## 红枣——益血止血，养心安神

红枣，又名蒲枣、刺枣等。是补气养血的圣品，被誉为『百果之王』。经考古学家从新郑裴李岗文化遗址中发现枣核化石，证明枣在中国已有8000多年历史。早在西周时期人们就开始利用红枣发酵酿造红枣酒，作为上乘贡品，宴请宾朋。研究发现，红枣含有丰富的维生素A、B族维生素、维生素C等人体必需的多种维生素和18种氨基酸及矿物质，对人体极为有益。

【性味归经】

性温，味甘。归脾经、胃经、心经、肝经。

【地域分布】

主产于河北、河南、山东、山西、陕西等地。

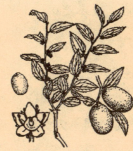

【本草成分】

大枣主要含有有机酸、三萜苷、生物碱、黄酮、糖、维生素、氨基酸、挥发油、微量元素等。

## 中药功效

红枣含有蛋白质、多种氨基酸、胡萝卜素、维生素、铁、钙、磷等物质，能促进女性荷尔蒙的分泌，加强胸部发育。

红枣治过敏性紫斑，每天吃3次，每次吃10个，一般3天见效。

红枣中含有大量的环磷酸腺苷，这种物质具有增强心肌收缩力、改善心肌功能的作用。

红枣中丰富的维生素C能减少黑色素的形成，预防色素沉着及老年斑的产生。维生素A有助于改进皮肤的水屏障特性，不会让皮肤干燥。B族维生素有调节皮脂腺分泌的作用。常食红枣可使人面色红润，神采焕发。

## 食用禁忌

红枣虽好，可常食用，但不可过量，吃多了会胀气，因此应注意控制食量。

红枣糖分丰富，不适合糖尿病患者吃；吃红枣后，要喝水漱口，否则容易蛀牙。

湿盛或脘腹胀满者忌食，湿热重、舌苔黄的人不宜食用。

有宿疾、食积、便秘者不宜多吃。

龋齿、牙病作痛及痰热咳嗽患者不宜食用。

## 选购与存储

好的红枣皮色紫红，颗粒大而均匀，果形短壮圆整，皱纹少，痕迹浅，皮薄核小，肉质厚而细实。如果皱纹多、痕迹深、果形凹瘪，则证明其肉质差或是未成熟的鲜枣制成的干品。红枣可用稻壳灰储藏。在地面上撒干稻壳灰约1厘米厚，摊一层红枣，再撒稻壳灰盖满红枣，再摊一层红枣。这种储藏法能防潮、杀菌，使枣粒干燥，效果较好。

## 名医偏方

**乳腺增生** 大枣、胡桃仁各50克，地鳖虫、金银花各100克，猪苦胆汁75克，制马钱子25克，冰片2克，先将猪胆汁煮沸1个小时，冷却后加入冰片拌匀，然后把马钱子同其他药一同研为细末，和猪胆汁混合，炼蜜为丸，每丸重9克，每次1丸，每日2次，温开水送服。体质衰弱者慎用。

**产后缺乳** 大枣、当归各15克，猪蹄750克，生麦芽45克，党参、黄芪、通草根各30克，穿山甲珠12克。加水煎沸15分钟，滤去药液，再加水煎20分钟，去渣，两煎药液调兑均匀，滤液再炖猪蹄，食用时放入少许精盐，2天服完。

**更年期综合征** 大枣、丹参、生地黄、浮小麦各30克，白芍、当归、白术、茯苓、甘草各10克，柴胡5克，水煎，分2次服。每天1剂。

## 养生药膳

### ▼ 大枣蒸鸡

**原料** 母鸡1只，大枣50克，黄酒20毫升，精盐3克，葱花10克，姜丝5克。

**制用法** 母鸡去杂洗净，斩块，在沸水中氽一下，捞出。将鸡块排列在大汤碗内，加大枣、黄酒、精盐、葱、姜、清水，碗口用丝棉纸封好，上笼用旺火将鸡蒸酥。

第五章 选对中药，永葆青春活出美丽

功效

益气扶正。

## ▼ 大枣木瓜花生羹

原料 大枣5枚，木瓜750克，花生150克，片糖2/3块。

制用法 木瓜去皮、核，切块。将木瓜、花生、大枣和8碗水放入煲内，放入片糖，待水沸后改用文火煲2小时即可食用。

功效

补中益气，养血安神。用于滋养全身细胞，延缓衰老。

○克，白糖

制用法 将大枣去核备用。先取大米淘净，与大枣同放入锅中，加清水适量煮粥，待熟时调入白糖或冰糖，再煮一两沸即成，每日1剂。

功效

适用于脾胃虚弱、倦怠乏力、血虚萎黄、神志不安、精神恍惚等。

## ▼ 红枣桂圆汤

原料 红枣20克，桂圆15克，红糖30克。

制用法 红枣洗净去核；桂圆去皮去核。将红枣与桂圆肉同放入锅内，加入大约500毫升清水，用大火烧沸，改用小火炖煮35分钟，加入红糖搅匀即可食用。可单独随量服用，也可佐餐服用。

功效

补气血，益脾胃。适用于贫血、神经衰弱、脾胃虚弱等症。

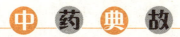

中 药 典 故

相传，世界上很早便有了枣，但那时的枣虽然香甜可口，却只能由青变白，颜色不好。一次，王母娘娘想到人间看看，巡至黄河附近便闻到一股沁人心脾的枣香，她循味来到一片枣林。王母娘娘看到枝头明亮的枣，禁不住顺手去摘，不慎被枣刺伤了手指，她的血滴到枣上，从此，白枣变成了红枣。因为王母娘娘的血为仙精所在，所以红枣便有了治病保健、补血养颜的功效。

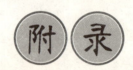

# 家庭必备中成药清单

在选购家庭常备中成药前,首先应当注意药物的生产日期,确保其在保质期内。还应了解一般药物的注意事项,在医师指导下服用。

## 内科常用中成药

### 1. 双黄连口服液

双黄连口服液具有辛凉解表、清热解毒、利湿退黄等功效。本药适用于发热微恶风寒、无汗或有汗不畅、头痛口渴、咳嗽咽痛,及西医流行性感冒、上呼吸道感染、麻疹、急性扁桃体炎、腮腺炎、乙型肝炎等。风寒感冒者不适用。

### 2. 银翘解毒片

银翘解毒片有辛凉解表、清热解毒的功效。本药适用于发热头痛、咳嗽、口干、咽喉疼痛等。

### 3. 感冒清热颗粒(冲剂)

感冒清热颗粒具有疏风散寒、解表清热的功效。本药适用于风寒感冒,症见头痛发热、恶寒身痛、鼻流清涕、咳嗽咽干等,风热感冒者不适用。

### 4. 感冒软胶囊

感冒软胶囊的功能是辛温解表、散寒宣肺,还能疏风止痛、清利头目、止咳祛痰。本药适用于风寒感冒,以恶寒重、发热轻为特点,主要表现为头痛、身痛、无汗,或伴有咳嗽、流清涕等症。服本药时注意,方中麻黄有升血压的作用,高血压及心脏病患者慎服。

### 5. 蜜炼川贝枇杷膏

蜜炼川贝枇杷膏具有清热润肺、止咳平喘、理气化痰的功效。本药适用

## 附 录
### 家庭必备中成药清单

于风热型、肺燥型、痰热型咳嗽，其表现主要以痰多、咽喉痛痒，或干咳频频、口干声嘶为主。另有念慈庵蜜炼川贝枇杷膏，这二药比较，清热化痰作用相同，本品养阴润肺作用略强。服本药时注意，风寒咳嗽不可服用。

#### 6. 藿香正气丸、水、胶囊、软胶囊

藿香正气丸的功能是解表化湿、理气和中、降逆止呕，适用于暑湿季节的胃肠型感冒，症见头痛身重胸闷，或恶寒发热、脘腹胀痛、呕吐泄泻等。服本药时注意，有内热者不可服用。

#### 7. 板蓝根颗粒

板蓝根颗粒的功能是清热解毒、凉血利咽，适用于肺胃热盛所致的咽喉肿痛、口咽干燥以及急性扁桃体炎见上述证候者。服用本药时注意，有风寒者在医生指导下服用。

#### 8. 仁丹

仁丹的功能是清暑开窍、辟秽排浊，多用于中暑呕吐、烦躁恶心、胸中满闷、头目眩晕、晕车晕船、水土不服。

#### 9. 大山楂丸

大山楂丸的功能是开胃消食，多用于食积内停所致的食欲不振、消化不良、脘腹胀闷。服用本药时应注意，不适用于脾胃虚弱、无积滞而食欲不振者。

#### 10. 健胃消食片

本品为厌食类非处方药药品，功能是健胃消食。本药主要用于脾胃虚弱所致的食积，症见不思饮食、嗳腐酸臭、脘腹胀满，及消化不良见上述证候者。服用本药应注意：本品为成人治疗脾虚消化不良症用药，对于小儿脾胃虚弱引起的厌食症，可以减量服用，或服用专门的小儿健胃消食片。不能吞咽片剂者可将该药品磨成细颗粒冲服。服用期间，忌食生冷、辛辣食物，厌食症状在1周内未改善，并出现呕吐、腹痛症状者，应及时向医师咨询。

#### 11. 气滞胃痛冲剂

气滞胃痛冲剂的功能是疏肝理气、和胃止痛，主要用于肝胃不和、气滞不行所致的胸闷、腹胀、腹痛、两胁窜痛、矢气（排气）频频等症，及西医诊断为慢性浅表性胃炎、慢性萎缩性胃炎、反流性胃炎、胃溃疡、十二指肠球部溃疡、胃下垂、胃肠痉挛、慢性肝炎等病症的治疗。服用本药时应注意，

重度胃痛应在医师指导下服药。

### 12. 速效救心丸

速效救心丸的功能是行气活血、祛淤止痛，能增加冠脉血流量，缓解心绞痛，多用于气滞血淤型冠心病、心绞痛。

### 13. 复方丹参片

复方丹参片的功能是活血化淤、理气止痛，多用于气滞血淤所致的胸痹，症见胸闷、心前区刺痛，及冠心病心绞痛见上述证候者。

### 14. 六味地黄丸

六味地黄丸的功能是滋阴补肾，用于肾阴亏损、头晕耳鸣、腰膝酸软、骨蒸潮热、盗汗遗精、消渴。服用本药时注意，对于正常人群，如果没有明显肾阴虚的症状，不适宜自行服用六味地黄丸。肾阴虚但脾胃功能不好的人不宜服用。还应该注意，明显是阳虚（包括肾阳虚、脾阳虚）的人不宜服用。

### 15. 大黄通便冲剂

大黄通便冲剂的功能是清热解毒、活血化淤、通下导滞，适用于燥热便秘。服用本药应注意，妇女月经期、妊娠期、哺乳期慎用或忌用，气虚、气血两虚及胃寒、胃弱者均忌用。

### 16. 麻仁润肠丸、软胶囊

麻仁润肠丸的功能是润肠通便，适用于肠燥便秘。服用本药时应注意，年老、体弱者酌情减量使用；孕妇忌服，严重器质性病变引起的排便困难，如结肠癌、严重的肠道憩室、肠梗阻及炎症性肠病等忌用；月经期慎用；年轻体壮者便秘时不宜用本药。

### 17. 穿心莲片

本品为咽喉病类非处方药，功能是清热解毒，多用于咽喉肿痛、口舌生疮等症的治疗。服用本药时注意，声嘶、咽痛初起，兼见恶寒发热、鼻流清涕等外感风寒者忌用；声哑、咽喉痛同时伴有心悸、胸闷、咳嗽气喘、痰中带血等症者，应及时去医院就诊。

### 18. 防风通圣丸

防风通圣丸的功能是解表通里、清热解毒，多用于外寒内热、表里俱实、恶寒壮热、头痛咽干、小便短赤、大便秘结、瘰疬初起、风疹湿疮等。服用本药时注意，体弱便溏者慎用。

### 19. 排石冲剂

排石冲剂的功能是清热利湿、通淋排石、解毒止痛，多用于石淋、热淋等，症见有小便涩痛、排尿中断或短数、灼热刺痛、尿道窘迫疼痛、少腹拘急或腰腹绞痛、尿中带血者。西医诊断为膀胱结石、肾结石、输卵管结石及泌尿系感染见有上述症状者也可服用。

## 外科常用中成药

### 1. 如意金黄散

如意金黄散的功能是清热解毒、消肿止痛，多用于热毒淤滞肌肤所致疮疖肿痛，症见肌肤红、肿、热、痛，也可用于跌打损伤。使用本药时应注意，疮疖较重或局部变软化脓或已破溃者应去医院就诊。另外，本药不宜长期或大面积使用，用药后局部出现皮疹等过敏表现者应停用。

### 2. 京万红软膏

京万红软膏的功能是消肿活血、解毒止痛、去腐生肌，多用于轻度水火烫伤、疮疡肿痛、创面溃烂。使用本药时应注意，烫伤严重者需经医生处理。

### 3. 风油精（外用）

本药为虫螫类、感冒类非处方药，功能是清凉、止痛、祛风、止痒，本药多用于轻度水火烫伤、疮疡肿痛、创面溃烂、鼻塞头痛、晕车晕船、跌打扭伤、肌肉酸痛、蚊虫叮咬。使用本药时应注意，皮肤有烫伤、挫伤及溃疡者禁用。

### 4. 痔疮外洗药

痔疮外洗药的功能是祛毒止痒、消肿止痛，多用于痔疮、肛门痛痒。使用本药时应注意，便血量多者应到医院就诊；过敏体质者须慎用。

### 5. 马应龙麝香痔疮膏

马应龙麝香痔疮膏的功能是清热燥湿、活血消肿、祛腐生肌，多用于湿热淤阻所致的痔疮、肛裂，症见大便出血或便时肛门疼痛、有下坠感，亦用于肛周湿疹。使用本药时应注意，内痔出血过多或原因不明的便血应去医院就诊。另外，对本药过敏者禁用，过敏体质者慎用本药。

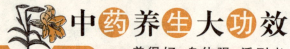

#### 6. 跌打活血散

本药为急、慢性软组织扭挫伤类非处方药，功能是舒筋活血、散瘀止痛，用于跌打损伤、淤血疼痛、闪腰岔气。

#### 7. 伤湿止痛膏

伤湿止痛膏的功能是祛风湿、活血止痛，多用于风湿性关节炎、肌肉疼痛、关节肿痛。使用本药时应注意，皮肤破溃或感染处禁用。另外，本药不宜长期或大面积使用。

#### 8. 愈裂贴膏

愈裂贴膏有软化角质层、止痛及促进手足裂口愈合的作用，多用于手、足皲裂。使用本药时应注意，患处有湿烂渗液及化脓者禁用，对橡胶膏过敏者忌用，有手足癣、脚湿气、湿疹、汗疱疹并伴有手足皲裂者，应于治疗原有疾病的同时在医师指导下使用本药。另外，本药使用 1 周后症状无改善，或裂隙加宽变深，活动出血者，应去医院就诊；患处皲裂疼痛，在用本药的同时疼痛加剧，流脓渗液，伴发热恶寒、患处附近淋巴结肿痛等表现者，应去医院就诊。

#### 9. 当归苦参丸

当归苦参丸的功能是凉血、祛湿，多用于血燥湿热引起的头面生疮、粉刺疙瘩、湿疹刺痒及酒糟鼻。本药所针对的疾病为慢性过程，短期服用效果不显，一般连续服药至少应在 4 周以上。服用本药应在医生的指导下进行，如有多量脓肿、囊肿、脓疱等，应去医院就诊。

## 儿科常用中成药

#### 1. 小儿金丹片

小儿金丹片的功能是发表解肌、退热、安神、抗惊厥、祛痰止咳。本药多用于感冒风热、痰火内盛、发热头痛、咳嗽气喘、咽喉肿痛、呕吐、高热惊风等。

#### 2. 保和丸

保和丸的功能是消食、导滞、和胃。本药多用于食积停滞、脘腹胀满、嗳腐吞酸、不欲饮食等。

### 3. 儿童清肺口服液

儿童清肺口服液的功能是清肺降气、化痰止咳、疏散风寒、解表退热。本药能治疗小儿上呼吸道感染，中医辨证属小儿肺经痰热、外感风寒引起的面赤身热、咳嗽气促、痰多黏稠、咽痛声哑等。服用本药时应注意，对于末梢血象偏高，或咽部红肿、有脓苔的化脓性扁桃体炎患儿，除用本口服液外，可酌情配合抗菌药物治疗。体弱久嗽并有喘、泻者慎服。

### 4. 小儿热速清口服液

小儿热速清口服液的功能是清热解毒、泻火利咽，为小儿感冒类非处方药。本药多用于小儿外感风寒所致的感冒，这种感冒的表现多为：发热、头痛、咽喉肿痛、鼻塞流涕、咳嗽、大便干结。服用本药时应注意，风寒感冒者不可服用本药，体温超过38.5℃的患者应去医院就诊。

### 5. 金银花露

金银花露的功能是清热解毒。本药多用于小儿痱毒、暑热口渴、疮疖、暑湿等症。服用本药时应注意，气虚和有疮疡脓溃者忌服。本药尚可用于辅助治疗上呼吸道感染、感冒等，但要在医生指导下服用。

### 6. 小儿消食片

小儿消食片的功能是消食化滞、健脾和胃，多用于治疗脾胃不和、消化不良之食欲不振、便秘、食滞、疳积等症。

## 妇科常用中成药

### 1. 逍遥丸

逍遥丸的功能是疏肝健脾、养血调经。本药多用于肝气不舒之胸胁胀痛、头晕目眩、食欲减退、月经不调等症，还可用于部分西医诊断之慢性肝炎、慢性胃炎、神经官能症、经前期紧张症、更年期综合征等病的治疗。

### 2. 安坤赞育丸

安坤赞育丸的功能是补气养血、调经止带。本药多用于气血两亏、肝肾不足之形瘦虚羸、神倦体疲、面黄水肿、心悸失眠、腰酸腿软、午后低热、骨蒸潮热、月经不调、崩漏带下、产后虚弱等症。

### 3. 妇炎净

妇炎净的功能是清热祛湿、调经止带。本药多用于湿热蕴结所致的带下病、月经不调、痛经，及慢性盆腔炎、附件炎见上述证候者。服用本药时应注意，伴有赤带者应去医院就诊。还要注意，经期腹痛喜按、经色淡，或经期腹痛拒按伴畏寒肢凉者，均不宜使用本药。另外，月经过多或腹痛较重，或平素月经正常，突然出现月经过少，或经期错后，或阴道不规则出血者，均应去医院就诊。

### 4. 妇科千金片

妇科千金片的功能是补血、补气、消炎、祛湿、强腰通络。本药多用于带下病、湿热下注、气血不足等病症。可治疗急慢性盆腔、子宫内膜炎、宫颈炎等病。

### 5. 妇炎康片

妇炎康片的功能是活血化淤、软坚散结、清热解毒、消炎止痛。本药用于治疗慢性附件炎、盆腔炎、阴道炎、膀胱炎、慢性阑尾炎、尿路感染等。服用本药时应注意，月经过多者不宜服用。另外，带下伴血性分泌物，或伴有尿频、尿急、尿痛者，应去医院就诊。

### 6. 益母草膏

益母草膏的功能是活血调经。本药多用于治疗血淤所致的月经不调，症见经水量少、经闭、痛经，及产后淤血腹痛。服用本药时应注意，青春期少女及更年期妇女应在医师指导下服用。另外，各种流产后腹痛伴有阴道出血者应去医院就诊。

## 中药的食用禁忌

一般人认为，中药比西药温和、不伤身体，但其实中药还是有一些必须注意的禁忌。如果对于相关禁忌不了解，譬如单一味中药与其他味中药之间搭配的关系错了，不但可能降低、破坏药效，甚至可能使病情加剧，故不可不慎。

（1）服药时，宜少食豆类、肉类、生冷及不易消化的食物，以免增加患者的肠胃负担，影响患者恢复健康，尤其脾胃虚的患者，更应少食。

（2）热性疾病，应禁用或少食酒类、辣味、鱼类、肉类等食物，因这些食物有腻滞、生热、生痰作用，食后会助长病邪，使病情加重。

（3）服解表、透疹药时，宜少食生冷及酸味食物，因冷物、酸味均有收敛作用，会影响药物解表、透疹功效。

（4）服温补药时应少饮茶、少食萝卜。因茶、萝卜性凉下气，会降低药物温补脾胃的功效。

（5）不要用茶水服药，茶叶里含有鞣酸，浓茶里含鞣酸更多，如果用茶水服药，鞣酸就会和药物中的蛋白质、生物碱或重金属等起化学作用而发生沉淀，影响药物疗效，甚至失效。

下面列出了一些中药与常见食物的服用禁忌，可作为服用药材时的参考。

| 药名 | 食物 | 药名 | 食物 | 药名 | 食物 | 药名 | 食物 |
|---|---|---|---|---|---|---|---|
| 巴豆 | 芦笋、冷水 | 丹参 | 食醋、酸物、牛奶、黄豆及动物肝脏 | 桔梗 | 猪肉 | 细辛 | 莴笋 |
| 白果 | 白鳝 | 当归 | 湿面 | 荆芥 | 河豚、蟹 | 仙茅 | 牛肉、牛奶 |
| 白术 | 青鱼、白菜、香菜、大蒜、桃、李 | 地黄 | 萝卜、葱、蒜 | 龙骨 | 鲤鱼 | 郁金 | 丁香 |
| 半夏 | 羊肉、饴糖 | 茯苓 | 醋、酸物 | 麦冬 | 鲤鱼、鲫鱼 | 紫苏 | 鲤鱼 |
| 薄荷 | 鳖肉 | 附子 | 豆豉 | 牛膝 | 牛肉 | 丹皮 | 蒜、香菜 |
| 补骨脂 | 猪血、油菜 | 甘草 | 猪肉、白菜、海带 | 人参 | 萝卜、龟肉 | 黄连 | 猪肉、冷水 |
| 菖蒲 | 羊肉、饴糖 | 何首乌 | 葱、蒜、萝卜 | 威灵仙 | 茶、面汤 | 吴茱萸 | 猪肝 |
| 常山 | 生葱、莴笋 | 厚朴 | 豆类、鲫鱼 | 乌梅 | 猪肉 | | |